Ibrahim A. Kapandji

Funktionelle Anatomie
der Gelenke

Ibrahim A. Kapandji

Funktionelle Anatomie der Gelenke

Schematisierte und kommentierte Zeichnungen
zur menschlichen Biomechanik

Band 3
Rumpf und Wirbelsäule

3., unveränderte Auflage

Übersetzt von J. Koebke

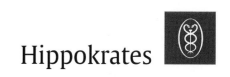

Die Deutsche Bibliothek CIP-Einheitsaufnahme

Kapandji, Ibrahim A.:
Funktionelle Anatomie der Gelenke : schematisierte und kommentierte Zeichnungen zur menschlichen Biomechanik / I. A. Kapandji. Übers. von Jürgen Koebke. – Stuttgart : Hippokrates
 Einheitssacht.: Physiologie articulaire <dt.>
 1. und 2. Aufl. im Enke-Verl., Stuttgart
 ISBN 3-7773-1400-5

Bd. 3. Rumpf und Wirbelsäule. – 3., unveränd. Aufl. – 1999
 (Lernen & fortbilden)
 ISBN 3-7773-1403-X

Titel der Originalausgabe:
Physiologie articulaire. 3. Tronc et rachis. 1ère édition
© Editions Maloine, Paris 1982

1. deutsche Auflage Ferdinand Enke Verlag 1985
2. deutsche Auflage Ferdinand Enke Verlag 1992
3. deutsche Auflage Hippokrates Verlag 1999

Autor:
I. A. Kapandji
Ancien Chef de Clinique Chirurgicale
Assistant des Hôpitaux de Paris
Membre de la Société Française d'Orthopédie et de Traumatologie
Membre du Groupe d'Études de la Main (G.E.M.)

Anschrift des Übersetzers:
Professor Dr. rer. nat. Jürgen Koebke
Zentrum für Anatomie
Universität Köln
Joseph-Stelzmann-Straße 9
50931 Köln

Wichtiger Hinweis: Wie jede Wissenschaft ist die Medizin ständigen Entwicklungen unterworfen. Forschung und klinische Erfahrung erweitern unsere Erkenntnisse, insbesondere was Behandlung und medikamentöse Therapie anbelangt. Soweit in diesem Werk eine Applikation erwähnt wird, darf der Leser zwar darauf vertrauen, daß Autoren, Herausgeber und Verlag große Sorgfalt darauf verwandt haben, daß diese Angabe dem Wissensstand bei Fertigstellung des Werkes entspricht.
Für Angaben über Applikationsformen kann vom Verlag jedoch keine Gewähr übernommen werden. Jeder Benutzer ist angehalten, durch sorgfältige Prüfung und gegebenenfalls nach Konsultation eines Spezialisten festzustellen, ob die dort gegebene Empfehlung für Applikationen oder die Beachtung von Kontraindikationen gegenüber der Angabe in diesem Buch abweicht. Jede Dosierung oder Applikation erfolgt auf eigene Gefahr des Benutzers. Autoren und Verlag appellieren an jeden Benutzer, ihm etwa auffallende Ungenauigkeiten dem Verlag mitzuteilen.

ISBN 3-7773-1403-X

© Ferdinand Enke Verlag, Stuttgart 1985, 1992; Hippokrates Verlag GmbH, Stuttgart 1999

Vordergrundmotiv und Motiv auf U4: Imagebank; Hintergrundmotiv: Superstock, München
Printed in Germany 1999
Satz: Photocomposition Jung, F-67420 Plaine
Schrift: 3.2/3.7 mm Gulliver, TypoScript
Druck: Universitätsdruckerei H. Stürtz AG, D-97017 Würzburg

Vorwort

Will man die Verletzungen des Bewegungsapparates verstehen, so muß eine gründliche Kenntnis seiner normalen Funktion vorausgesetzt werden. Die Mechanik des Bewegungsapparates, gebunden an die Anatomie des Skeletts, ist bislang nur wenig analysiert worden. Seit dem bekannten Werk von DUCHENNE DE BOULOGNE, das sich allerdings vorwiegend dem Studium von isolierten Muskelaktionen und weniger der durch die Morphologie der Gelenke bestimmten Muskelfunktionen widmet, ist bislang keine vergleichbare Untersuchung erschienen. Die Betrachtung des Bewegungsapparates unter funktionellen Gesichtspunkten wird selbst von Chirurgen, die sich speziell mit den Erkrankungen desselben beschäftigen, nur wenig vollzogen.

Jemand, der sich dieser Mühe unterzieht, bedarf eines besonderen mechanischen Verständnisses, er muß einen Sinn für Präzision und ein ausgeprägtes räumliches Vorstellungsvermögen haben. Darüber hinaus ist, um die mitunter schwierige Materie verständlich darzustellen, ein didaktisches Geschick und die Fähigkeit zur Abstraktion von Nöten.

KAPANDJI verfügt über alle diese Eigenschaften; mit dem Talent eines Künstlers setzt er räumliche Bewegungen in Zeichnungen um. Beispielhaft ist die mit Ästhetik gepaarte Exaktheit, genial die Art der Darstellungsweise. Im Gegensatz zu den oftmals wenig aussagefähigen und nüchternen Darstellungen, mit deren Hilfe Anatomie gelernt wird, vermittelt uns KAPANDJI die Räumlichkeit von Bewegungsabläufen. Diese bereits die ersten beiden Bände kennzeichnenden Merkmale charakterisieren auch den vorliegenden dritten Band, der die Wirbelsäule zum Thema hat. Verglichen mit den Extremitäten sind die mit diesem Thema verbundenen Schwierigkeiten wesentlich zahlreicher, da die komplexen Wirbelsäulenbewegungen nicht leicht zu verstehen und zu erklären sind.

Trotzdem ist meines Erachtens das vorliegende Buch ein geglücktes Werk. Ich wünsche, daß es den jungen Chirurgen in die Hände gelangt, und ich bin überzeugt, daß es hilft, die Mechanik der Wirbelsäule zu erfassen und zu begreifen. Indem das Buch auch auf Deformitäten verursachende Fehlbelastungen eingeht, ist es ein wesentlicher Beitrag zur Verbesserung der Therapie von Wirbelsäulenerkrankungen.

R. MERLE D'AUBIGNE

Inhalt

Brustwirbelsäule und Atmung

Halswirbelsäule

Meiner Frau

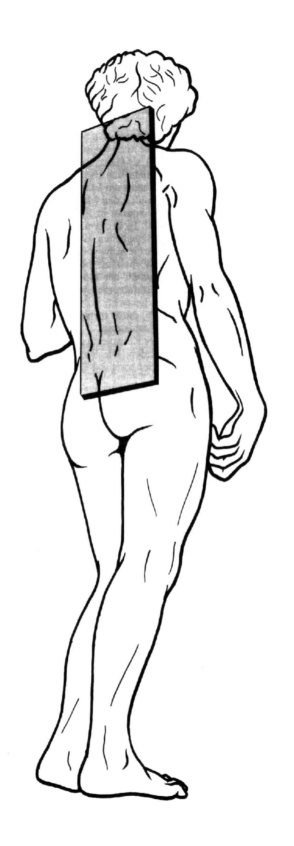

Die Wirbelsäule als Ganzes

Die Wirbelsäule als vertäute Achse

Die Wirbelsäule als Achsenorgan des Körpers muß zwei sich widersprechende mechanische Funktionen erfüllen: einerseits muß sie starr, andererseits aber auch biegsam sein. Möglich ist ihr dies durch die ihr spezifische Vertäuung. Die Wirbelsäule (Abb. 1) als Ganzes kann mit dem Mast eines Schiffes verglichen werden. Der im Becken verankerte Mast erhebt sich bis in die Region des Kopfes, in Schulterhöhe trägt er als quere Rahe den Schultergürtel. Auf mehreren Etagen finden sich Bänder- und Muskelzüge, in der Art von Haltetauen angebracht. Sie verbinden den Mast mit seiner basalen Verankerung, dem Becken. Ein zweites System von Haltetauen verspannt in Form einer Raute, deren vertikale Achse größer ist als die transversale, den Schultergürtel. In der symmetrischen Stellung (beidbeiniger Stand) sind die Spannkräfte der Haltetaue insgesamt ausgeglichen, der Mast steht vertikal und ist gestreckt.

In der Standbeinphase (Abb. 2), während der das Gewicht des Körpers nur auf einem Bein lastet, kippt das Becken ein wenig zur Spielbeinseite, die Wirbelsäule beschreibt eine wellenförmige Linie. Der lumbale Abschnitt ist zur Spielbeinseite hin konvex, der thorakale Teil konkav, die Halswirbelsäule wiederum konvex gekrümmt. Gesteuert vom Zentralnervensystem, stellen die Muskelzüge ihre Spannung automatisch so ein, daß ein Gleichgewicht herrscht.
Es handelt sich um eine unwillkürlich erfolgende, durch fortwährende Tonusänderung der verschiedenen Haltemuskeln zustande kommende aktive Anpassung.
Die Biegsamkeit der Wirbelsäule beruht auf ihrer Konstruktion: Eine Vielzahl von Einzelelementen ist durch Bänder und Muskeln miteinander verbunden. Die Wirbelsäule ist in ihrer Form veränderbar, bleibt unter dem Einfluß der Muskelzüge aber dennoch stabil.

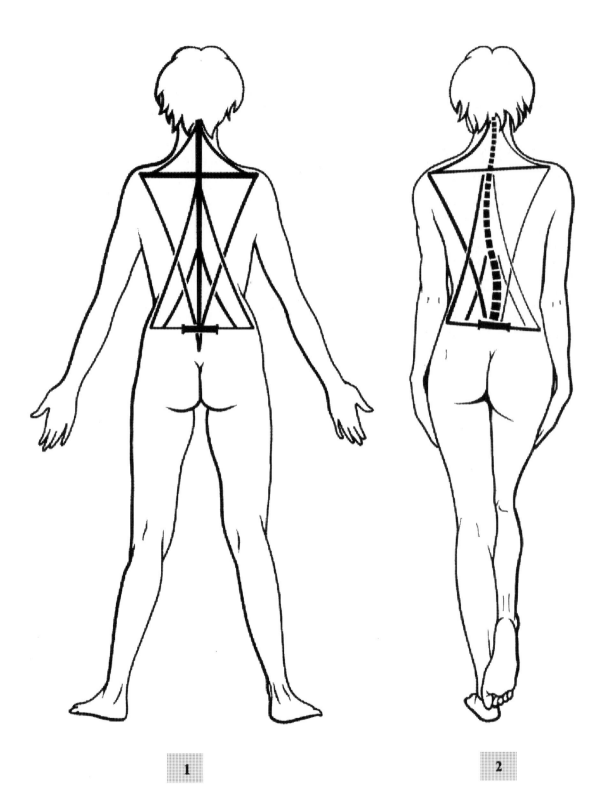

1

2

Die Wirbelsäule als Achsenorgan und Schutz des Rückenmarks

Die Wirbelsäule bildet den Pfeiler von Hals und Rumpf (Abb. 3). Im Brustbereich (Schnitt b) liegt die Wirbelsäule dorsal im hinteren Viertel des Thoraxdurchmessers. In der Region des Halses ist sie im hinteren Drittel bereits mehr zentral gelegen (Schnitt a). Mit ihrem Lendenabschnitt schließlich befindet sie sich fast exakt zentral in der Mitte des dorsoventralen Bauchdurchmessers. Diese Unterschiede erklären sich durch in den einzelnen Abschnitten differenziert vorgegebene Verhältnisse. Die Halswirbelsäule trägt den Kopf, sie muß sich demnach möglichst nahe an dessen Schwerpunktslot befinden. Die Brustwirbelsäule macht, dorsal gelegen, den mediastinalen Organen, insbesondere dem Herzen, sozusa-gen Platz. Die Lendenwirbelsäule, nach vorn in den Bauchraum vorspringend, trägt die Masse des Oberkörpers.

Neben ihrer Bedeutung als Achsenorgan hat die Wirbelsäule eine Schutzfunktion für das Rückenmark (Abb. 4). Der am Hinterhauptsloch beginnende Wirbelkanal beherbergt nebst einem Teil der Medulla oblongata das Rückenmark; er bietet dem Rückenmarksstab einen sicheren Schutz. Allerdings kann es unter bestimmten Umständen und an bevorzugten Stellen zu Komplikationen zwischen den schützenden Elementen und dem Rückenmark oder den austretenden Spinalnerven (oder deren Wurzeln) kommen. Hierauf wird noch eingegangen werden.

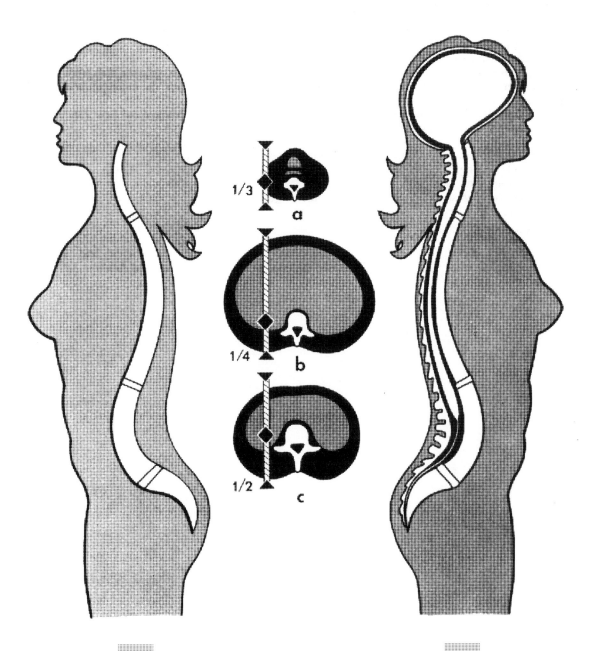

1/3 a

1/4 b

1/2 c

3

4

Krümmungen der Wirbelsäule

Die Wirbelsäule ist bei Betrachtung von vorn und von hinten prinzipiell ein gerader Stab (Abb. 5). In individuell unterschiedlicher Form zeigt sie geringgradige Seitkrümmungen, die innerhalb bestimmter Grenzen nicht als pathologisch anzusehen sind.

In der sagittalen Ebene hingegen (Abb. 6) weist sie vier typische Krümmungen auf (von kaudal nach kranial):

1. Die Sakralkyphose, die starr ist, da die Kreuzbeinwirbel knöchern miteinander verbunden sind. Die Konkavität ist nach ventral gerichtet.

2. Die Lendenlordose, bei der die Konkavität nach dorsal schaut.

3. Die Brustkyphose mit nach ventral gerichteter Konkavität.

4. Die Halslordose, die Konkavität schaut nach dorsal.

Bei aufrechter, gerader Haltung berühren Hinterhaupt, Rücken und Gesäßbacken eine vertikale Ebene, eine Mauer beispielsweise. Das Maß der vorliegenden Krümmungen wird durch die jeweilige Distanz charakterisiert, die zwischen dieser vertikalen Ebene und dem Krümmungsscheitel liegt. Bei der Besprechung der einzelnen Wirbelsäulenabschnitte wird hierauf noch eingegangen werden.

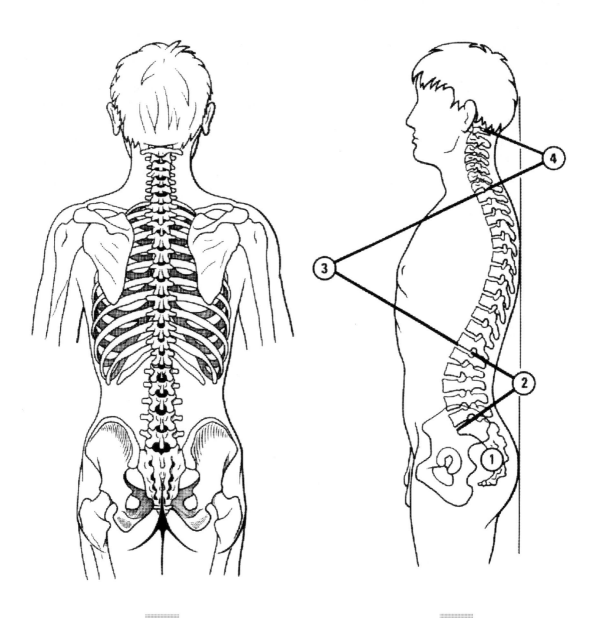

5

6

Ausbildung der Wirbelsäulenkrümmungen

Im Verlauf der phylogenetischen Entwicklung hat der Schritt von der quadrupeden zur bipeden Fortbewegungsweise (Abb. 7) die Umkehr der Lendenkrümmung, die ursprünglich nach ventral konkav war, erzwungen; es bildete sich die Lendenlordose (nach dorsal konkav) aus. Die Aufrichtung des Rumpfes wird allerdings nicht völlig durch die Retroversion des Beckens kompensiert; in einem individuell unterschiedlichen Grad gleicht dies die Lordose der Lendenwirbelsäule aus, so daß die Ausprägung der Lordose abhängig ist vom Maß der Ante- oder Retroversion des Beckens.

Im Verlauf der ontogenetischen Individualentwicklung (Abb. 8, nach WILLIS) beobachtet man prinzipiell die gleichen Vorgänge an der Lendenwirbelsäule. Beim Neugeborenen (a) und auch noch beim fünf Monate alten Kind (b) kann die Krümmung noch leicht nach ventral konkav sein. Mit etwa 13 Monaten ist die Lendenwirbelsäule gestreckt (c). Beginnend mit dem 3. Lebensjahr (d) bildet sich eine leichte Lordose aus; sie prägt sich bis zum 8. Lebensjahr weiter aus (c), die definitive Form hat sie mit etwa 10 Jahren (f).
Die Individualentwicklung zeigt Parallelen zur menschlichen Phylogenese.

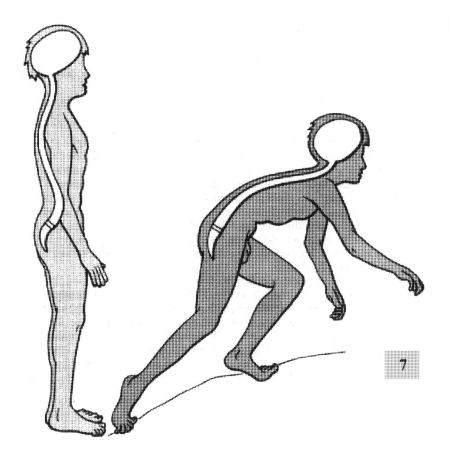

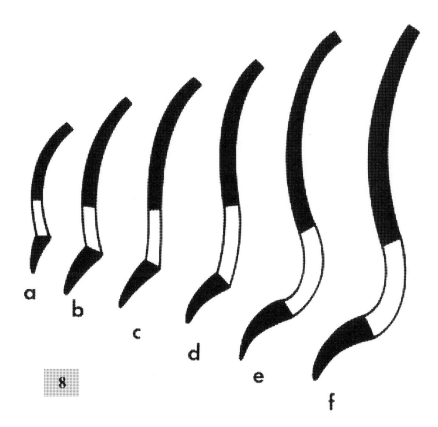

Grundbauplan des Wirbels

Zerlegt man einen Wirbel in seine Bauelemente (Abb. 9), so wird deutlich, daß er aus zwei Hauptelementen besteht, dem vorderen Corpus vertebrae und dem sich diesem hinten anfügenden Arcus vertebrae.

Ein Blick auf die „Einzelteile" (a) läßt den Wirbelkörper (1) als das größte Element des Wirbels erkennen. Er hat grundsätzlich zylindrische Gestalt, wobei er mehr breit als hoch ist. Die rückwärtige Fläche ist abgestutzt. Der Wirbelbogen (2) hat Hufeisenform. An den Bogen (b) fügen sich rechts und links die Gelenkfortsätze (3 + 4) an. Sie untergliedern den Bogen beidseitig in je zwei Abschnitte (c), den Pediculus (8 + 9), der vor den Gelenkfortsätzen liegt, und die Lamina (10 + 11), die sich hinter den Gelenkfortsätzen befindet. Dorsal fügt sich der mediane Dornfortsatz, Processus spinosus (7), an. Der Wirbelbogen ist über seine Stiele (Pediculi) mit der Rückseite des Wirbelkörpers verbunden (d). Ein vollständiger Wirbel (e) trägt desweiteren Querfortsätze (5 + 6), die dem Wirbelbogen in Höhe der Gelenkfortsätze entspringen. Diesen Grundbauplan findet man prinzipiell in allen Abschnitten der Wirbelsäule; allerdings bestehen abschnittsspezifische Modifikationen, die den Körper oder den Bogen, oder auch beide Elemente gleichermaßen betreffen. Bedeutsam ist, daß die einzelnen Bauelemente in vertikaler Richtung korrespondierend übereinander geschichtet sind. Es bestehen über die Gesamtlänge der Wirbelsäule drei Säulen (Abb. 10):

- Eine vordere Hauptsäule, gebildet von den Wirbelkörpern.
- Zwei Nebensäulen hinter den Wirbelkörpern, gebildet von den Gelenkfortsätzen. Die Wirbelkörper untereinander sind durch die Zwischenwirbelscheiben, Disci intervertebrales, verbunden. Die Gelenkfortsätze treten zu den Wirbelbogengelenken zusammen, Diarthrosen, die als Anlagerungsgelenke entstehen. Auf jeder „Etage" wird ein Wirbelloch, Foramen vertebrale, vorn durch den Wirbelkörper und hinten durch den Wirbelbogen begrenzt. Durch die Abfolge der Foramina über die Gesamtlänge der Wirbelsäule wird der Wirbelkanal gebildet, der abwechselnd durch knöcherne (in Höhe der Wirbel) und durch ligamentäre Elemente (in Höhe der Zwischenwirbelscheiben und der Zwischenbogenbänder) begrenzt wird.

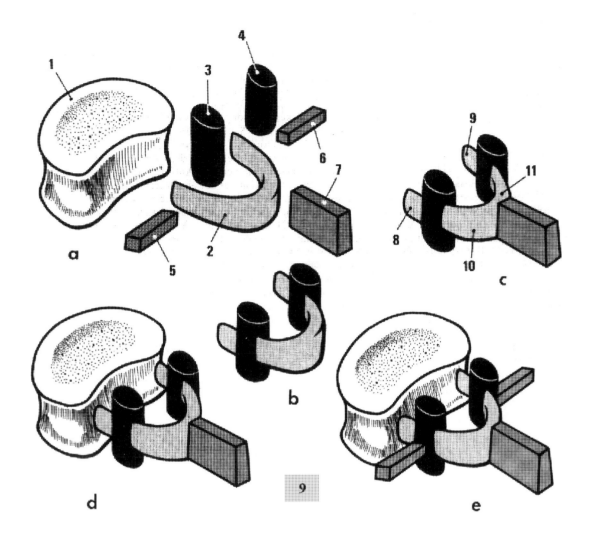

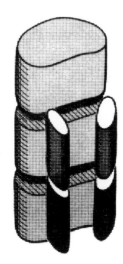

Krümmungen der Wirbelsäule

Die Krümmungen der Wirbelsäule steigern deren Widerstandsfähigkeit gegenüber axial gerichteten Druckkräften. Nach mechanischen Berechnungen (Abb. 11) nimmt die Belastbarkeit einer gekrümmten Säule proportional dem Quadrat der Krümmungen plus Eins zu. Nehmen wir als Referenz eine gerade Säule (a), deren Krümmungen gleich Null sind, dann hat die Belastbarkeit die Größe Eins. Eine einfach gekrümmte Säule (b) weist eine Widerstandsfähigkeit von doppelter Größe auf. Bei einer doppelt gekrümmten Säule (c) hat R bereits die Größe Fünf. Eine Säule mit drei beweglichen Krümmungen letztlich (d) hat – wie die Wirbelsäule mit ihrer Lendenlordose, Brustkyphose und Halslordose – eine zehnfach höhere Widerstandsfähigkeit als eine gerade Säule. Der Grad der Wirbelsäulenkrümmungen kann durch den Wirbelsäulenindex nach DELMAS angegeben werden (Abb. 12). Der Index ist nur am anatomischen Präparat bestimmbar. Er ergibt sich als Quotient aus der absoluten Länge der Wirbelsäule zwischen Deckplatte von S, bis zum Atlas und der Höhe der Wirbelsäule zwischen diesen beiden Punkten. Eine Wirbelsäule mit normalen Krümmungen (a) hat einen Index von 95. Obere und untere Grenze für eine normale Wirbelsäule liegen bei 94 und 96. Eine Wirbelsäule mit akzentuierten Krümmungen (b) weist einen Index unter 94 auf, was bedeutet, daß die absolute Länge die Höhe beträchtlich übertrifft. Eine Wirbelsäule mit nur schwach ausgeprägten Krümmungen hat als fast gerade Säule einen Index größer als 96. Diese anatomische Einteilung hat ihren Wert in Verbindung mit korrespondierenden funktionellen Typen. Wie DELMAS gezeigt hat, stellt die ausgeprägt gekrümmte Wirbelsäule einen dynamisch betonteren Typ dar, während die schwach gekrümmte Wirbelsäule mehr einen statischen Typ repräsentiert.

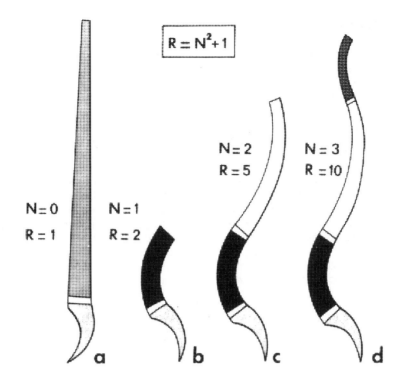

$$R = N^2 + 1$$

N = 0
R = 1

N = 1
R = 2

N = 2
R = 5

N = 3
R = 10

11 a b c d

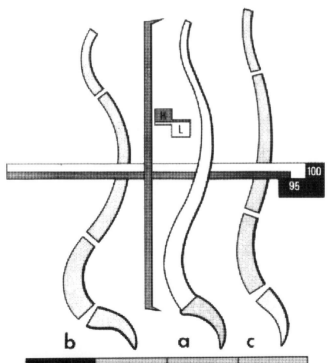

12 b a c

INDEX	klein	94 mittel	96 groß
KRÜMMUNGEN	ausgeprägt	mittel	schwach
TYP	dynamisch	mittel	statisch
WIRBELSÄULEN- INDEX NACH DELMAS	H (Höhe) × 100		
	L (absolute Länge)		

Bau des Wirbelkörpers

Der Wirbelkörper als ein kurzer Knochen (Abb. 14) besteht aus einer äußeren Kortikalisschicht, die spongiöses Knochengewebe umgibt. Obere und untere Endfläche des Körpers werden auch als Deck- oder Abschlußplatten bezeichnet. Zentral sind diese sehr dünn, hier findet man eine dünne Schicht hyalinen Knorpels. Die Peripherie der Platten ist wulstartig (Abb. 13) durch je eine Randleiste (1) verdickt. Die knöcherne Randleiste geht aus einer knorpeligen hervor, zwischen ihr und dem Wirbelkörper liegt eine Knorpelschicht; vom 14.–15. Lebensjahr an beginnt die Verschmelzung der Randleiste mit dem Wirbelkörper. Degenerationen und Ossifikationsstörungen im Bereich der Ringepiphyse werden bei der Adoleszentenkyphose (SCHEUERMANN) beobachtet. An einem Frontalschnitt durch einen Wirbelkörper (Abb. 14) sieht man deutlich den kortikalen Knochen. Obere und untere Endfläche werden von einer Knorpelschicht bedeckt. Die Spongiosabälkchen im Inneren des Körpers entsprechen in ihrer Anordnung den bei Belastung auftretenden Hauptspannungsverläufen. Diese ziehen vorwiegend vertikal von der oberen zur unteren Endfläche und horizontal von einer lateralen Kortikalis zur anderen.

Ein Sagittalschnitt (Abb. 15) zeigt neben den vertikalen Spongiosabälkchen zwei weitere, fächerartige Verlaufe von Spongiosabälkchen. Einer der Fächer (Abb. 16) zieht von der kranialen Endfläche durch die Pediculi hinein in die oberen Gelenkfortsätze und den Dornfortsatz. Der zweite (Abb. 17) entspringt von der unteren Endfläche, um über die Pediculi in die unteren Gelenkfortsätze und den Dornfortsatz zu gelangen.
Die Dichte des Spongiosasystems ist lokal unterschiedlich; neben Zonen hoher Dichte befindet sich ein weniger dichtes Areal in der ventralen Körperregion mit ausschließlich vertikal orientierten Spongiosaelementen (Abb. 18). Die keilförmige Fraktur des Wirbelkörpers (Abb. 19) mag hier ihre Erklärung finden. Bei einer axialen Druckbelastung von 600 kp bricht der vordere Wirbelkörperbereich in Form einer Impressionsfraktur ein. Es bedarf einer axialen Belastung von 800 kp, um den gesamten Körper frakturieren zu lassen (Abb. 20), wobei auch die hintere Kortikaliswand nachgibt.*

---

* Anm. des Übersetzers: Eine eingehende und exakte Analyse der Wirbelspongiosa findet sich bei SCHLÜTER und KUMMER.

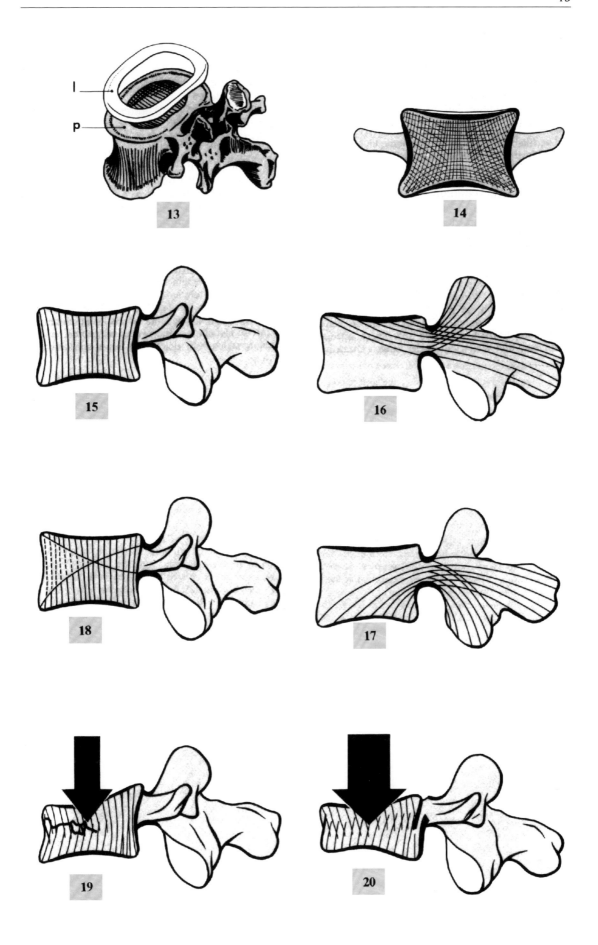

13

14

15

16

18

17

19

20

Funktionseinheiten der Wirbelsäule

In einer lateralen Ansicht eines Wirbelsäulenabschnitts (Abb. 21, nach BRUEGER) erkennt man die Funktionseinheiten gut. Ventral (A) befindet sich der vordere Pfeiler, der das wesentliche Trägerelement ist. Dorsal liegt der hintere Pfeiler (B), der, wie bereits erwähnt, von den Gelenkfortsätzen gebildet wird. Die Fortsätze ihrerseits werden von den Wirbelbögen getragen. Der vordere Pfeiler (A) hat vornehmlich statische, der hintere (B) dynamische Funktion.

In vertikaler Richtung sind knöcherne und verbindende ligamentäre Elemente aufeinander geschichtet. Nach SCHMORL ist zwischen einem vom Wirbel gebildeten passiven Segment (I) und einem bewegenden Segment (II) zu unterscheiden. Letzteres ist in der Abbildung durch die dicke, schwarze Linie umgrenzt. Das Bewegungssegment besteht aus dem Discus intervertebralis, dem Foramen intervertebrale, den Wirbelgelenken sowie dem Ligamentum flavum und dem Ligamentum interspinale. Bewegungen auf dem Niveau des mobilen Segmentes sind letztendlich ausschlaggebend für die Gesamtbeweglichkeit der Wirbelsäule.

Zwischen vorderem und hinterem Pfeiler besteht eine funktionelle Verknüpfung (Abb. 22), wobei die Pediculi eine Schlüsselposition einnehmen. Vergegenwärtigt man sich noch einmal die Spongiosaarchitektur in Wirbelkörper und -bogen, so kann man jeden Wirbel mit einem Hebel vergleichen, dessen Drehpunkt vom Wirbelgelenk (1) gebildet wird. Dieses Hebelsystem erlaubt die Aufnahme und Weiterleitung von die Wirbelsäule belastenden axialen Druckkräften. Eine direkte und passive Aufnahme geschieht durch die Zwischenwirbelscheibe (2), eine indirekte und aktive durch die tiefen, autochthonen Rückenmuskeln (3). Diese setzen an ihrem Hebelarm, dem Arcus vertebrae, an. Aufnahme und Weiterleitung der axialen Druckkräfte erfolgen demnach gleichzeitig passiv und aktiv.

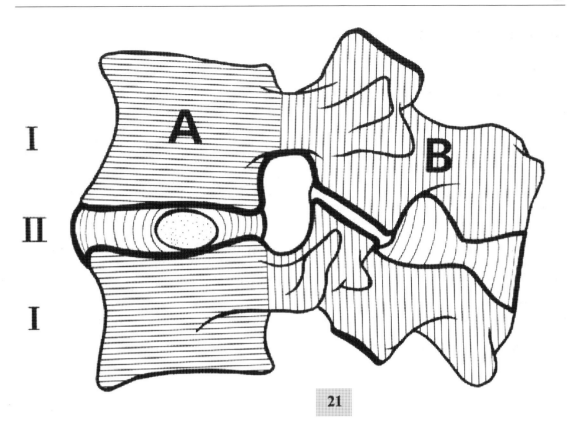

21

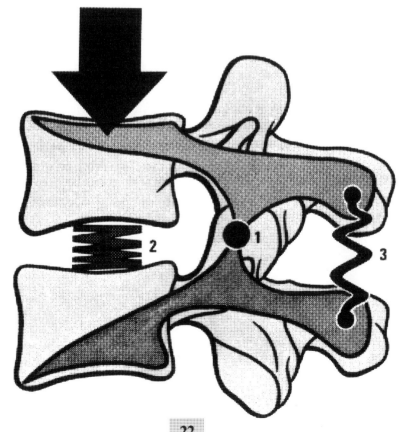

22

Die verbindenden intervertebralen Elemente

Zwischen Sakrum und Schädelbasis sind in die Wirbelsäule 24 bewegliche Elemente eingelagert: zahlreiche Bandsysteme gewährleisten die sichere Verbindung dieser Elemente untereinander.

Auf einem Horizontalschnitt (Abb. 23) und in einer Lateralansicht (Abb. 24) sind die Bandsysteme zu erkennen. Am vorderen Pfeiler befinden sich folgende Strukturen:

1. Das vordere Längsband, Ligamentum longitudinale anterius (1), das sich auf der Vorderseite der Wirbelkörper von der Schädelbasis bis hin zum Sakrum erstreckt.

2. Das hintere Längsband, Ligamentum longitudinale posterius (2), entspringt auf dem Clivus und zieht auf der Rückseite der Wirbelkörper bis in den Sakralkanal hinein. Die beiden Längsbänder ziehen natürlich auch über Vorder- und Rückseite der Zwischenwirbelscheiben hinweg. Die Zwischenwirbelscheibe (Discus intervertebralis, D) gliedert sich in einen peripheren Teil, den Annulus fibrosus, der aus konzentrisch geschichteten Fibrillenbündeln aufgebaut ist (6 + 7). Den zentralen Teil bildet der Nucleus pulposus (8).

Die Wirbelbögen sind durch eine Vielzahl von Ligamenten miteinander verknüpft.

Das Ligamentum flavum verbindet als dickes, kräftiges Band die Unterseite der Lamina arcus vertebrae des oberen Wirbels mit der Oberkante der Lamina des nächstfolgenden Wirbels.

Das Ligamentum interspinale (4) setzt sich dorsal in das Ligamentum supraspinale (5) fort. Letzteres ist in der Lendenregion nur schwach, in der Halsregion hingegen kräftig ausgebildet.

Die Spitzen der Querfortsätze werden beidseits durch ein Ligamentum intertransversarium verbunden (10).

Schließlich werden die Kapseln der Wirbelbogengelenke durch straffe Bandzüge (9), einem vorderen und einem hinteren, verstärkt.

Alle Bänder gemeinsam führen zu einer stabilen Verbindung der Wirbel, die Wirbelsäule wird mechanisch hoch belastbar.

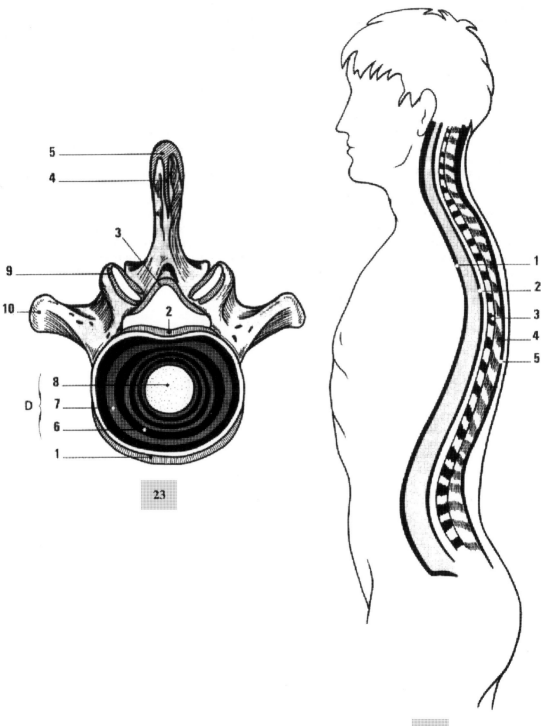

5
4
3
9
10
2
8
D
7
6
1

23

1
2
3
4
5

24

Bau der Zwischenwirbelscheibe

Zwei benachbarte Wirbelkörper sind über eine Synchondrose miteinander verbunden. Diese besteht aus den beiden Endflächen der Wirbelkörper und dem Discus intervertebralis. Die Zwischenwirbelscheibe hat einen sehr charakteristischen Aufbau, sie besteht aus zwei Anteilen (Abb. 25).

Der Nucleus pulposus (N) als zentral gelegener Gallertkern gilt als Rest der embryonalen Bandscheibenanlage. Er stellt eine schleimig-gallertige Masse dar, deren Wassergehalt 88% beträgt. Die Masse ist hydrophil, hauptsächlich aus Mukopolysacchariden bestehend. Daneben finden sich Protein-Chondroitinsulfatkomplexe, Hyaluronsäure und Keratansulfat. Histologisch lassen sich im Nucleus Kollagenfibrillen, blasige Chordazellen, Fibrozyten und wenige Knorpelzellen nachweisen. Der Nucleus ist gefäß- und nervenfrei. Umhüllt wird der Nucleus von einem peripheren fibrillären Mantel.

Der äußere Teil des Discus ist der Annulus fibrosus (A), ein Faserring, der aus konzentrischen Fibrillenschichten aufgebaut ist (Abb. 26). Benachbarte Schichten haben einen sich schräg kreuzenden Fibrillenverlauf (a). Die peripheren Fibrillen verlaufen vertikal (b), während sie nach innen zu schräger orientiert sind. In der innersten Schicht, die mit dem Nucleus Kontakt hat, sind die Fibrillen fast horizontal. In flach ansteigenden Windungen steigen sie von der unteren zur oberen Endfläche. Der Nucleus liegt in einer zugfesten Hülle, oben und unten von den Körperendflächen, peripher vom Annulus fibrosus gebildet. Der Ring bildet ein hermetisch geschlossenes, fibrilläres Gewebe, das bei Jugendlichen einen Austritt von Gallertkernsubstanz nicht zuläßt. Der Nucleus pulposus steht unter innerem Druck; bei einem horizontalen Schnitt durch eine Zwischenwirbelscheibe quillt er nach oben heraus. Auch bei der Anfertigung eines Mediansagittalschnitts quillt die Gallertmasse heraus.

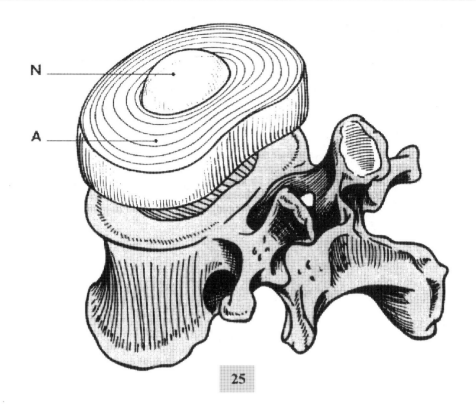

N

A

25

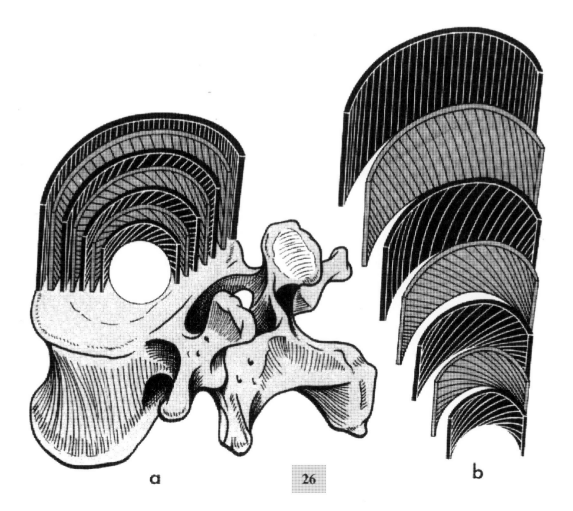

a   26   b

Der Nucleus pulposus als Kugellagerelement

Der unter Druck in seiner Hülle eingeschlossene Nucleus pulposus hat grob die Form einer Kugel. Man kann in erster Annäherung den Kern mit einem Ball vergleichen, der sich zwischen zwei Platten befindet (Abb. 27). Eine solche Kombination hat kugellagerähnliche Eigenschaften. Es sind drei Arten von Bewegungen möglich:

- Neigungen in der Sagittalebene: Man beobachtet eine Flexion (Abb. 28) oder eine Extension (Abb. 29).
- Seitneigungen in der Frontalebene
- Drehbewegungen der beiden Platten gegeneinander (Abb. 30)
- Verschiebebewegungen der beiden Platten gegeneinander.

Insgesamt ergeben sich sechs Grade der Freiheit: Flexion und Extension, Seitneigung, sagittale, axiale und transversale Verschiebung, Rechts- und Linksdrehung. Die betrachtete Einzelbewegung ist nur gering. Die Summation einer Vielzahl von kleinen Bewegungen führt letztlich zu großen Bewegungsausschlägen.

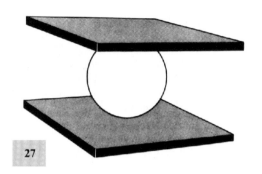

27

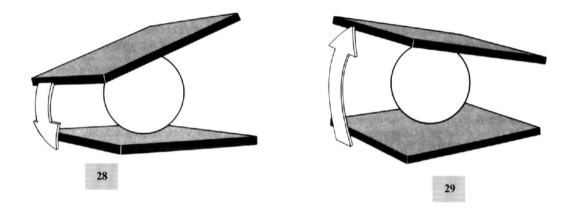

28

29

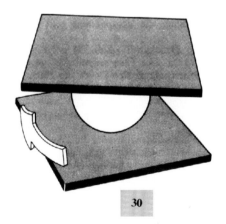

30

Vorspannung der Zwischenwirbelscheibe –
Stabilität der Wirbelkörper-Diskusverbindung

Die auf die Zwischenwirbelscheibe einwirkenden Kräfte sind beträchtlich und nehmen nach kaudal hin an Größe zu.

Bei einer reinen Kompression, wenn allein axiale Druckkräfte von der Wirbelkörperendfläche auf den Diskus übertragen werden, übernimmt der Nucleus 75%, der Annulus fibrosus 25% der Kräfte (15 kp einer Gesamtlast von 20 kp wirken auf den Nucleus, 5 kp auf den Faserring).

Der Gallertkern überträgt die Kräfte auf den zugfesten Faserring (Abb. 31). Beim aufrechten Stand erzeugt die in Höhe des Diskus zwischen L_5 und S_1 vertikal auf den Kern einwirkende Druckkraft eine Spannung des Faserrings von 16 kp/cm^2. Die Zugspannung wächst noch beträchtlich an, wenn die Wirbelsäule zusätzlich belastet wird. Bei der Ventralflexion des Rumpfes beträgt die Spannung 56 kp/cm^2, bei der Aufrichtung nimmt sie eine Größe von 107 kp/cm^2 an. Wird bei der Rumpfaufrichtung noch eine zusätzliche Last angehoben, dann können die Spannungen im Faserring die obere Belastungsgrenze erreichende Werte annehmen.

Auch im nicht belasteten Zustand steht der Gallertkern unter innerem Druck. Bedingt ist dies durch seine Hydrophilie, die ihn in seiner zugfesten Kammer anschwellen läßt. Der Kern weist im technischen Sinne eine Vorspannung auf. Im Betonbau spricht man von Vorspannung, wenn ein zu belastender Träger vorher unter Zugspannung gebracht wird. Wird ein homogener Träger (A) belastet, so biegt er sich um den Betrag f_1 durch. Nimmt man hingegen einen Träger, in den ein Metallelement eingelassen ist, und bringt dieses unter Zugspannung, so wird sich dieser unter Vorspannung stehende Träger bei gleicher Belastung nur um den kleineren Betrag f_2 durchbiegen (Abb. 32).

Die Vorspannung des Discus intervertebralis läßt vergleichbar eine relativ höhere Belastung durch axiale Druckkräfte zu. Mit fortschreitendem Alter allerdings verliert der Gallertkern seine hydrophilen Eigenschaften, sein Innendruck läßt nach, die Vorspannung geht zurück. Die Wirbelsäule des alten Menschen büßt an Elastizität ein. Bei Einwirkung einer exzentrischen Druckkraft (Abb. 33) neigt sich der Wirbelkörper zur mehr belasteten Seite um den Winkelbetrag a. Der Faserringteil AB' wird auf die Distanz AB gespannt. Gleichzeitig wird jedoch durch gezielten, maximalen Druck des Nucleus pulposus in Pfeilrichtung der Faserringteil AB in die ursprüngliche Stellung AB' gebracht, so daß der Wirbelkörper in die Ausgangslage zurückkehrt. Dieser Mechanismus wirkt jedoch nur bei Vorspannung des Systems. Faserring und Gallertkern bilden gemeinsam eine funktionelle Einheit, die die Unversehrtheit der beiden Bauelemente fordert.

Geht der innere Druck des Kerns verloren oder schwindet die „Wasserdichtheit" des Faserrings, dann ist das funktionelle Zusammenspiel der beiden Elemente sofort gestört. Auch das elastische Verhalten der Zwischenwirbelscheibe ist durch die Vorspannung geprägt (Abb. 34, nach HIRSCH). Wird eine vorbelastete (p) Zwischenwirbelscheibe extrem hoch beansprucht (s), so nimmt die Höhe des Diskus alternierend ab und zu, es kommt zu einer gedämpften Schwingung von 1 Sek. Dauer. Überschreitet die Belastung die Toleranzgrenze, so reißen die Faserbündel des Annulus, unphysiologische Beanspruchungen führen zur Zerstörung des Diskusgefüges.

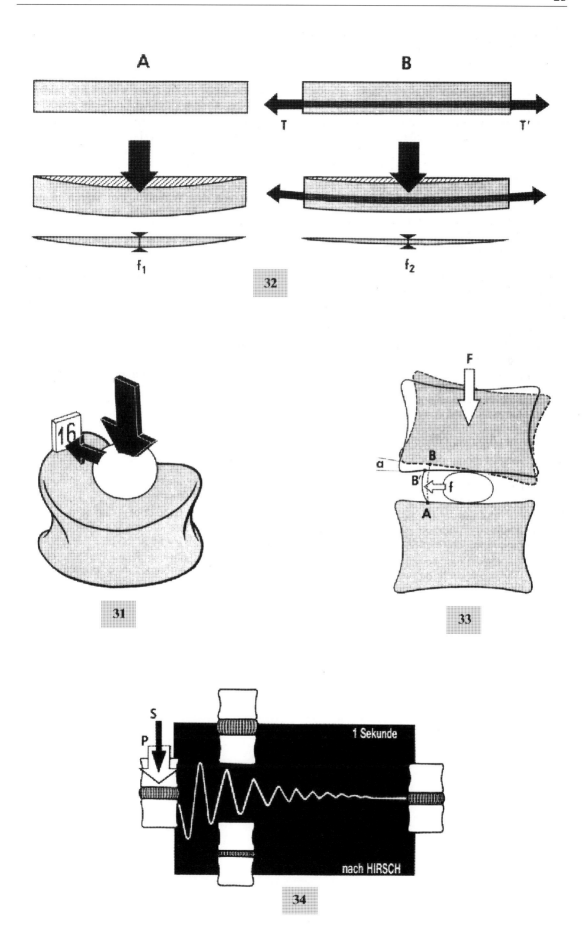

32

31

33

34

Wanderung des Wassers im Gallertkern

Der Nucleus pulposus liegt den überknorpelten Wirbelkörperendflächen an. Diese weisen sehr zahlreiche, kleine Poren auf, so daß der Nucleus prinzipiell Verbindung mit dem unter der Endfläche gelegenen spongiösen Knochengewebe hat. Bei einer axialen (Abb. 35) Kompression (aufrechter Stand) wird das Wasser aus dem Gallertkern durch die Poren der Endplatten in Richtung Wirbelkörperzentrum gedrängt. Eine derartige, über den Tag andauernde Belastung hat zur Folge, daß abends der Kern wasserärmer als morgens ist. Die Zwischenwirbelscheibe nimmt real an Höhe ab. Für die Wirbelsäule eines normalen Erwachsenen bedeutet dies eine Verkürzung von insgesamt ca. 2 cm. Während der Nachtruhe (Abb. 36), bei der nur der Tonus der Muskeln die Wirbelsäule belastet, kommt die Hydrophilie des Kerns zur Wirkung, das Wasser wandert von den Wirbelkörpern zurück in den Gallertkern. Die Zwischenwirbelscheibe gewinnt ihre ursprüngliche Höhe zurück, sie ist am Morgen höher als am Abend. Die Vorspannung ist morgens größer als abends, die Elastizität der Wirbelsäule ist zu Beginn des Tages am höchsten. Der osmotische Druck des Kernes ist beträchtlich, nach Charnley kann er 250 mm Hg betragen. Er verringert sich mit dem Alter; Wassergehalt und Vorspannung nehmen ab. Größenabnahme und Elastizitätseinbuße der alten Wirbelsäule finden hier ihre Erklärung.

Hirsch hat gezeigt, daß bei einer konstanten Belastung die Höhenabnahme der Zwischenwirbelscheibe (Abb. 37) nicht linear, sondern exponentiell ist (erste Hälfte der Kurve): es ist zu vermuten, daß die Dehydratation proportional dem Kernvolumen ist.

Bei Entlastung bekommt der Diskus wieder seine Ausgangsdicke, aber auch jetzt ist die Kurve keine lineare, sondern eine exponentielle (zweite Hälfte der Kurve); d. h., die Wiedererlangung der Ursprungshöhe benötigt eine gewisse Zeit. Folgen Be- und Entlastung sehr schnell aufeinander, dann kann der Diskus nicht auf Ausgangshöhe zurückkehren. Aber auch wenn das Intervall zwischen Be- und Entlastung zu groß wird (größer als der notwendige Erholungszeitraum), wird die Ursprungshöhe nicht mehr erreicht (Alterungsphänomen).

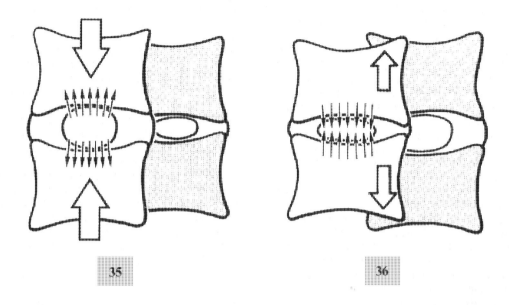

35   36

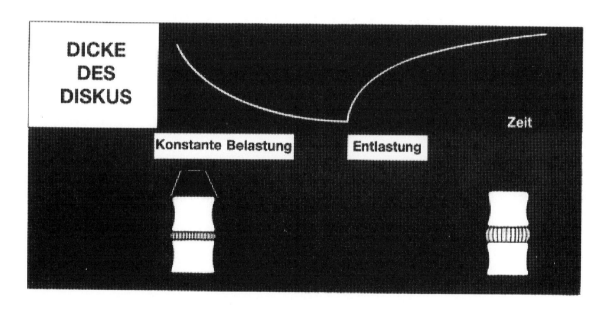

DICKE DES DISKUS

Konstante Belastung   Entlastung

Zeit

37

Druckbelastung der Zwischenwirbelscheibe

Die Druckbelastung der Disci intervertebrales nimmt zum Sakrum hin zu. Dies ist verständlich, da das jeweilige zu tragende Körperteilgewicht ansteigt (Abb. 38). Bei einem Individuum mit 80 kg Körpergewicht beträgt das Gewicht des Kopfes ca. 3 kg, das der oberen Extremitäten 14 kg und das des Rumpfes 30 kg. Schätzt man, daß die Wirbelsäule in Höhe des Diskus zwischen L_5 und S_1 zwei Drittel des Rumpfgewichtes trägt, dann kommt man auf ein Gewicht von 37 kg, was bereits fast die Hälfte des Gesamtkörpergewichtes ist (P). Hinzu kommt noch die Belastung durch Kräfte der paravertebralen Muskeln (M_1, M_2), die sowohl statische als auch dynamische Bedeutung haben.*

Denkt man dann noch an anzuhebende und zu tragende Lasten (E, S), wird verständlich, daß die Zwischenwirbelscheiben der unteren Lendenwirbelsäule Kräften ausgesetzt sind, die gelegentlich – besonders bei älteren Individuen – die Belastungsgrenze überschreiten.

Die Höhenabnahme der Zwischenwirbelscheibe ist bei einem intakten, gesunden Diskus nicht gleich der eines verletzten (Abb. 39). Belastet man einen gesunden Diskus mit 100 kp (A), dann wird er um 1,4 mm komprimiert; gleichzeitig dehnt er sich horizontal (B). Belastet man einen bereits verletzten Diskus mit ebenfalls 100 kp, so verliert dieser 2 mm an Höhe (C); nach Entlastung ist zu bemerken, daß er nicht seine ursprüngliche Höhe wiedergewinnt.

Ein Zusammensintern eines verletzten Diskus wird sich auch auf die Wirbelbogengelenke auswirken (Abb. 40). Bei einem Diskus von normaler Höhe (A) ist auch die Stellung der Artikulationsflächen der Wirbelbogengelenke normal. Der Gelenkspalt klafft nicht. Verliert der Diskus an Höhe (B), dann ist die Kongruenz der Gelenkflächen gestört, der Gelenkspalt klafft gewöhnlich dorsal. Eine derartige Gelenkinkongruenz stellt einen die Arthrose auslösenden Faktor dar.

---

* Anm. des Übersetzers: Gewichtslast und Muskelkräfte bilden als Vektoren eine Resultierende, die für die Belastung maßgeblich ist.

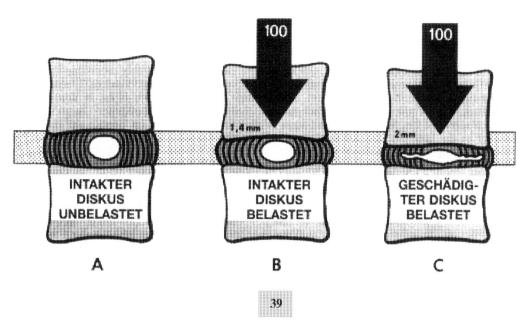

A — INTAKTER DISKUS UNBELASTET

B — INTAKTER DISKUS BELASTET

C — GESCHÄDIGTER DISKUS BELASTET

39

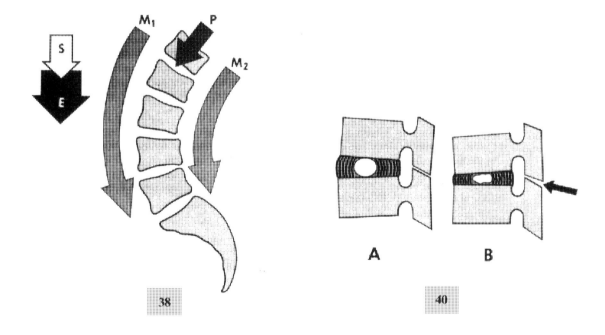

38

40

Morphologie der Zwischenwirbelscheibe in den einzelnen Abschnitten der Wirbelsäule

Die Zwischenwirbelscheibe hat in den verschiedenen Bereichen der Wirbelsäule unterschiedliche Höhe (Abb. 41). Im Lumbalbereich (b) ist sie mit 9 mm am dicksten. Im Thorakalbereich (a) ist sie 5 mm, im Halswirbelsäulenabschnitt 3 mm hoch (c). Bedeutsamer als ihre absolute Höhe in den einzelnen Abschnitten ist das Verhältnis: Höhe Zwischenwirbelscheibe und Höhe Wirbelkörper. Dieses Verhältnis ist ausschlaggebend für die Beweglichkeit eines Wirbelsäulenabschnittes. Im Bereich der Halswirbelsäule (c) ist die Beweglichkeit am größten, das Verhältnis Discus – Corpus ist 2:5. Etwas weniger beweglich ist die Lendenwirbelsäule (b), hier ist das Verhältnis Discus – Corpus 1:3. Der am wenigsten bewegliche Abschnitt ist der thorakale (a), für den das Verhältnis mit 1:5 angegeben wird.

Sagittale Schnitte durch die verschiedenen Wirbelsäulenabschnitte lassen erkennen, daß der Nucleus pulposus nicht genau im Zentrum der Scheibe gelegen ist. Unterteilt man den sagittalen Durchmesser eines Diskus in zehn gleiche Abschnitte, so liegt der Kern folgendermaßen:

- Im Bereich der Halswirbelsäule (Abb. 42) liegt der Kern $4/10$ hinter der Vorderseite und $3/10$ vor der Rückseite; er selbst nimmt $3/10$ ein. Er liegt genau in Höhe der Bewegungsachse (weißer Pfeil).
- Im thorakalen Abschnitt (Abb. 43) hat der Kern die gleichen Abstände zur Vorder- und Rückseite. Er selbst nimmt wiederum $3/10$ ein, zur Bewegungsachse hingegen ist er nach hinten versetzt. Der die Achse darstellende Pfeil verläuft unmittelbar vor dem Kern.
- Im Lendenwirbelsäulenbereich (Abb. 44) liegt der Gallertkern $4/10$ hinter der Vorder- und $2/10$ vor der Hinterkante; er selbst nimmt $4/10$ des Durchmessers ein, was bedeutet, daß den beträchtlichen, axial einwirkenden Druckkräften eine größere Kernfläche gegenübersteht. Wie im Halsabschnitt, liegt der Kern in der Bewegungsachse (weißer Pfeil).

Nach LEONARDI liegt das Zentrum des Gallertkerns gleich weit entfernt von der Vorderkante des Wirbelkörpers und dem Ligamentum flavum.

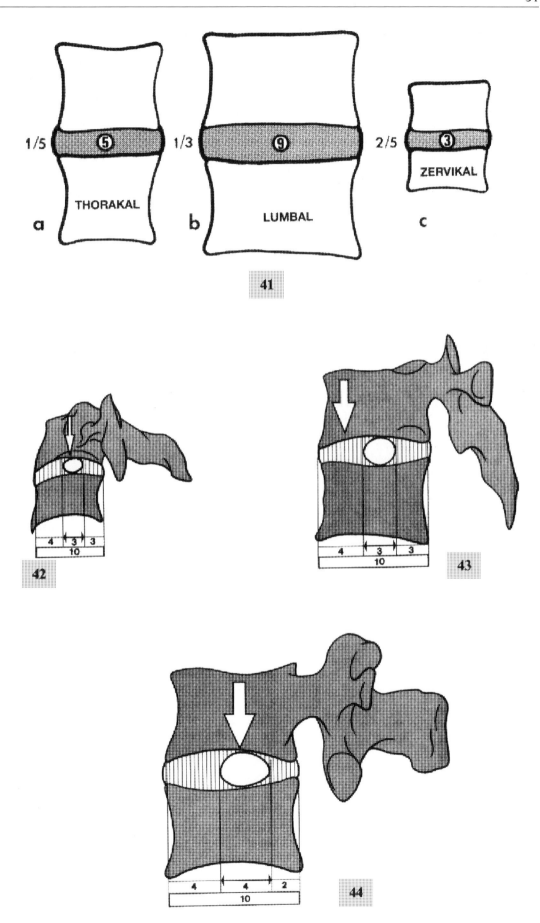

1/5   ⑤   THORAKAL   a

1/3   ⑨   LUMBAL   b

2/5   ③   ZERVIKAL   c

41

4 3 3
10

42

4 3 3
10

43

4 4 2
10

44

Das Verhalten der Zwischenwirbelscheibe bei den Hauptbewegungen

Zunächst sollen die Bewegungen in Achsenrichtung der Wirbelsäule betrachtet werden (Abb. 45). Wie bereits erwähnt, sind auch ohne Belastung die Fasern des Annulus schon vorgespannt, der Nucleus steht unter innerem Druck (Zustand der Vorspannung).

Bei Einwirken einer axialen Zugkraft (B) entfernen sich die benachbarten Wirbelkörperflächen, der Diskus wird höher: gleichzeitig verliert er an Breite, die Spannung des Faserrings nimmt zu. Der im unbelasteten Zustand leicht abgeplattete Nucleus bekommt nahezu kugelige Form. Die einwirkenden Zugkräfte verringern die Spannungen im Kern; eine Extension der Wirbelsäule ist eine adäquate Behandlung des Nucleus pulposus-Prolapses. Die Extension der Wirbelsäule läßt den Nucleus pulposus an seine ursprüngliche Stelle zurückkehren. Dies Ergebnis wird allerdings nicht immer erzielt, und man kann sich vorstellen, daß die Anspannung der zentralen Faserringpartien zu einer Erhöhung des Binnendrucks des Kern führt.

Bei Einwirkung einer axialen Druckkraft (C) wird der Diskus komprimiert, er wird breiter. Der Kern plattet sich ab, sein Binnendruck nimmt beträchtlich zu und überträgt sich auf die inneren Fasern des Ringes. Auf diese Art werden die Ringfasern durch eine axiale Druckkraft unter Zugspannung gebracht. Wenden wir uns nun den asymmetrischen Belastungen zu. Bei einer Dorsalextension (Abb. 46) neigt sich der obere Wirbel nach hinten. der intervertebrale Raum verkleinert sich dorsal, der Kern wird nach ventral gedrückt. Hier stemmt er sich gegen die anterioren Fasermassen und vermehrt deren Spannung, was wiederum die Tendenz auslöst, den oberen Wirbel in seine ursprüngliche Lage zurückzubringen.

Bei einer Ventralflexion (Abb. 47) neigt sich der obere Wirbel nach vorn und der intervertebrale Raum verengt sich ventral. Der Kern wird nach rückwärts gedrückt, die dorsalen Faserringpartien geraten unter höhere Zugspannung. Auch jetzt beobachtet man das Phänomen der Selbstregulation des Systems Kern – Faserring.

Bei einer Lateralflexion (Abb. 48) neigt sich der obere Wirbel zur ipsilateralen, der Kern wandert zur entgegengesetzten Seite.

Bei Drehbewegungen (Abb. 49) werden jene Fasern des Ringes gespannt, die schräg gegen die Drehrichtung ausgerichtet sind. Die in Drehrichtung orientierten Fibrillenbündel entspannen sich; sie bilden das intermediäre Lager des Ringes. Die zentralen, ausgeprägt schrägen Fibrillen werden maximal gespannt, so daß auf den Kern starke Kräfte einwirken. Die Spannungen im Kern wachsen mit dem Grad der Rotation an. Es wird nun verständlich, daß eine kombinierte Flexions-Rotationsbewegung die Tendenz hat, den Faserring einzureißen und den unter Druck stehenden Kern durch den Riß nach dorsal herauszupressen.

Bei statischer Belastung eines leicht gekippten Wirbelkörpers (Abb. 50) läßt sich die vertikale Kraft (F) in zwei Teilvektoren zerlegen.

* Der Vektor N trifft rechtwinklig auf die untere Wirbelkörperendfläche.
* Der Vektor T ist parallel zur Endfläche.

Die Kraft N drückt den oberen Wirbelkörper auf den unteren, während der Vektor T ihn nach vorn gleiten läßt. Die schräg ausgerichteten Fibrillenbündel des Faserrings spannen sich an.

Zusammenfassend läßt sich feststellen, daß bei allen Belastungen der Zwischenwirbelscheibe der innere Druck des Kerns und die Spannung der Ringfasern erhöht werden. Durch die Verschiebung des Nucleus pulposus kommt es jedoch zu einer differenzierten Anspannung der Fasern, so daß das System Kern – Ring selbstregulierend arbeitet.

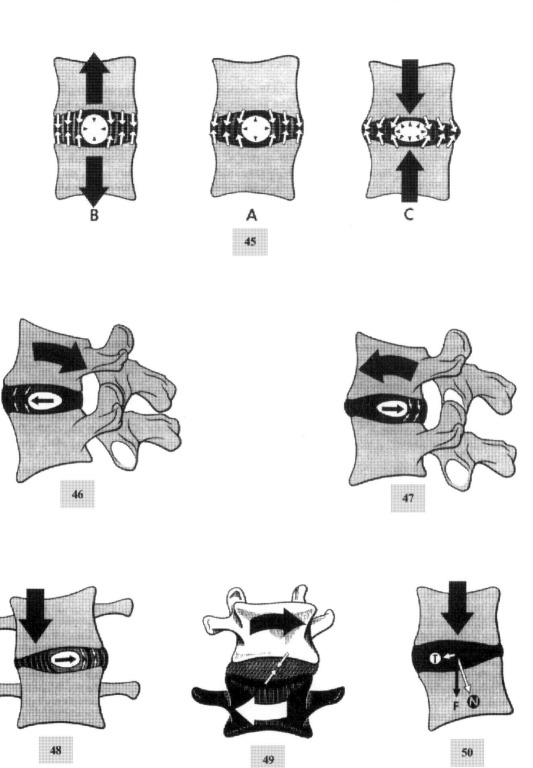

Längsrotation der Wirbelsäule bei Seitneigung

Bei Seitneigung der Wirbelsäule drehen sich die Wirbelkörper derart, daß sich ihre vordere Medianlinie zur konvexen Seite der Krümmung neigt. Eine anterior-posteriore Röntgenaufnahme bei Seitneigung zeigt dies deutlich (Abb. 51). Die Umrisse der Wirbelkörper werden asymmetrisch, die Dornfortsatzlinie (dick gestrichelt) wandert zur Konkavseite hin. Im Schema ist ein Wirbel naturgetreu eingezeichnet, so daß zum einen dessen Orientierung genau analysiert, zum anderen die radiologische Darstellung interpretiert werden kann. Die Ansicht von oben (A, Abb. 52) läßt in dieser gedrehten Stellung erkennen, daß sich der Querfortsatz auf der konkaven Seite in der natürlichen Größe, auf der konvexen Seite der Krümmung jedoch verkürzt projiziert. Außerdem sind die Gelenkspalten der kleinen Wirbelgelenke auf der konvexen Seite tangential, auf der konkaven Seite frontal zum Röntgenstrahl ausgerichtet.

Wie läßt sich die automatisch erfolgende Rotation der Wirbelkörper erklären? Zwei Faktoren sind verantwortlich, zum einen die Kompression der Zwischenwirbelscheiben, zum anderen die Anspannung von Bändern.

Der Einfluß der Zwischenwirbelscheiben-Kompression ist anschaulich an einem mechanischen Modell demonstrierbar (Abb. 53). Das Modell besteht aus einigen rundgeschnittenen und taillierten Korkstücken sowie aus Schaumgummischeiben, die die Zwischenwirbelscheiben repräsentieren. Die Elemente werden miteinander verklebt, auf der Vorderseite ist die Mittellinie markiert. Biegt man das Modell zu einer Seite um, dann ergibt sich automatisch eine Drehung der Wirbelkörper zur entgegengesetzten Seite. Angezeigt wird der Rotationsausschlag durch die nun versetzten Teilstücke der Mittellinie. Die Seitneigung erhöht die Kompression des Diskus auf der konkaven Seite. Da der Diskus selbst keilförmig ist, wird er gezielt zur nicht komprimierten, konvexen Seite ausweichen und so die Drehung bewirken. Dieser Mechanismus ist in der Abb. 52 A durch das (+)-Zeichen und den Pfeil, der die Drehrichtung angibt, symbolisiert.

Die Bänder auf der konvexen Seite werden bei der Seitneigung angespannt; sie haben die Tendenz, sich der Medianlinie anzunähern, um so die kürzeste Distanz zwischen ihren Befestigungspunkten zu beschreiben. In Abb. 52 B ist dies durch das (–)-Zeichen in Höhe eines Ligamentum intertransversarium verdeutlicht; der Pfeil gibt die Drehrichtung an.

Beide Vorgänge ergänzen sich, sie bewirken gemeinsam die Drehung der Wirbelkörper in die gleiche Richtung.

Die Rotation ist physiologisch; in manchen Fällen aber ist das statische Gleichgewicht der Wirbelsäule gestört, sei es durch Bandinstabilität oder durch Fehlbildungen in der Entwicklung. Es kommt zu einer fixierten Rotationsstellung der Wirbelkörper. Die Skoliose ist durch eine Seitkrümmung der Wirbelsäule und durch die Rotation der Wirbelkörper charakterisiert. Bei der klinischen Untersuchung (Abb. 54) zeigt sich die Rotation deutlich. Beim Gesunden (A) ist das Rückenprofil bei einer Ventralflexion des Rumpfes symmetrisch in bezug auf die Wirbelsäule. Bei einer vorliegenden Skoliose (B) ist bei Ventralflexion das Rückenprofil asymmetrisch; der sog. Rippenbuckel wölbt sich auf der konvexen Seite der Wirbelsäulenkrümmung vor. Er ist Zeichen für die fixierte Rotationsstellung der Wirbelkörper. Das normalerweise nur vorübergehend auftretende Phänomen der automatischen Rotation ist nun pathologisch und permanent mit einer Wirbelsäulenverkrümmung kombiniert.

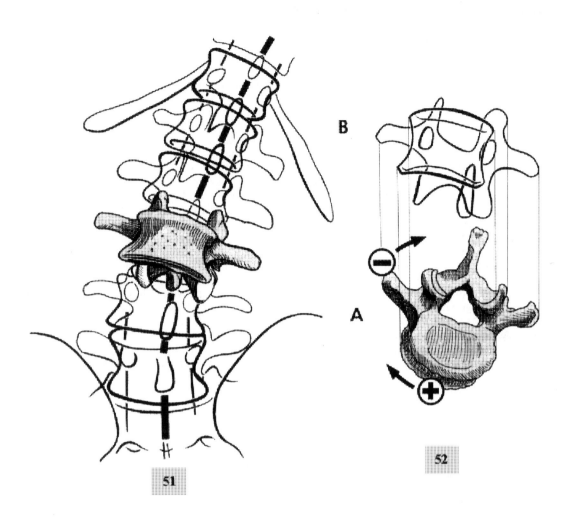

51

52

B

A

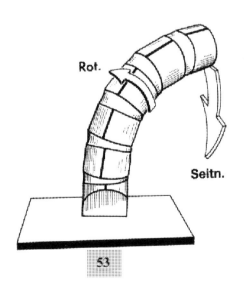

Rot.

Seitn.

53

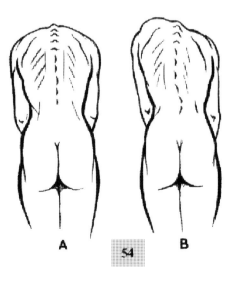

A
54
B

Ausmaß von Ventral- und Dorsalflexion der Wirbelsäule

Betrachtet man die Wirbelsäule in ihrer ganzen Länge von der Schädelbasis bis zum Kreuzbein, dann kann sie als eine Gelenkkette mit drei Freiheitsgraden aufgefaßt werden. Sie erlaubt die Ventral- und Dorsalflexion,[*] die Seitneigung nach rechts und links sowie die axiale Drehung. Das Maß der genannten Bewegungen ist zwischen zwei benachbarten Wirbeln gering; die Summe von kleinen Ausschlägen führt jedoch zu weiträumigen Bewegungen. Ventral- und Dorsalflexion finden in der sagittalen Ebene statt (Abb. 55). Im Bereich des Schädels bildet die Kauebene (Okklusionsebene) den Bezug: Man kann sich diese leicht vorstellen, indem man einen Kartonstreifen zwischen die beiden Zahnreihen bringt. Der Winkel, den die Kauebene zwischen den beiden Extrempositionen (A_T) einschließt, beträgt etwa 250°. Diese Amplitude ist sehr groß, wenn man bedenkt, daß andere Gelenke des Bewegungsapparates ein maximales Bewegungsausmaß von 180° besitzen. Eine Amplitude von 250° allerdings wird nur von besonders gelenkigen Individuen erreicht.
Bewegungsausschläge der einzelnen Wirbelsäulenabschnitte sind anhand von seitlichen Röntgenaufnahmen bestimmbar.

Lendenwirbelsäule:
- Ventralflexion (F_L) etwa 60°
- Dorsalflexion (E_L) etwa 35°

Lenden- und Brustwirbelsäule:
- Ventralflexion (F_{TL}) etwa 105°
- Dorsalflexion (E_{TL}) etwa 60

Halswirbelsäule:
- Ventralflexion (F_c) etwa 40°
- Dorsalflexion (E_c) etwa 75°.

Die gesamte Ventralflexion (F_T) beträgt demnach etwa 110°, die Dorsalflexion (E_T) etwa 140°.
Die angegebenen Werte können nur als ungefähre angesehen werden; Angaben in der Literatur bezüglich der Amplituden für die verschiedenen Wirbelsäulenabschnitte weichen stark voneinander ab. Die Bewegungen sind entscheidend vom Individuum und vom Alter abhängig. Die angeführten Werte stellen z. T. absolute Maxima dar.

---

[*] Anm. des Übersetzers: Die Dorsalflexion wird auch als Extension bezeichnet.

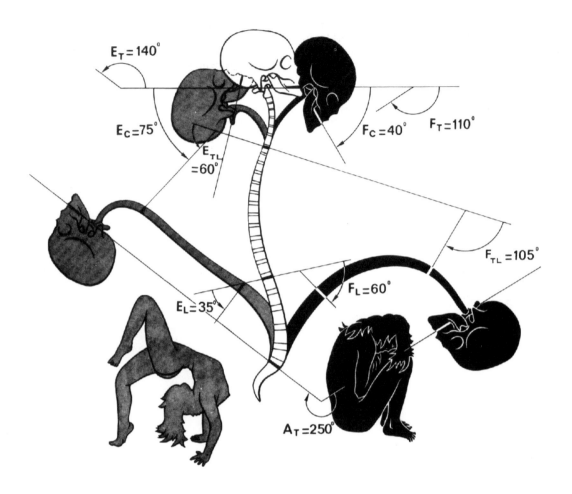

55

Lateralbewegungen der gesamten Wirbelsäule

Seitbewegungen der Wirbelsäule finden in einer frontalen Ebene statt (Abb. 56). Exakt zu erfassen sind sie mit Hilfe von anterior-posterioren Röntgenaufnahmen, wobei die Achse der Wirbelkörper oder die Ausrichtung der kranialen Abschlußplatte des betrachteten Wirbelkörpers als Bezug gewählt werden kann. Am Schädel ist die Bimastoidlinie, die durch die Spitzen der beiden Warzenfortsätze hindurchzieht, der geläufige Bezug. Die Seitneigungsmöglichkeit der Lendenwirbelsäule liegt bei 20°. Die Brustwirbelsäule ist um 20° zur Seite neigbar, Die Lateralflexion der Halswirbelsäule erreicht 35°–45°. Die Seitneigung der gesamten Wirbelsäule zwischen Sakrum und Schädel beträgt folglich 75°–85°.

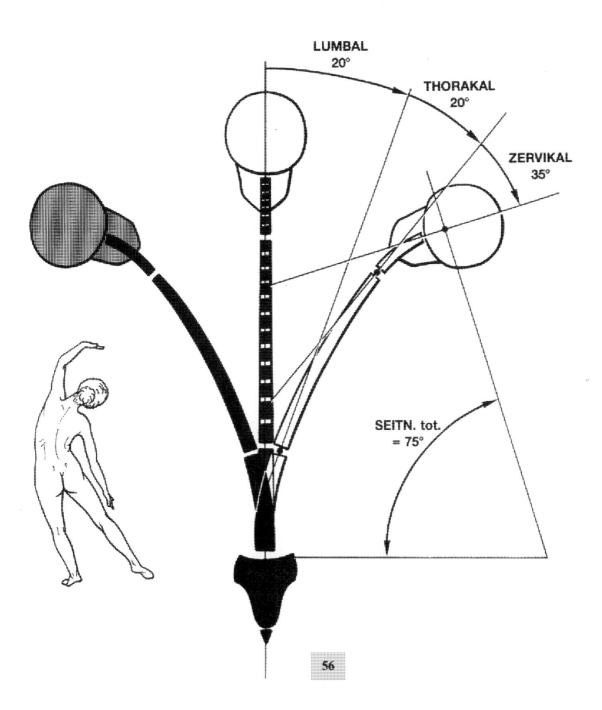

LUMBAL
20°

THORAKAL
20°

ZERVIKAL
35°

SEITN. tot.
= 75°

56

Drehungsamplituden der gesamten Wirbelsäule

Rotationsbewegungen sind schwer zu quantifizieren, da es nicht möglich ist, Röntgenaufnahmen in der transversalen Ebene anzufertigen. Axiale Tomographien, die zur Organdiagnose erstellt werden, eignen sich für die Bestimmung von Wirbeldrehungen nicht. Recht einfach läßt sich die Drehung der gesamten Wirbelsäule messen, indem man das Becken fixiert und das Ausmaß der Kopfdrehung in Winkelgraden angibt. Nach GREGERSEN und LUCAS sind Rotationsausschläge sehr genau bestimmbar, wenn die Stellungsänderung von Metalldrähten gemessen wird, die unter Lokalanästhesie in die Dornfortsatzspitzen eingelassen werden. Wir werden hierauf noch bei der Besprechung der thorakolumbalen Wirbelsäulenabschnitte zu sprechen kommen. Die axiale Drehung der Lendenwirbelsäule (Abb. 57) ist sehr gering (ca. 5°). Die begrenzenden Faktoren werden noch genannt werden. Die Drehmöglichkeit der Brustwirbelsäule (Abb. 58) ist beträchtlicher (ca. 35°). Die Bewegung wird durch die Ausrichtung der Gelenkfacetten begünstigt.

Die Rotation der Halswirbelsäule (Abb. 59) ist weiträumig, sie erreicht 45° bis 50°. Der Atlas zeigt eine Stellungsveränderung von fast 90° gegenüber dem Sakrum. Die Drehung der gesamten Wirbelsäule zwischen Becken und Kopf (Abb. 60) erreicht oder überschreitet 90° leicht. Auch im oberen Kopfgelenk kann um einige Grade gedreht werden; da aber in der Regel die Drehbarkeit des Brust- und Lendenabschnitts nur gering ist, wird selten ein Gesamtmaß von 90° Rotation erreicht.

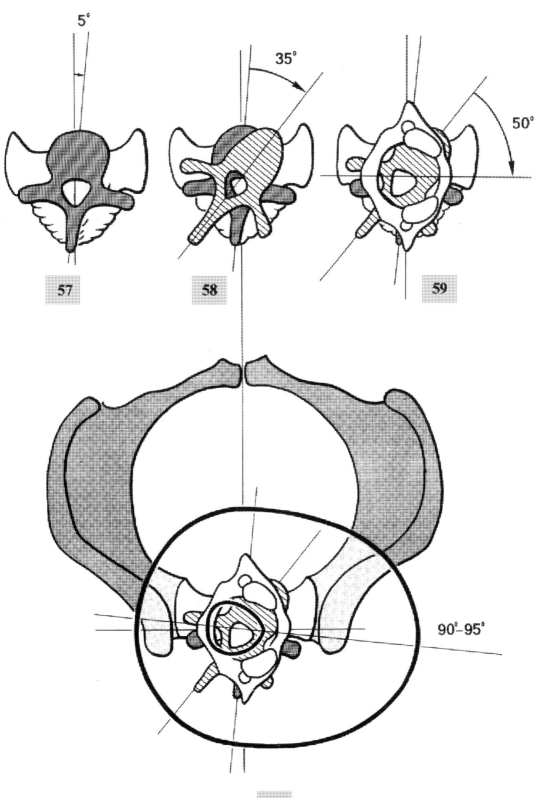

Klinische Bestimmung der Wirbelsäulenbeweglichkeit

Genaue Messungen der totalen Wirbelsäulenbeweglichkeit in der sagittalen und frontalen Ebene können nur an Röntgenaufnahmen der ganzen Wirbelsäule vorgenommen werden.

Durch bestimmte, in der Klinik gebräuchliche Testbewegungen allerdings ist die Mobilität der Wirbelsäule recht gut zu beurteilen.

Die Ventralflexion des thorako-lumbalen Abschnittes kann auf zweierlei Weise beurteilt werden (Abb. 61).

- Man mißt den Winkel a zwischen der Vertikalen und einer Linie, die die vordere, obere Spitze des Trochanter major (1) mit dem Akromion (2) verbindet. Der Winkel umfaßt gleichzeitig eine Hüftgelenksbeugung.
- Man stellt fest, bis auf welches Niveau die Fingerspitzen gebracht werden können (d), wenn der Rumpf bei gestreckten Kniegelenken nach vorn geneigt wird. Auch hierbei geht eine Hüftbeugung in die Messung mit ein. Man kann die Distanz d zwischen Fingerspitzen und Fußboden messen, oder feststellen (n), wie weit die Fingerspitzen in Relation zum Unterschenkel heruntergebracht werden können (unterer Kniescheibenpol, Mitte des Unterschenkels, Knöchelregion, Zehenspitzen).

Mit einem Bandmaß kann die Strecke zwischen dem Dornfortsatz von C_7 und der Oberkante der Crista sacralis mediana in Streck- und dann in Ventralflexionsstellung gemessen werden. Im Schema ist die Distanzverlängerung zwischen C_7 und S_1 mit 5 cm angegeben.

Die Dorsalflexion ("Streckung", Abb. 62) der Wirbelsäule kann anhand des Winkels 21 gemessen werden; er wird gebildet von der Vertikalen und der Trochanter major – Akromionlinie bei maximaler Dorsalflexion. Aber auch bei dieser Methode geht eine Hüftgelenksstreckung in die Messung mit ein. Eine exaktere Möglichkeit besteht darin, vorab den Winkel b zu bestimmen, der die Dorsalflexion der gesamten Wirbelsäule angibt. Von diesem Wert muß die Dorsalflexion der Halswirbelsäule abgezogen werden. Diese ist bestimmbar, indem der Rumpf vertikal gehalten und der Kopf nach hinten gebracht wird. Gut beurteilbar ist die Dorsalflexionsfähigkeit, wenn man den Probanden auffordert, eine „Brücke zu machen". Es versteht sich von selbst, daß man nicht grundsätzlich diesen Test anwenden kann.

Die Lateralflexion der thorako-lumbalen Wirbelsäule (Abb. 63) ist beurteilbar anhand des Winkels a, der (bei Rückansicht des Probanden) von der Vertikalen und der Linie eingeschlossen wird, die die Spitze der Gesäßfurche mit der Dornfortsatzspitze von C_7 verbindet. Korrekter ist die Bestimmung des Winkels b, gebildet von der Vertikalen und einer Tangente, die in Höhe von C_7 angelegt wird. Eine weitere, schnell und einfach anwendbare Methode beurteilt, wie weit die Fingerspitzen auf der geneigten Seite heruntergebracht werden können (n; oberhalb des Knies, bis in Kniehöhe, unterhalb des Knies). Die Drehfähigkeit der Wirbelsäule wird beurteilt, indem man den Proband von oben beobachtet (Abb. 64). Um das Becken zu fixieren, muß der Betreffende sich auf einen Stuhl mit niedriger Rückenlehne setzen und die Knie aneinander bringen. Bezugsebene ist die durch den Kopf gelegte Frontale (F). Die Rotation des thorako-lumbalen Wirbelsäulenabschnitts wird durch den Winkel (a) zwischen Schulterlinie EE′ und der Frontalen angegeben. Die Rotation der gesamten Wirbelsäule wird anhand des Winkels (b) zwischen Ohrlinie und Frontalebene bestimmt. Man kann den Drehausschlag (b′) auch durch den Winkel angeben, der von der Symmetrieebene des Kopfes (S′) und der Sagittalebene (S) gebildet wird.

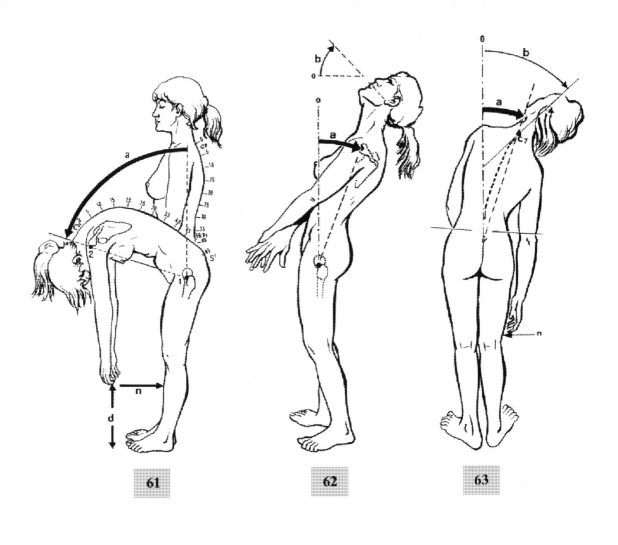

61

62

63

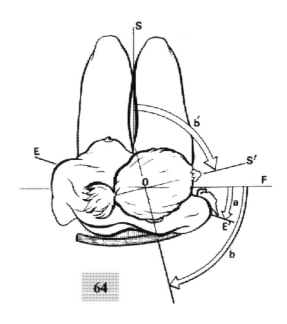

64

Beckenring und Iliosakralgelenke

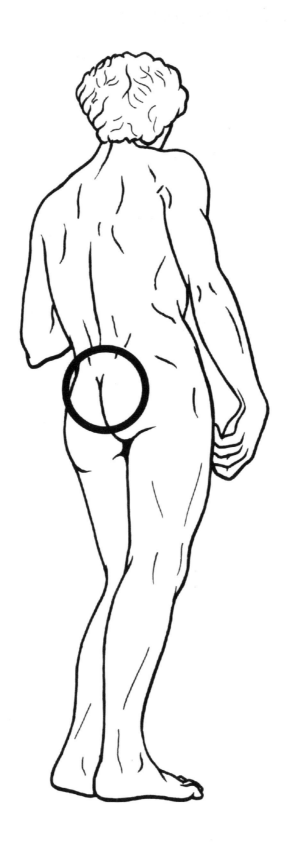

Männlicher und weiblicher Beckenring

Der Beckenring bildet die Basis des Rumpfes, begrenzt das Abdomen nach kaudal und stellt die Verbindung zwischen unteren Extremitäten und Wirbelsäule her. Es ist ein in sich geschlossener Ring, gebildet von drei knöchernen Elementen und drei Gelenkverbindungen.

Die drei knöchernen Elemente sind:

- Die beiden Hüftbeine, Ossa coxae, die symmetrisch gestaltet sind.
- Das Kreuzbein, Os sacrum, das als unpaares Element durch Verschmelzung von fünf sakralen Wirbeln entsteht.

Die drei Gelenkverbindungen sind relativ starr und wenig beweglich.

- Die beiden Iliosakralgelenke verbinden das Os sacrum mit den Hüftbeinen.
- Die Schambeinfuge (Symphysis pubica) vereinigt vorn die beiden Hüftbeine.

Der Beckengürtel hat die Form eines Trichters, die obere Trichteröffnung verbindet die Bauchhöhle mit dem Beckenraum. Die Ausprägung des Beckenrings ist deutlich geschlechtsspezifisch.

Vergleicht man ein männliches Becken (Abb. 1) mit einem weiblichen (Abb. 2), so ist festzustellen, daß das weibliche Becken größer und ausladender ist. Das einrahmende Dreieck hat eine wesentlich größere Basis als beim männlichen Becken.

Das weibliche Becken ist weniger hoch als das männliche, der Beckeneingang (dicke Linie) ist größer und fast queroval. Diese morphologischen Charakteristika des weiblichen Beckens stehen im Zusammenhang mit Schwangerschaft und Geburt. Das heranreifende Kind liegt anfänglich noch oberhalb des Beckeneingangs. Bei der Geburt muß der relativ große kindliche Kopf den Beckenrand passieren. Er tritt über den Beckeneingang in das kleine Becken ein und verläßt dieses durch den engen Beckenausgang. Die Gelenkverbindungen des Beckenrings haben nicht nur Bedeutung für die Statik des Rumpfes beim Stand, sondern auch für den Geburtsvorgang, wie am Beispiel des Iliosakralgelenks noch gezeigt werden wird.

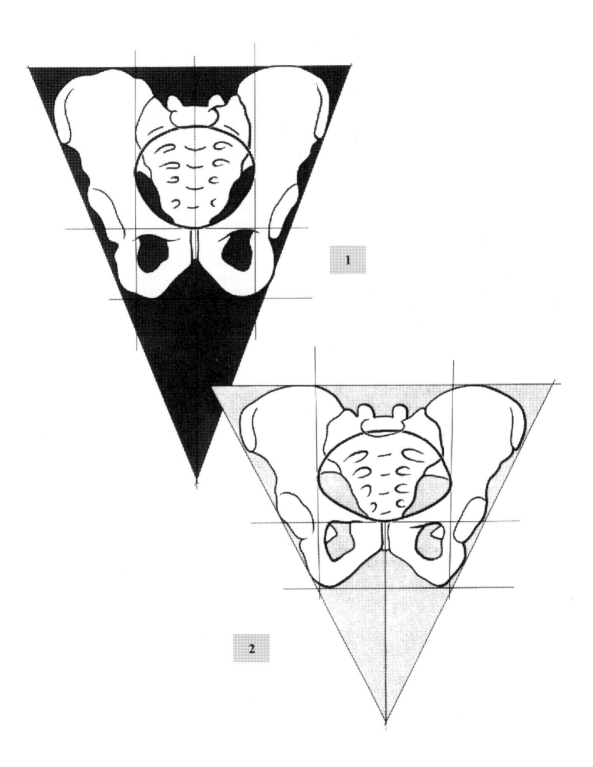

Bau des Beckenrings

Das knöcherne Becken überträgt Kräfte von der Wirbelsäule auf die unteren Extremitäten (Abb. 3). Das auf dem fünften Lendenwirbel lastende Körpergewicht (P) verteilt sich zu gleichen Teilen über die Iliosakralgelenke in Richtung Hüftpfannen. Eine Gegenkraft (R) wirkt über Hals und Kopf des Femurs. Ein Teil dieser Kraft wird beiderseits über den oberen Schambeinast in Richtung Schambeinfuge geleitet. Der Kraftfluß ist ein ringförmiger, materialisiert durch den Beckeneingang. Der spongiöse Knochen des Beckenrings zeigt eine an die auftretenden Spannungen angepaßte Architektur (s. Band II). Das sich von kranial nach kaudal deutlich verjüngende Kreuzbein kann als Keil betrachtet werden (dunkel gestreiftes Dreieck), der zwischen die beiden Darmbeine vertikal eingefügt ist. Durch Bandmassen ist das Kreuzbein mit den Darmbeinen verbunden; bei zunehmender Belastung „verkeilt" sich das Kreuzbein mehr und mehr zwischen den Darmbeinen, die Verbindung verfestigt sich von selbst.

Auch in der transversalen Ebene ist das Kreuzbein zwischen die Darmbeine eingekeilt (Abb. 4 und 5). Jedes der beiden Hüftbeine kann als Hebel betrachtet werden (Abb. 4), dessen Drehpunkt (O_1 und O_2) in Höhe des Iliosakralgelenks gelegen ist. Last- und Kraftarm werden durch das vordere und hintere Ende repräsentiert.

Den Lastarm bilden hinten beidseits die kräftigen Ligamenta sacroiliaca dorsalia (L_1 und L_2); die vorderen Kraftarme (S_1 und S_2) stoßen in der Schambeinfuge zusammen. Bei einer Symphysensprengung (Abb. 5) mit Diastase (S) der Schambeine wird der Flächenkontakt in den Iliosakralgelenken aufgehoben, das Sakrum kann sich nun nach vorn verlagern (d_1 und d_2). Dieses Beispiel macht die Abhängigkeit der einzelnen Beckengürtelelemente voneinander deutlich; jedwede Gefügestörung des Beckenrings führt zu einer Beeinträchtigung seiner mechanischen Festigkeit.

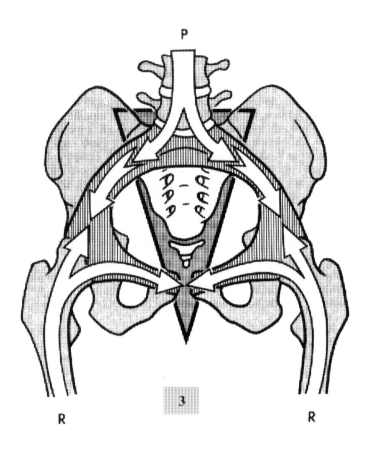

P

R   R

3

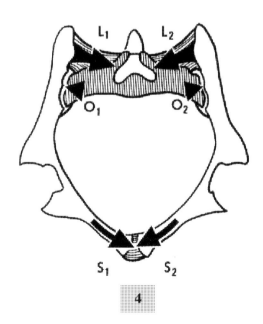

L₁   L₂

O₁   O₂

S₁   S₂

4

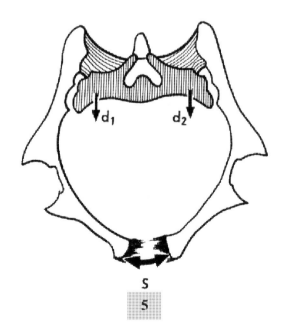

d₁   d₂

S

5

Artikulationsflächen des Iliosakralgelenks

Eröffnet man ein Iliosakralgelenk buchartig (Abb. 6), indem man die beiden Knochenelemente um eine vertikale Achse (a, b, c) schwenkt, so erkennt man die beiden korrespondierenden Gelenkflächen sehr deutlich.

- Die Facies auricularis des Os coxae (A) befindet sich oben-hinten an der Innenseite des Os ilium; sie liegt unmittelbar hinter der Linea arcuata, die Teil der Linea terminalis ist. Die Gelenkfläche ist hornartig gekrümmt, die Konkavität schaut nach oben-hinten. Die Knorpelbedeckung ist insgesamt sehr uneben. FARABEUF meint, daß sie die Gestalt einer Schiene hat. Grob kann tatsächlich ein durch den langen Durchmesser ziehender Wulst angesprochen werden, der zwei seichte Einbuchtungen voneinander trennt. Der Wulst ist in etwa ein Teil eines Kreises, dessen Zentrum (durch ein Kreuz markiert) im Bereich der Tuberositas iliaca liegt. An der Tuberositas sind kräftige Bänder des Iliosakralgelenks verankert.
- Die Facies auricularis am Kreuzbein (B) deckt sich mit der Kontur der Facies auricularis am Darmbein. Das Relief der Gelenkfläche ist reziprok dem Relief der Darmbeinfläche gestaltet.

Durch die lange Achse der Fläche zieht eine Rinne, die von zwei leicht erhabenen Wülsten flankiert wird. Die gesamte Fläche ist gekrümmt; sie ist Ausschnitt eines Kreises, dessen Mittelpunkt im Bereich der Tuberositas sacralis (durch ein Kreuz markiert) liegt. An der Tuberositas sind ebenfalls kräftige Bänder verankert. FARABEUF beschreibt die Facies auricularis des Kreuzbeins als gekehlte Fläche, die die wulsttragende Artikulationsfläche des Darmbeins genau aufnimmt.

Bei genauerer Betrachtung allerdings erweisen sich die beiden Gelenkflächen als sehr unregelmäßig gestaltet.

Legt man drei horizontale Schnitte (Abb. 7) in Höhe der Markierungen a, b und c in Abb. 6, dann wird deutlich, daß allenthalben der mittlere (b) und der obere (a) Schnitt eine zentrale Rinne an der sakralen Gelenkfläche zeigen. In Höhe des unteren Schnittes (c) ist die Kreuzbeinfläche zentral eher konvex. Es ist äußerst schwierig, den iliosakralen Gelenkspalt röntgenologisch darzustellen. Je nachdem, welcher Gelenkspaltbereich zu analysieren ist, muß der Röntgenstrahl schräg entweder von lateral nach medial oder von medial nach lateral ausgerichtet werden.

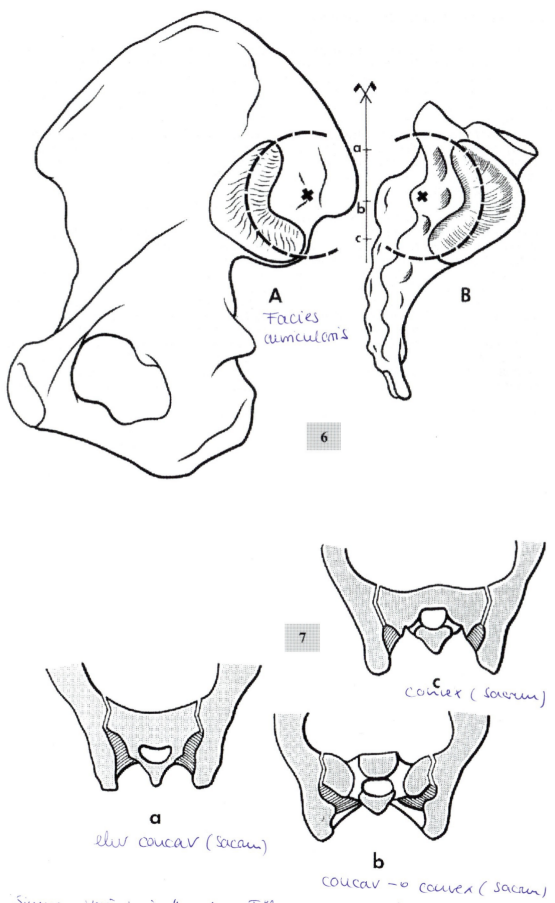

A

B

Facies
auricularis

6

7

c
convex (Sacrum)

a
ckv concav (Sacrum)

b
concav → convex (Sacrum)

Sinn: „Verankerug", elw Füllungsmechanik

Die Facies auricularis des Kreuzbeins

Die Artikulationsfläche am Kreuzbein zeigt individuell eine beträchtliche morphologische Variation. DELMAS hat eine Abhängigkeit zwischen Wirbelsäulentyp einerseits und Gestalt von Sakrum und Facies auricularis andererseits festgestellt (Abb. 8).

Sind die Krümmungen der Wirbelsäule besonders betont (A), so, wie es für den dynamischen Typ charakteristisch ist, dann ist das Sakrum nahezu horizontal gestellt. Die Facies auricularis ist deutlich gekrümmt und ausgeprägt konkav. Das Iliosakralgelenk weist eine ungewöhnlich große Beweglichkeit auf; es kann als besonders fortschrittlich angesehen werden, als besonders gut angepaßt an die bipede Fortbewegungsweise.

Bei nur wenig ausgeprägten Krümmungen der Wirbelsäule (B), zu finden beim statischen Typ, ist das Sakrum fast vertikal ausgerichtet. Die Facies auricularis ist langgestreckt und kaum gekrümmt, die Knorpeloberfläche ist nahezu plan. Eine derart gestaltete Gelenkfläche stimmt ganz und gar nicht mit der Beschreibung von FARABEUF überein. Das betreffende Gelenk ist nur gering beweglich, es ist eine typische Amphiarthrose. Man findet derartige Verhältnisse, die den bei Primaten vorzufindenden ähnlich sind, häufiger bei Kindern. DELMAS hat gezeigt, daß es bei dem Entwicklungsschritt vom Primat zum Menschen zu einer Verlängerung und Vergrößerung des kaudalen Abschnitts der Facies auricularis gekommen ist. Dieser kaudale Flächenbereich hat

für den Menschen die entscheidende Rolle, verglichen mit dem kranialen Abschnitt. Der Winkel, gebildet von den beiden Abschnitten, kann beim Menschen fast 90° erreichen, während bei den Primaten die Abknickung nur gering ist. WEISL hat das Relief der sakralen Facies auricularis durch Höhenlinien charakterisiert (Abb. 9). Er zeigt, daß die Gelenkfläche am Kreuzbein gewöhnlich etwas länger und auch größer ist als am Darmbein. Am Kreuzbein beobachtet er in allen Fällen eine zentrale Einbuchtung (durch das Minuszeichen markiert) und im kranialen und kaudalen Flächenbereich je eine randständige Erhebung (gekennzeichnet durch das Pluszeichen). Am Darmbein sind die Verhältnisse prinzipiell umgekehrt.

WEISL hat darüber hinaus eine eigene Vorstellung entwickelt, inwieweit die Anordnung der iliosakralen Bänder im Zusammenhang mit den auftretenden Beanspruchungen steht. Er ordnet die Bänder zwei Gruppen zu (Abb. 10):

- Eine kraniale, nach lateral-dorsal ausgerichtete Gruppe (C), die der Teilkraft F_1 des auf den ersten sakralen Wirbel lastenden Körpergewichtes (P) entgegenhält. Diese Ligamente werden bei einer Verlagerung des Promontorium nach ventral angespannt.
- Eine kaudale (Ca), nach kranial orientierte Gruppe, die sich unter der Einwirkung der Teilkraft F_2 (rechtwinklig zur oberen Fläche des ersten sakralen Wirbels) anspannt.

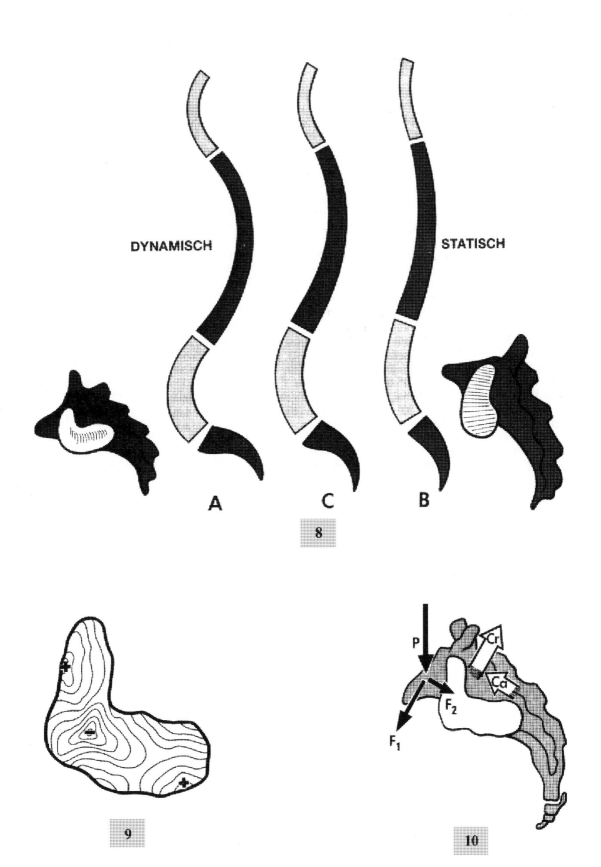

DYNAMISCH   STATISCH

A   C   B

8

9

10

Bänder des Iliosakralgelenks

(Gleiche Strukturen sind in allen Abbildungen gleich beziffert.)

In einer Ansicht des Beckens von hinten (Abb. 11) erkennt man das Ligamentum iliolumbale, das einen oberen (1) und unteren Anteil (2) aufweist. Die rechte Seite der Abbildung zeigt die tiefer gelegene Schicht der Ligamenta sacroiliaca dorsalia. Es handelt sich um einen kranialen Zug (3), der von medial nach lateral absteigt und einen kaudalen, breiteren Zug (4), der von medial nach lateral ansteigt. Der letztere zieht von der Crista sacralis lateralis zur Spina iliaca posterior superior.

In der Abbildung sind links die oberflächlichen Bandmassen (5) eingezeichnet, die von der Hinterkante des Darmbeins bis zur Crista sacralis intermedia ziehen.

Zwischen unterem Teil des Kreuzbeins und der Incisura ischiadica major spannen sich zwei wichtige Bänder aus, das Ligamentum sacrospinale und das Ligamentum sacrotuberale.

* Das Ligamentum sacrospinale (6) zieht von Kreuz- und Steißbein schräg nach lateral und unten an die Spina ischiadica.
* Das Ligamentum sacrotuberale (7) überquert die Rückseite des vorigen Bandes schräg. Das Band entspringt von einer Linie, die sich vom Hinterrand des Darmbeins bis zu den ersten beiden Steißbeinwirbeln erstreckt. Die schräg nach unten, vorn und lateral ausgerichteten Bandzüge sind in sich torquiert und befestigen sich am Tuber ischiadicum sowie an der Innenfläche des Ramus ossis ischii. Die Incisura ischiadica major wird so zum Foramen ischiadicum majus, die Incisura ischiadica minor zum Foramen ischiadicum minus vervollstän-

digt. Durch das Foramen ischiadicum majus zieht der M. piriformis, durch das Foramen ischiadicum minus der M. obturatorius internus. Eine Ventralansicht (Abb. 12) zeigt das Ligamentum iliolumbale mit seinen Anteilen (1 +2), die Ligamenta sacrospinale (6) und sacrotuberale (7) sowie die Ligamenta sacroiliaca ventralia. Diese bilden zwei Bündel, die auch als obere (8) und untere (9) „Nutationsbremsen" bezeichnet werden.

Die Abb. 13 zeigt ein eröffnetes rechtes Iliosakralgelenk mit seinen Bändern. Das Darmbein (A) ist in einer medialen und das um 180° gedrehte Sakrum (B) in einer lateralen Ansicht dargestellt. Man erkennt deutlich, wie die Bänder um das Iliosakralgelenk herumgewunden sind; man kann sich vorstellen, wie sie sich bei einer vor- oder rückwärtsgerichteten schraubigen Drehung im Gelenk anspannen. Die die Drehung bremsenden Bänder („Nutationsbremsen", 8 + 9) verlaufen vom Darmbein (A) nach unten, vorn und medial. Ausgehend vom Sakrum (B) ziehen sie schräg nach oben, vorn und lateral. Die oberflächlichen Partien der Ligamenta sacroiliaca dorsalia (5) haben die gleiche, die Ligamenta sacrospinale (6) und sacrotuberale (7) eine entgegengesetzte Ausrichtung.

Die Ligamenta sacroiliaca interossea (Schnittflächen der durchtrennten Bandmassen sind in den Abbildungen A + B weiß dargestellt) ziehen hinter dem Gelenk von der Tuberositas iliaca nach medial an die Tuberositas sacralis. Auch als „Achsenband" bezeichnet, repräsentiert dieses Bandsystem nach Vorstellung von Autoren älterer Untersuchungen die Achse, um die Bewegungen des Kreuzbeins erfolgen sollen.

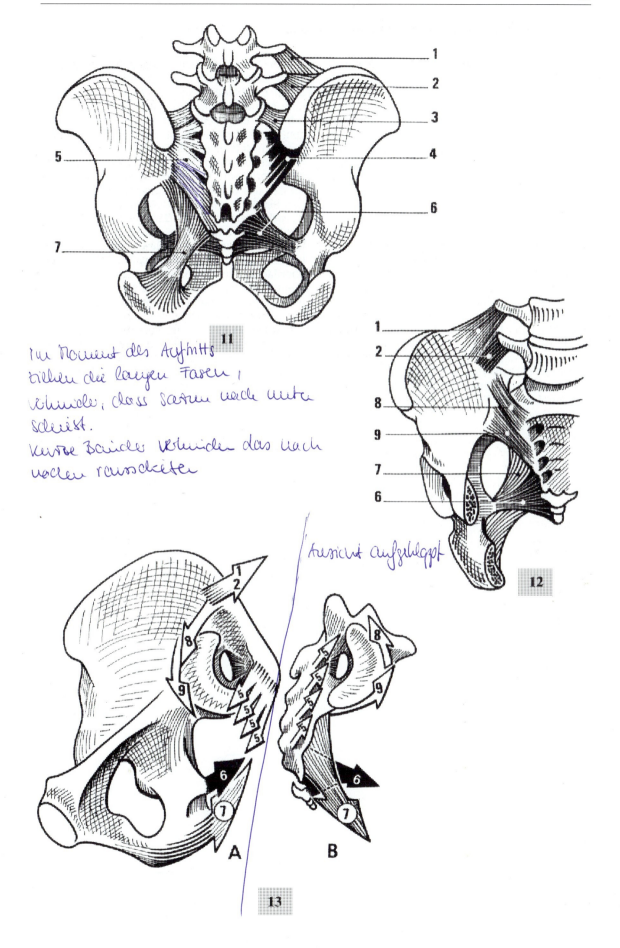

Im Moment des Auftritts
ziehen die langen Fasern,
schmiele, dass Sacrum nach unten
schießt.
Kurze Bänder verhindern das nach
unten rausrutschen

Ansicht aufgeklappt

11

12

13

Die schraubige Drehung im Iliosakralgelenk

Bevor wir uns mit den Bewegungen im Iliosakralgelenk auseinandersetzen, sei daran erinnert, daß diese von sehr geringem Ausmaß und individuell variabel sind. Dies erklärt die unterschiedlichen Auffassungen verschiedener Autoren bezüglich des Bewegungsmechanismus in diesem Gelenk und bezüglich der Bedeutung der Bewegungen für den Geburtsvorgang. Erstmals beschrieben wurden die Bewegungen von ZAGLAS (1851) und DUNCAN (1854).

Klassische Theorie zum Bewegungsablauf

Bei der nach vorn gerichteten schraubigen Drehung (Nutation, Abb. 15) dreht sich das Sakrum um eine Achse, die durch das schwarze Kreuz markiert und durch die Ligamenta interossea repräsentiert wird. Das Promontorium verlagert sich nach unten und vorn (S_2), die Spitze des Kreuzbeins und das Steißbein wandern nach hinten (d_2). Der Beckeneingang wird in sagittaler Richtung um die Distanz S_2 kürzer, der Beckenausgang um den Betrag d_2 weiter. Gleichzeitig (Abb. 16) nähern sich die Darmbeinschaufeln einander an, die Sitzbeinhöcker hingegen streben auseinander. Die Bewegung wird gebremst (Abb. 13) durch die sich anspannenden Ligamenta sacrotuberale (7) und sacrospinale (6), sowie durch die beiden „Nutationsbremsen" (8 + 9). Eine schraubige Drehung nach hinten (Abb. 14) führt zu entgegengesetzten Stellungsänderungen. Das Kreuzbein kippt nach hinten, das Promontorium verlagert sich nach oben-hinten (S_1). Die Kreuzbeinspitze und das Steißbein wandern nach unten und vorn (d_1). Der sagittale Durchmesser des Beckeneingangs vergrößert sich um den Betrag S_1, während der Beckenausgang um d_1 verkleinert wird. Die Darmbeinschaufeln entfernen sich voneinander, die Sitzbeinhöcker erfahren eine Annäherung. Die Bewegung wird gebremst (Abb. 13) durch die sich anspannenden oberflächlichen (5) und tiefen Züge (4) der Ligamenta sacroiliaca dorsalia. Nach BONNAIRE, PINARD und PINZANI verändert sich der sagittale Durchmesser des Beckeneingangs um 3 mm, nach WALCHER um 8 bis 13 mm. Der Beckenausgang verändert sich in der Sagittalen nach BORCEL und FERNSTRÖM um 15 mm, nach THOMS um 17,5 mm. Bewegungen der Darmbeinschaufeln und der Sitzbeinhöcker in der Transversalen sind von WEISL bestätigt worden.

Gegennutation   Nutation

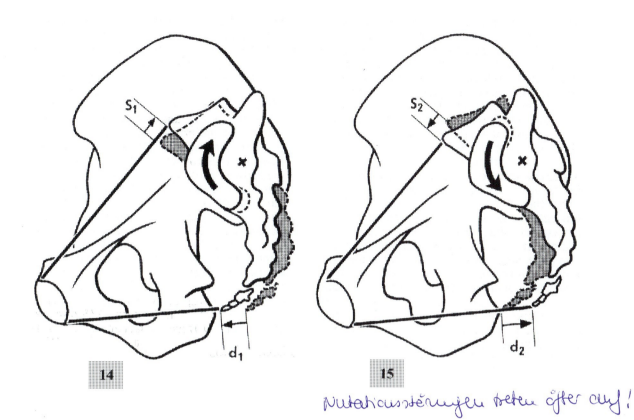

14

15

Nutationsstörungen treten öfter auf!

Kombinationsbewegung

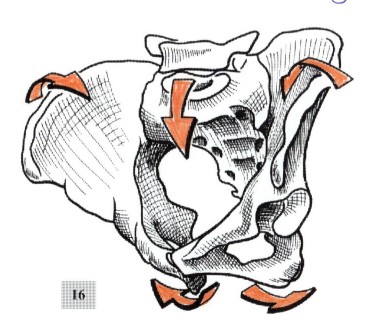

16

Die verschiedenen Theorien der Nutationsbewegung

Nach der klassischen Theorie von FARABEUF (Abb. 17) erfolgt die Kippung des Kreuzbeins um die durch die Ligamenta interossea vorgegebene Achse (O). Es ist eine Kippbewegung, während der sich das Promontorium auf einem Kreis mit dem retroaurikulär gelegenen Mittelpunkt O nach unten und vorn verlagert.

Nach der Theorie von BONNAIRE (Abb. 18) erfolgt die Kippung des Kreuzbeins um eine Achse O', die durch einen kleinen Höcker verläuft; dieser liegt an der Verbindungsstelle der beiden Segmente der sakralen Facies auricularis. Somit liegt das Zentrum der Bewegung innerhalb der Gelenkfläche.

Die Untersuchungen von WEISL führen zu zwei weiteren Theorien.

- Zum einen ist eine reine Translation (Abb. 19) denkbar, bei der das Kreuzbein längs der Achse des unteren Gelenkflächensegments gleitet. Die Translation erfolgt um eine Distanz d; die

Stellungsänderung von Promontorium und Kreuzbeinspitze ist eine gleichsinnige.

- Zum anderen wäre eine Kreisbewegung möglich (Abb. 20), allerdings um eine Achse, die ventralbasal vor dem Sakrum (außerhalb der Gelenkfläche) gelegen ist (O''). Das Zentrum dieser Bewegung könnte individuell unterschiedlich gelagert sein oder auch bei ein und demselben Individuum in Abhängigkeit von der Bewegung wandern. Die unterschiedlichen Konzepte dieser Theorien werfen ein Licht auf die Schwierigkeit, Bewegungen mit nur geringem Ausmaß exakt zu analysieren. Sie lassen daran denken, daß individuell unterschiedliche Bewegungsformen existieren können. Die Ausführungen haben nicht nur, wie man meinen könnte, theoretischen Wert; die Bewegungen im Iliosakralgelenk sind praktisch bedeutsam für den Geburtsakt.

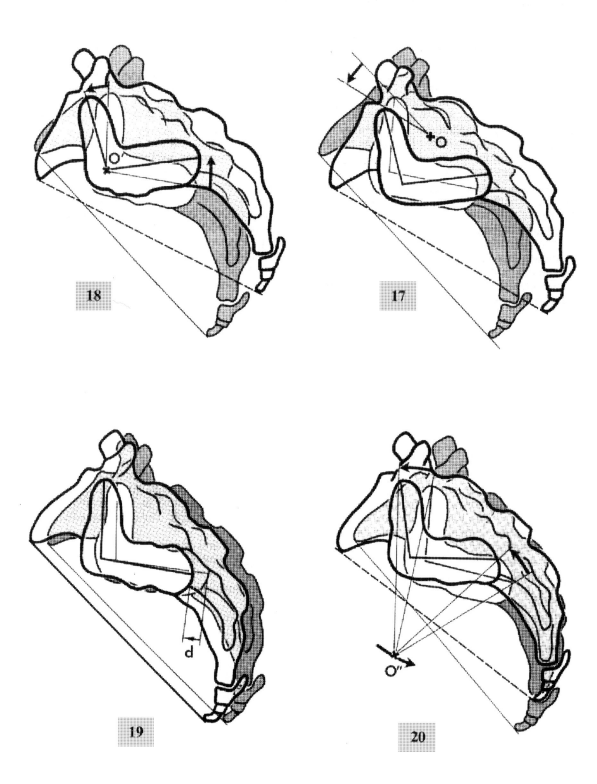

Schambeinfuge und Kreuzbein-Steißbeinverbindung

Die Schambeinfuge, Symphysis pubica, als Synchondrose erlaubt nur ein Minimum an Bewegung. Gegen Ende der Schwangerschaft und unter der Geburt allerdings kommt es zu einer hormonell bedingten Lockerung, so daß geringe Scher- und Lateralbewegungen möglich sind. Bei den Nagetieren haben diese Bewegungen eine große Amplitude.

Ein Horizontalschnitt (Abb. 21) zeigt die beiden Schambeine rechts und links der Mittellinie. Die beiden Knochenelemente sind von einer dünnen Hyalinknorpelschicht überzogen, verbunden werden sie durch den Discus interpubicus, eine faserknorplige Scheibe.

Von medial (Abb. 22) erscheint die Schambeinfläche oval, wobei der lange Durchmesser schräg von oben-vorn nach unten-hinten verläuft. Kranial ist die Sehne des M. rectus abdominis (1) verankert. Die Symphyse wird ventral von recht kräftigen Faserbündeln (3) fixiert. Diese laufen quer, aber auch sich schräg überkreuzend, wie eine Ansicht von vorn (Abb. 25) erkennen läßt. Die Aponeurose des M. obliquus externus abdominis (8), die Sehnen der Mm. rectus abdominis (7) und pyramidalis (2) sowie die Ursprünge der Mm. gracilis und adductor longus (9) überkreuzen sich und bilden ein kräftiges Flechtwerk auf der Ventralseite der Symphyse. Auf der Rückseite der Symphyse (Abb. 24) sieht man Faserelemente, die unmittelbar in das Periost übergehen. Ein Frontalschnitt (Abb. 23) läßt die Knorpelschicht (10) auf den beiden Schambeinelementen, den Diskus (11), und in diesem einen feinen Spalt (12) erkennen. Der Symphysenoberrand wird durch das Ligamentum pubicum superius (6) verstärkt. Das Band ist recht kräftig und dick. Der Unterrand der Symphyse wird als Schambeinwinkel vom Ligamentum arcuatum (4) überkleidet. Es rundet den spitzen, knöchernen Schambeinwinkel ab. Der Sagittalschnitt (Abb. 22) läßt die ansehnliche Dicke des Bandes gut erkennen. Die vielen Bandzüge festigen insgesamt die Schambeinfuge sicher; eine Dislokation ist selten. Als Unfallfolge tritt sie nur gelegentlich auf; grundsätzlich ist sie dann aber schwierig zu behandeln. Dies mag auf den ersten Blick erstaunen, da es sich doch um eine fast starre, unbewegliche Verbindung handelt.

Kreuzbein und Steißbein sind synchondrotisch miteinander verbunden; die knöchernen Endflächen sind elliptisch mit einem größeren queren Durchmesser. Eine Lateralansicht (Abb. 28) zeigt, daß der Apex des Kreuzbeins konvex, die kraniale Fläche des Steißbeins konkav geformt ist. Die beiden Elemente werden durch eine Bandscheibe sowie durch periphere Bänder verknüpft. Die Ligamente bilden drei Gruppen, eine vordere, eine hintere und eine laterale Gruppe.

Die Ventralansicht (Abb. 26) zeigt das Steißbein (1), welches aus drei oder vier miteinander verschmolzenen knöchernen Elementen besteht, sowie das Kreuzbein (2) und das Ligamentum sacrococeygeum ventrale (4).

- Auf der Ventralseite des Kreuzbeins läuft das Ligamentum longitudinale anterius (3) aus und setzt sich in das Ligamentum sacrococcygeum ventrale (4) fort.
- Desweiteren sind drei lateral ziehende Ligamenta sacrococcygea zu erkennen (5, 6, 7).

Die dorsale Ansicht (Abb. 27) zeigt Bandausläufer auf der Crista sacralis mediana (8), die in den Ligamenta sacrococcygea dorsalia profundum und superficiale (9) endigen.

Zwischen Kreuz- und Steißbein können Flexions- und Extensionsbewegungen (Abb. 28) stattfinden, passive Bewegungen, die bei der Darmentleerung und unter der Geburt beobachtet werden. Während der Nutation kann das Kippen der Kreuzbeinspitze nach hinten noch unterstützt werden durch eine Extension des Steißbeins (Verlagerung nach unten und hinten), so daß der sagittale Durchmesser des Beckenausgangs bei Passage des kindlichen Kopfes an Länge gewinnt.

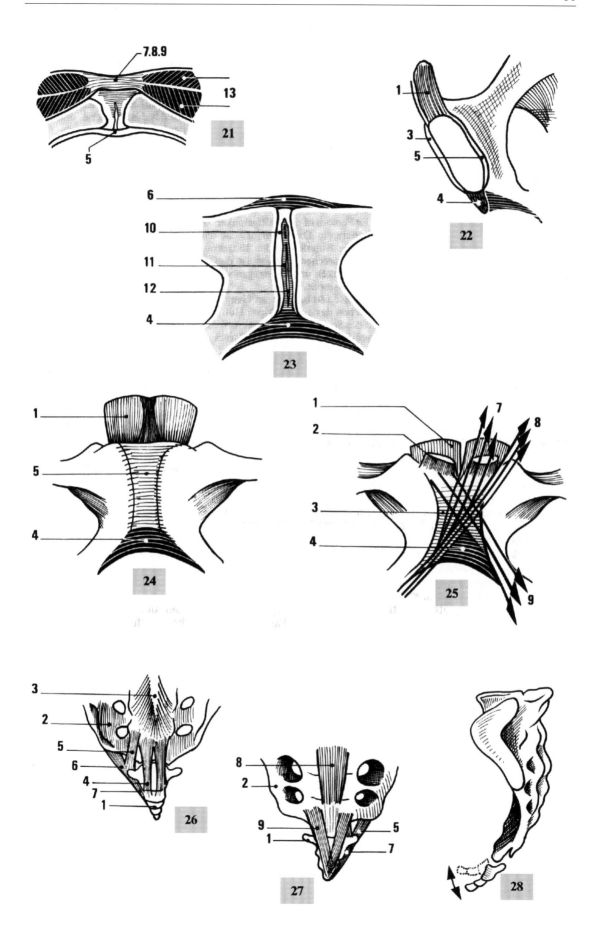

Einfluß der Körperposition auf die Verbindungen des Beckengürtels *

Beim Zweibeinstand werden die Beckengürtelverbindungen durch das zu tragende Teilkörpergewicht beansprucht. Die Kräfteverhältnisse können in einer Lateralansicht (Abb. 29) analysiert werden. Das Hüftbein ist durchscheinend dargestellt, so daß das Femur sichtbar wird. Wirbelsäule, Kreuz- und Hüftbein sowie das Femur bilden ein über Gelenke verbundenes System, in das das Iliosakral- und das Hüftgelenk eingeschaltet sind. Das Gewicht des Rumpfs (Pfeil P) lastet auf der kranialen Fläche des ersten sakralen Wirbelelementes (Basis ossis sacri); es hat die Tendenz, das Promontorium abzusenken, das Kreuzbein insgesamt würde im Sinne einer Nutation kippen (N_1). Diese Bewegung wird jedoch durch die Ligamenta sacroiliaca ventralia und vor allem durch die Ligamenta sacrospinale und sacrotuberale gestoppt. Es wird verhindert, daß sich die Kreuzbeinspitze in Relation zum Tuber ischiadicum verlagert.

Eine Reaktionskraft (Pfeil R) wirkt über die Femora in den Hüftgelenken. Zusammen mit dem auf dem Sakrum lastenden Teilkörpergewicht resultiert ein Drehmoment, das das Hüftbein nach hinten zu kippen trachtet (Pfeil N_2). Hierdurch wird die Nutation in den Iliosakralgelenken noch akzentuiert. Wenn in dieser Analyse von Bewegungen gesprochen wird, so ist dies nicht korrekt, da real keine Bewegungen stattfinden. Es sind Kräfte, die wirken und übertragen werden. Eine Bewegungstendenz wird durch die kräftigen Bandsysteme sofort gestoppt.

Beim Einbeinstand sowie in der Standbeinphase (Abb. 30) beim Gang bewirkt die am tragenden Bein gegebene Reaktionskraft (Pfeil R) ein Anheben des gleichseitigen Hüftgelenks. Auf der gegenüberliegenden Seite kommt es durch das Gewicht des Spielbeins zum Absinken des Hüftgelenks. Es ergibt sich aus dieser Betrachtung, daß die Schambeinfuge auf Schub (und Druck) beansprucht wird. Auf der Standbeinseite (A) verlagert sich das Schambein nach oben, auf der Spielbeinseite (B) nach unten. Normalerweise wird durch die Festigkeit der Symphyse jedwede Verschiebung verhindert. Bei einer Sprengung hingegen beobachtet man deutlich während des Gehens eine Stufenbildung (d) am Oberrand der Symphyse. Auch die beiden Iliosakralgelenke werden beid- oder wechselseitig durch äußere Kräfte beansprucht. Nennenswerte Bewegungen

in den Gelenken werden durch die kräftigen Bandmassen ausgeschaltet. Ist als Unfallfolge eines der beiden Iliosakralgelenke verletzt und disloziert, so sind beim Gehen schmerzbegleitete Bewegungen zu registrieren. Die mechanische Stabilität des Beckenrings ist sowohl für den Stand als auch für den Gang Voraussetzung.

Je nachdem, ob die Hüftgelenke gebeugt (Abb. 33, A) oder gestreckt (B) sind, werden die Iliosakralgelenke in liegender Position unterschiedlich beansprucht.

Sind die Hüftgelenke gestreckt (Abb. 32), wird durch den Zug der Beugemuskeln (weißer Pfeil) das Becken antevertiert; gleichzeitig befindet sich die Sakrumspitze in ventraler Stellung. Die Strecke zwischen Sakrumspitze und Sitzbeinhökker verkleinert sich; simultan erfolgt eine Kippung im Iliosakralgelenk im Sinne einer rückwärtsgerichteten Nutation (der Pfeil 2 markiert die Bewegung des Hüftbeins um die Nutationsachse). Diese Stellung entspricht der Eröffnungsphase beim Geburtsvorgang. Die Kippung nach hinten erweitert den Beckeneingang, der Eintritt des kindlichen Kopfes in den Beckenkanal wird erleichtert. Werden die Hüftgelenke gebeugt (Abb. 31), dann zeigen die passiv angespannten ischiokruralen Muskeln (Pfeil 1) die Tendenz, die Hüftbeine in Relation zum Sakrum in eine Retroversionsstellung zu bringen. Dies entspricht einer Kippung des Sakrum nach vorn (der Pfeil 1 zeigt die Bewegung des Hüftbeins gegenüber dem Sakrum). Der sagittale Durchmesser des Beckeneingangs verringert sich, sagittaler und querer Durchmesser des Beckenausgangs hingegen werden erweitert.

Diese bei der Austreibungsphase der Geburt eingenommene Stellung erleichtert die Passage des kindlichen Kopfes in Höhe des Beckenausgangs. Von der Streck- bis zur Beugestellung in den Hüftgelenken verändert sich die Lage des Promontorium im Mittel um 5,6 mm. Eine Positionsveränderung der Oberschenkel kann somit beachtlich die Raumverhältnisse im Becken beeinflussen, um so die Passage des Kindes unter der Geburt zu erleichtern.

---

* Anm. des Übersetzers: Eingehende und exakte Analysen zu dieser Frage finden sich bei PAUWELS (1965).

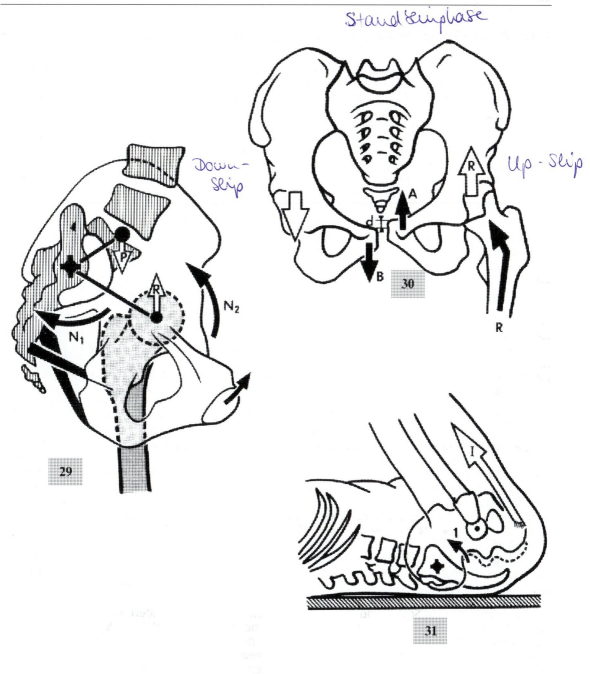

Stand Einphase

Down-Slip

Up-Slip

N₂

N₁

R

A

B

R

R

30

29

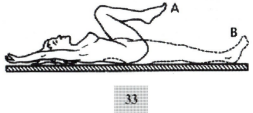

A

B

33

31

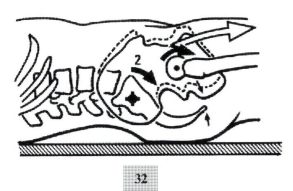

32

Lendenwirbelsäule

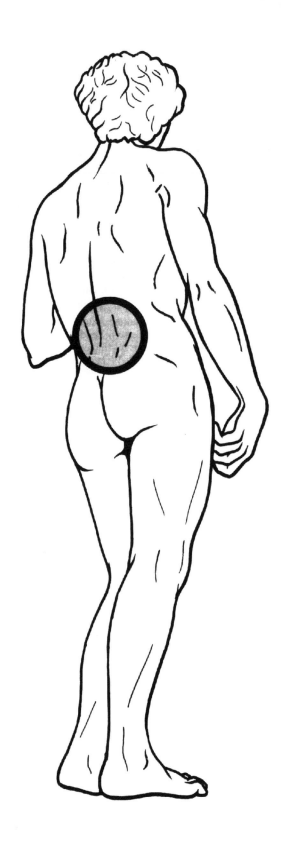

Die Lendenwirbelsäule in ihrer Gesamtheit

Von ventral betrachtet (Abb. 1) zeigt sich die Lendenwirbelsäule im Röntgenbild in Bezug auf die Dornfortsatzlinie (m) achsensymmetrisch. Die Wirbelkörper wie auch die Processus costales nehmen von kranial nach kaudal an Größe zu. Eine Horizontale (h), die beidseits die kranialen Partien des Darmbeinkammes tangiert, verläuft zwischen L_4 und L_5. Die beiden vertikalen Linien (a + a'), die die lateralen Partien des Kreuzbeins tangieren, ziehen annähernd durch den Boden der Hüftpfanne.

Im seitlichen Röntgenbild (Abb. 2) erkennt man die für die Lendenwirbelsäule charakteristische Lordose. Nach DE SEZE können folgende Winkel und Maße bestimmt werden:

- Der Sakralwinkel (a) wird gebildet von einer an die kraniale Fläche des Sakrums angelegten Geraden und der Horizontalen. Er beträgt im Mittel 30°.
- Der Lumbosakralwinkel (b), gebildet von der Achse des fünften Lendenwirbels und der Achse des Sakrums, ist im Schnitt 140° groß.
- Der Beckenneigungswinkel (c) zwischen der Horizontalen und einer das Promontorium mit dem Symphysenoberrand verbindenden Geraden hat ein mittleres Maß von 60°.
- Das Maß der lordotischen Krümmung (f) kann bestimmt werden, indem man die hintere Oberkante des ersten Lendenwirbelkörpers mit der hinteren Unterkante des fünften Lendenwirbelkörpers verbindet. Die Gerade stellt die Sehne der Lendenlordose dar. Der Pfeil gibt den Scheitelpunkt der Krümmung an, meist liegt dieser in Höhe von L_3. Bei ausgeprägter Lordose nimmt die Länge des Pfeils zu, bei einer geraden Lendenwirbelsäule kann er Null sein. In seltenen Fällen kann die Krümmung der Lendenwirbelsäule umgekehrt sein.
- Die Strecke (r) stellt die Distanz zwischen der hinteren Unterkante des fünften Lendenwirbels und dem Lot dar, das von der hinteren Oberkante des ersten Lendenwirbels gefällt wird. Diese Distanz ist Null, wenn das Lot mit der Sehne der Lendenlordose zusammenfällt. Sie hat einen positiven Wert, wenn die Lendenwirbelsäule retroflektiert, einen negativen Wert, wenn sie anteflektiert wird.

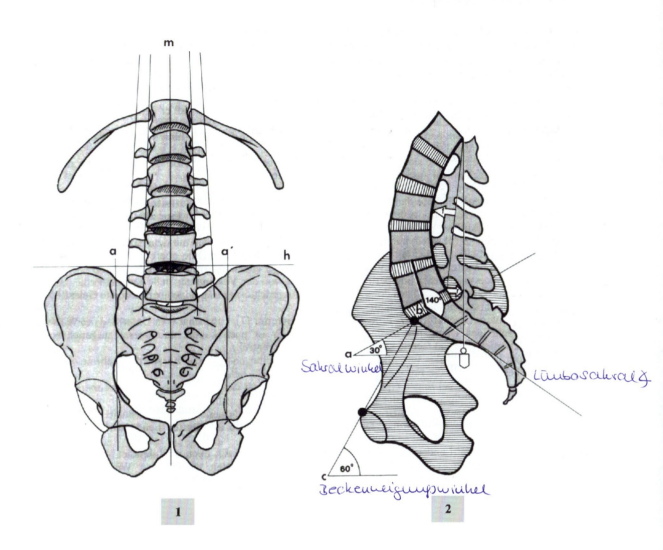

m

a   a'   h

Sakralwinkel

a   30°

140°

Lumbosakral ∡

c   60°

Beckenneigungswinkel

1

2

Bau der Lendenwirbel

In einer Ansicht von dorsal, lateral und kranial (Abb. 4) kann man die einzelnen Abschnitte eines Lendenwirbels gut erkennen. Als „Bausteine" sind sie in Abb. 3 voneinander getrennt dargestellt.

- Der nierenförmige Wirbelkörper (1) ist im queren Durchmesser wesentlich breiter als im sagittalen. Er ist deutlich breiter als hoch, seine Zirkumferenz ist ausgehöhlt, so daß er annähernd die Form eines Kreisels hat. Nur seine Rückfläche ist fast plan.
- Die beiden Laminae (2) sind sehr hoch, sie orientieren sich nach hinten und medial, wobei ihre Außenfläche allerdings nach außen-unten abfällt.
- Dorsal vereinigen sie sich, um so einem massiven, rechteckigen Dornfortsatz (3) Ursprung zu geben. Dieser ist nach dorsal ausgerichtet, seine Spitze ist etwas aufgetrieben.
- Die Rippenfortsätze (Processus costales, 4), die inkorrekt auch als Querfortsätze bezeichnet werden (da sie Rippenrudimente darstellen), entspringen in Höhe der Gelenkfortsätze und zeigen schräg nach hinten-lateral. An der dorsalen Basis der Rippenfortsätze findet sich der Processus accessorius, der nach allgemeiner Auffassung dem Querfortsatz an den Brustwirbeln homolog ist.
- Der Pediculus (5) ist ein kurzes Knochenstück, das den Wirbelbogen mit dem Körper verbindet. Er ist mit der Wirbelkörperrückseite (kraniolateral) verbunden. Er bildet die obere und untere Begrenzung der Foramina intervertebralia. Von der dorsalen Partie entspringen die Gelenkfortsätze.
- Der Processus articularis superior (6) erhebt sich von der Verbindungsstelle Lamina-Pediculus. Der Gelenkfortsatz ist schräg nach dorsal und lateral ausgerichtet; er trägt eine überknorpelte Gelenkfläche, die nach dorsal und medial schaut.
- Der untere Gelenkfortsatz, Processus articularis inferior (7), entspringt vom Unterrand des Wirbelbogens nahe des Übergangs in den Dornfortsatz. Er ist nach kaudal und lateral ausgerichtet, die überknorpelte Gelenkfacette schaut nach lateral und ventral.
- Vom Hinterrand des Wirbelkörpers und vom Wirbelbogen wird das Foramen vertebrale eingefaßt, welches annähernd die Form eines gleichseitigen Dreiecks hat.

Einige Lendenwirbel zeigen typische Eigenmerkmale. So ist der Processus costarius des ersten Lendenwirbels schmächtiger als die der übrigen.

Der fünfte Lendenwirbel besitzt einen Körper, der ventral bedeutend höher als dorsal ist. Im Profil ist er nahezu keil- oder trapezförmig. Die unteren Gelenkfortsätze des fünften Lendenwirbels sind weiter auseinandergerückt als an den übrigen Lendenwirbeln.

Trennt man zwei Lendenwirbel vertikal voneinander (Abb. 5 A), dann wird deutlich, wie die unteren Gelenkfacetten des oberen Wirbels mit den oberen Facetten des unteren Wirbels artikulieren (Abb. 5 B). Durch die spezifische Stellung der Gelenkfortsätze stabilisiert jeder Lendenwirbel den nächst oberen nach lateral.

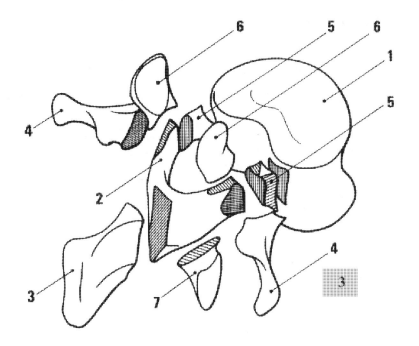

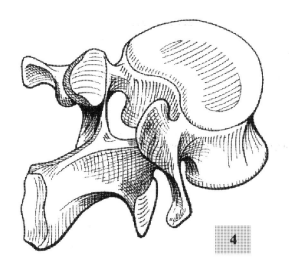

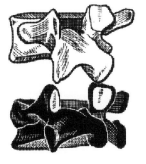

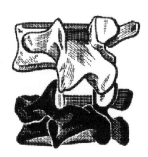

A   B

Bänder im Bereich der Lendenwirbelsäule

Das System der Bandverbindungen kann einerseits an einem Sagittalschnitt (Abb. 6) studiert werden, bei dem die linken Laminae durchtrennt wurden. Andererseits ist dies an einem Frontalschnitt möglich (Abb. 7), der in Höhe der Pediculi geführt wurde. Hier sieht man die Wirbelkörper von dorsal. Das abgetrennte Stück, um 180° gedreht, läßt die Wirbelbögen von ventral her studieren (Abb. 8). Ein Wirbelbogenelement ist isoliert dargestellt. An beiden Schnitthälften erkennt man die Schnittflächen der Pediculi. Die Bezifferung gilt für alle drei Abbildungen.

Der Sagittalschnitt (Abb. 6) läßt deutlich zwei Bandsysteme erkennen.

* Es sind zum einen, die gesamte Wirbelsäule längs begleitend, die Ligamenta longitudinalia anterius (1) und posterius (5).
* Zum anderen spannen sich segmental Bänder zwischen den Wirbelbögen aus. Das vordere Längsband, Ligamentum longitudinale anterius (1), zieht als kräftiges, glänzendes Band vom Os occipitale bis zum Kreuzbein. Es liegt der Ventralseite der Wirbelsäule auf. Es setzt sich aus langen Faserbündeln und aus kürzeren, bogigen Elementen zusammen, die von einem Wirbel zum anderen ziehen. Mit der ventralen Fläche der Zwischenwirbelscheiben ist es locker verbunden (3). An der vorderen oberen und unteren Kante des Wirbelkörpers existiert ein Spaltraum (4). Hier findet die Osteophytenbildung bei Spondylosis deformans statt.

Das Ligamentum longitudinale posterius (5) entspringt auf dem Clivus und zieht bis in den Sakralkanal hinein. Seine Seitenränder sind eingekerbt. da in Höhe der Zwischenwirbelscheiben bogenförmige Faserbündel (6) weit nach lateral an deren Rückseite ansetzen. Das Band inseriert nicht an den Wirbelkörperrückseiten. Der dort liegende Zwischenraum ist von einem venösen Geflecht, den Plexus venosi vertebrales interni, ausgefüllt. Die Einkerbungen des Bandes liegen in Höhe der Pediculi (10). Im Sagittalschnitt (Abb. 6) sind die zwischen den Wirbelkörpern gelegenen Disci intervertebrales mit dem Annulus fibrosus (8) und dem Nucleus pulposus (9) zu erkennen. Die Wirbelbögen sind durch segmentale Bänder miteinander verknüpft.

* Die Laminae werden durch je ein kräftiges und widerstandsfähiges, gelblich gefärbtes Band, Ligamentum flavum (11), verbunden. In Abb. 6 ist es auf einer Seite im Schnitt (12) zu erkennen. Es ist am Oberrand der unteren und an der Innenseite der oberen Lamina fixiert. Rechtes und linkes Band vereinigen sich in der Medianen (Abb. 8) und schließen so vollständig den Spinalkanal (11) nach dorsal ab. Ventral und lateral bedeckt es die faserverstärkte Kapsel (14) der Wirbelbogengelenke. Der vordere Rand des Ligamentum flavum bildet die hintere Begrenzung des Foramen intervertebrale.
* Zwischen je zwei Dornfortsätzen ist ein Ligamentum interspinale (15) ausgespannt. Nach dorsal schließt sich an dieses das Ligamentum supraspinale (16) an. Es handelt sich um ein dünnes, langes Band, das an den Spitzen der Dornfortsätze befestigt ist. Im Lendenwirbelsäulenabschnitt ist es nur schwer von den aponeurotischen Fasergeflechten der Fascia thoracolumbalis zu trennen.
* Zwischen den Processus accessorii der Rippenfortsätze sind beidseits die Ligamenta intertransversaria (17) gelegen; im Lendenbereich sind sie kräftig ausgebildet.

In der Ventralansicht der Wirbelbögen (Abb. 8) ist der oberste nach Durchtrennung des Ligamentum flavum (13) von den übrigen gelöst. Zwischen zweitem und drittem Wirbelbogen ist das gelbe Band restlos entfernt, so daß die besonders medial faserverstärkte Kapsel (14) der Wirbelbogengelenke sowie der Dornfortsatz gut sichtbar werden.

Beide Bandsysteme gewährleisten eine feste und sichere Verknüpfung nicht nur der Wirbelkörper, sondern des gesamten Wirbelsäulenabschnittes.

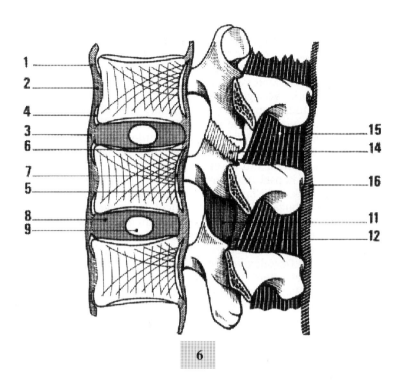

1
2
4
3
6
7
5
8
9

15
14
16
11
12

6

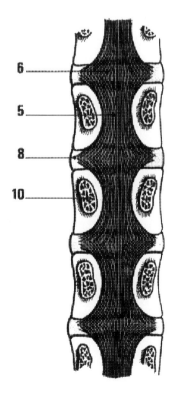

6
5
8
10

7

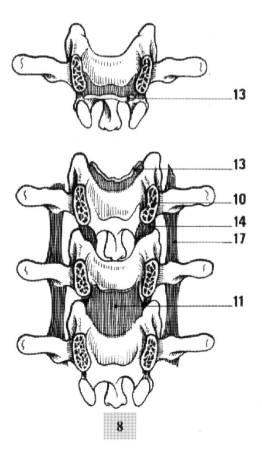

13

13
10
14
17
11

8

Flexion-Extension, Seitneigung der Lendenwirbelsäule

Bei der Ventralflexion (Abb. 9) gleitet und neigt sich der obere Wirbel leicht nach ventral (Pfeil F). Der Discus intervertebralis wird ventral komprimiert, dorsal wird er höher. Die Zwischenwirbelscheibe nimmt grob die Form eines Keiles an, der Nucleus pulposus wird nach dorsal verlagert. Die dorsalen Faserbündel des Annulus werden verstärkt angespannt. Gleichzeitig wandern die inferioren Gelenkfortsätze des oberen Wirbels nach kranial; sie haben die Tendenz, sich von den superioren Gelenkfortsätzen des unteren Wirbels zu entfernen (Pfeil 1). Kapsel und verstärkende Faserzüge des Gelenks wie auch die Bänder im Bereich des Wirbelbogens (Lig. flavum, Lig. interspinale [2], Lig. supraspinale, Lig. longitudinale posterius) geraten unter maximale Spannung. Diese Anspannung begrenzt entscheidend die Ventralflexion. Bei der Dorsalextension („Dorsalflexion") neigt sich der obere Wirbel nach hinten (Pfeil E, Abb. 10). Die Zwischenwirbelscheibe wird dorsal komprimiert, ventral gewinnt sie an Höhe. Der Diskus hat wieder eine keilähnliche Form. Der Nukleus wird nach ventral gedrückt, die ventralen Partien des Annulus fibrosus werden angespannt. Gleichzeitig gerät das vordere Längsband unter Spannung (5), während das hintere entspannt wird. Die inferioren Gelenkfortsätze des oberen Wirbels gleiten längs der superioren Gelenkfortsätze des unteren Wirbels nach kaudal; schließlich bekommen die Dornfortsätze miteinander Kontakt. Die „Dorsalflexion" wird durch knöcherne Hemmung im Bereich der Wirbelbögen und durch Anspannung des vorderen Längsbandes begrenzt.

Bei einer Seitbewegung (Lateralflexion, Abb. 11), kippt der obere Wirbel leicht zur konkaven Seite; der Diskus wird keilförmig, er ist auf der konvexen Seite höher. Der Nucleus pulposus wird leicht zur konvexen Seite hin verlagert. Das Ligamentum intertransversarium auf der konvexen Seite (6) spannt sich an, auf der konkaven Seite entspannt es sich (7). Die Dorsalansicht (Abb. 12) läßt die differenzierten Bewegungen in den Wirbelbogengelenken erkennen. Auf der konvexen Seite wandert der Gelenkfortsatz des oberen Wirbels nach kranial (8), während er auf der konkaven Seite abgesenkt wird (9). Ligamentum flavum und Kapsel des Wirbelbogengelenks werden auf der konkaven Seite entspannt, auf der konvexen Seite geraten sie unter Spannung.

Flexion

Extension

Divergenz

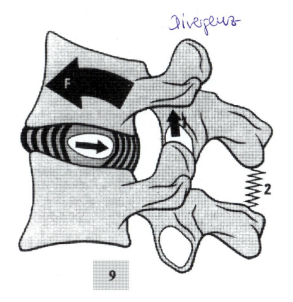

9

Convergenz

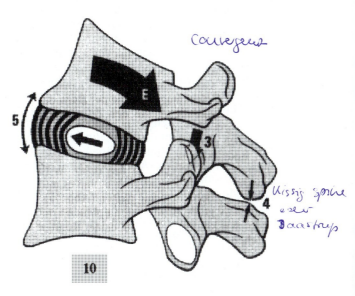

Kissig Sprke
odr
Baastrup

10

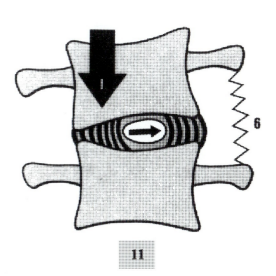

11

Divergenz   Convergenz

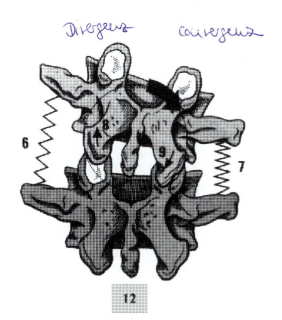

12

Rotation der Lendenwirbelsäule

Die oberen Gelenkfacetten der Lendenwirbel sind nach dorsal und medial ausgerichtet (Abb. 13 und 14, kraniale Ansichten). Sie sind nicht plan, sondern in transversaler Richtung konkav und nur vertikal nicht gekrümmt. Geometrisch stellen sie Ausschnitte einer Zylinderoberfläche dar. Die Zylinderachse liegt dorsal der Gelenkfacetten nahe der Basis des Dornfortsatzes (Abb. 17). Bei den oberen Lendenwirbeln (Abb. 13) liegt die Achse des Zylinders unmittelbar dorsal einer Linie, die die Hinterkanten der Gelenkfortsätze verbindet. Bei den unteren Lendenwirbeln hingegen (Abb. 14) hat der Zylinder einen wesentlich größeren Umfang, so daß die Achse ein gutes Stück weiter nach dorsal gelegen ist.

Von Bedeutung ist, daß das Zylinderzentrum nicht mit dem Zentrum der Wirbelkörperendplatten zusammenfällt. Dreht sich der obere Wirbel auf dem unteren (Abb. 15 und 16), so erfolgt diese Bewegung um die Zylinderachse, und

es muß dabei der Körper des oberen Wirbels gegenüber dem des unteren Wirbels ein wenig gleiten (Abb. 17). Der Diskus (D) erfährt keine axiale Torsion (diese würde eine relativ große Bewegungsamplitude ermöglichen), sondern eine Schubbeanspruchung.

Dadurch erklärt sich, daß die axiale Rotation in der Lendenwirbelsäule nur gering möglich ist, sowohl zwischen zwei Wirbeln wie auch im Gesamtabschnitt.

Nach Untersuchungen von GREGERSEN und LUCAS (s. S. 111) ist das Gesamtmaß an Rotation zwischen L_1 und S_1 etwa 10°. Dies würde bedeuten, daß, wenn die Drehfähigkeit zwischen je zwei Wirbeln gleich wäre, je 2° Rotation zwischen zwei Wirbeln möglich sind (1° nach rechts, 1° nach links).

Für die Lendenwirbelsäule bleibt festzuhalten, daß sie aufgrund der Stellung der Gelenkfacetten grundsätzlich eine axiale Rotation nennenswerten Ausmaßes nicht erlaubt.

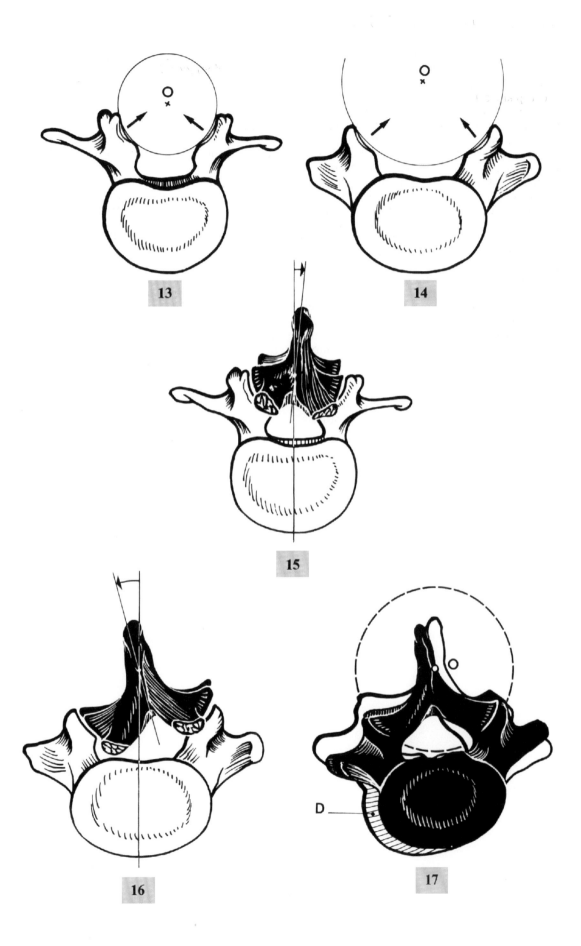

Lumbosakraler Übergang und Spondylolisthesis

Der lumbosakrale Übergang bildet einen Schwachpunkt der Wirbelsäule. Aufgrund der Neigung des Kreuzbeinplateaus hat der fünfte Lendenwirbel die Tendenz, nach unten und vorn zu gleiten (Abb. 18). Die Kraft P (Resultierende aus Körpergewicht und Muskelkräften) kann in zwei Komponenten zerlegt werden: die Kraft N wirkt senkrecht, die Kraft G parallel zum Plateau des Kreuzbeins. Die Kraft G als Schubkomponente trachtet danach, den fünften Lendenwirbel nach ventral zu verschieben. Ein Gleiten nach vorn wird durch die „Verankerung" des Wirbelbogens von L_5 verhindert. Die Dorsalansicht (Abb. 19) läßt deutlich erkennen, wie sich die inferioren Gelenkfortsätze von L_5 in die oberen sakralen Gelenkfortsätze hineinschieben. Im Gelenk wirkt die aus der Schubkomponente G′ sich ergebende Gegenkraft R. Die wirkenden Kräfte führen zu einer erheblichen Beanspruchung des Wirbelbogens im Bereich zwischen oberem und unterem Gelenkfortsatz, dem sog. Isthmus des Bogens (Abb. 20). Liegt eine Fraktur des Isthmus vor (wie in der Abbildung dargestellt), dann spricht man von einer Spondylose. Der Wirbelbogen von L_5 verliert seine „Ankerfunktion", der Wirbelkörper gleitet nach ventral-unten, es kommt zum Wirbelgleiten, Spondylolisthesis.

Die einzigen Elemente, die nun den fünften Lendenwirbel noch halten können, sind die Zwischenwirbelscheibe zwischen L_5 und S_1 sowie die Rückenmuskulatur. Die Fasern des Diskus werden extrem gespannt, die permanent kontrahierten Muskeln bestimmen das Schmerzbild bei einer Spondylolisthesis. Das Ausmaß des Wirbelgleitens kann ventral durch das Überstehen der unteren Endplatte von L_5 gegenüber der Vorderkante des Kreuzbeinplateaus beurteilt werden. Halbschräge Röntgenaufnahmen der Lendenwirbelsäule (Abb. 21) lassen deutlich die Figur eines Hundes erkennen. Die Schnauze wird gebildet vom Processus costarius, das Ohr vom Processus articularis superior, die Vorderpfote vom Processus articularis inferior, der Schwanz von der Lamina und dem Processus articularis superior der Gegenseite, die Hinterpfote vom Processus articularis inferior der Gegenseite und der Körper von der Lamina der zugewandten Seite. Wichtig ist, daß der Hals genau den Isthmus repräsentiert. Ist der Isthmus frakturiert, dann ist der Hals des Hundes durchtrennt. Man kann so eine Spondylolyse feststellen; eine Seitaufnahme erlaubt dann, das Ausmaß des Gleitens von L_5 zu präzisieren.

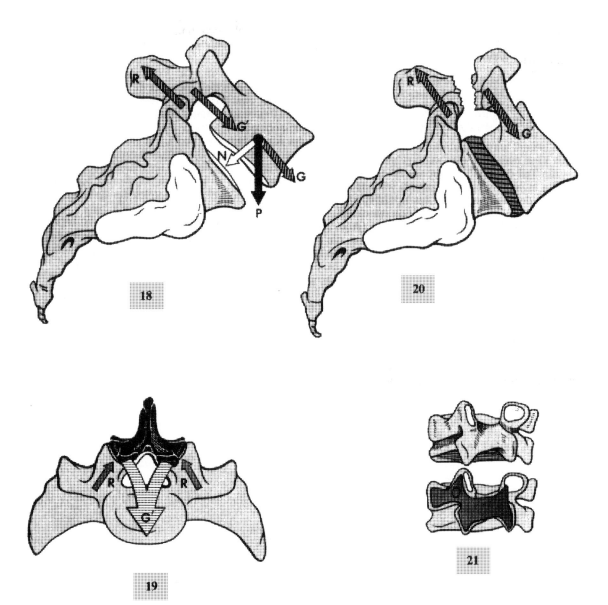

Ligamenta iliolumbalia – Bewegungen im lumbosakralen Übergangsbereich

Die letzten beiden Lendenwirbel sind mit dem Darmbein durch die Ligamenta iliolumbalia unmittelbar verknüpft (Abb. 22, Ventralansicht). Man unterscheidet zwei Bandzüge.

- Ein oberer Bandzug (1) verläuft von der Spitze des Processus costarius des vierten Lendenwirbels nach unten, lateral und dorsal, um am Darmbeinkamm anzusetzen.
- Ein unterer Bandzug kommt von der Spitze des Rippenfortsatzes von L_5; er richtet sich nach unten und lateral, um am Darmbeinkamm ventral und medial des oberen Bandzuges festzumachen. Gelegentlich kann man noch eine weitergehende Untergliederung in zwei Teilzüge vornehmen.
- Ein Teil des Bandes zieht ausschließlich zum Darmbein (2).
- Ein mehr vertikaler Teilzug (3) verläuft leicht nach ventral und ist im Bereich des Iliosakralgelenks und an der lateralen Partie des Kreuzbeins fixiert.

In Abhängigkeit von Bewegungen zwischen L_5 und S_1 entspannen oder spannen sich die Ligamenta iliolumbalia an. Bei einer Seitneigung (Abb. 23, Ansicht von ventral) werden die Bänder auf der konvexen Seite angespannt. Sie begrenzen die Neigung des vierten Lendenwirbels gegenüber dem Sakrum auf 8°. Auf der konkaven Seite sind die Bänder entspannt.

Wird nach ventral oder dorsal flektiert (Abb. 24, Seitansicht; Beckenschaufel durchscheinend), verhalten sich die Bandzüge unterschiedlich. Ausgehend von der Neutralstellung (gestreift) wird bei der Ventralflexion der obere Bandzug angespannt, da er schräg nach unten, lateral und nach hinten verläuft. Bei einer „Dorsalflexion" wird er entspannt. Umgekehrt wird bei der Ventralflexion (F) der untere Bandzug entspannt, bei der „Dorsalflexion" (E) aber angespannt.

Prinzipiell sind die Bewegungsmöglichkeiten am lumbosakralen Übergang durch die kräftigen Ligamenta iliolumbalia sehr begrenzt. In ihrer Gesamtheit hemmen sie die Seitneigung stärker als die Vor- und Rückneigung.

X

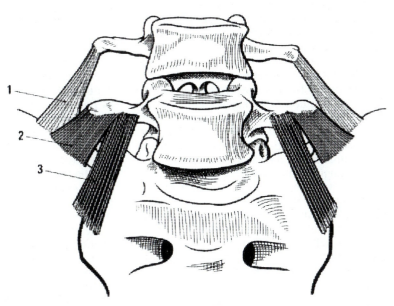

1

2

3

22

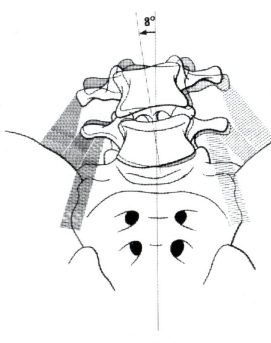

8°

23

Sichen den Sockel
schucteln die Uräfte bei latflex

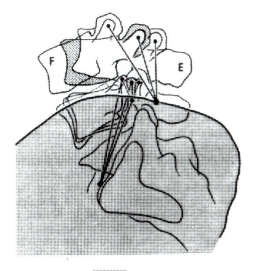

F

E

24

Muskeln des Rumpfes im Horizontalschnitt

Anhand eines in Höhe des dritten Lendenwirbels gelegenen Horizontalschnittes (Abb. 25) lassen sich die Muskeln des Rumpfes in drei Gruppen einteilen.

Die dorsale Muskelgruppe gliedert sich in drei Schichten. Die tiefe Schicht besteht aus

- dem medialen Trakt (1) des M. erector spinae; der Trakt füllt den dreieckigen Raum aus, der in der Sagittalen durch die Reihe der Dornfortsätze und in der Frontalen durch die Querfortsätze begrenzt wird. Der Muskeltrakt reicht unmittelbar bis an die Laminae heran.
- Der M. longissimus (2) überdeckt den medialen Trakt des M. erector spinae und reicht weiter nach lateral als dieser.
- Der M. iliocostalis (3) gliedert sich als mächtiger Muskelwulst dem vorigen seitlich an.
- Der M. spinalis (4), zum medialen Trakt gehörend, ist im lumbalen nicht oder nur selten, im thorakalen und zervikalen Bereich gut ausgebildet.

Die genannten Muskeln bilden rechts und links der Dornfortsätze mächtige Stränge, die über das Niveau der Dornfortsatzspitzen hinausragen.

Die mittlere Schicht wird vom M. serratus posterior inferior (5) gebildet.

Die oberflächliche Schicht besteht in der Lendenregion nur aus dem M. latissimus dorsi (6). Er entspringt, unter anderem, mittels des oberflächlichen Blattes der Fascia thoracolumbalis (7) an den Dornfortsätzen. Der Muskel bildet eine mächtige Platte, die den gesamten dorsolateralen Lendenbereich bedeckt.

Die tiefe ventrale und paravertebral gelegene Muskulatur besteht aus zwei Muskelindividuen.

- Der M. quadratus lumborum (8) spannt sich zwischen letzter Rippe, Crista iliaca und den Processus costarii aus.
- Der M. psoas major (9) liegt in der von Wirbelkörpern und Rippenfortsätzen gebildeten Ni-

sche. Die Muskeln der Bauchwand gliedern sich in zwei Gruppen.

- Die Mm. recti abdominis (13) liegen ventral beidseits der Medianlinie.
- Die drei schrägen Bauchmuskeln bilden die ventrolaterale Bauchwand, sie sind aufeinander geschichtet.

In der Tiefe liegt der M. transversus abdominis (10), in der Mitte der M. obliquus internus abdominis (11) und oberflächlich der M. obliquus externus abdominis (12).

Die Aponeurosen der drei Muskeln bilden ventral die Rektusscheide und die Linea alba.

- Die Aponeurose des M. obliquus internus spaltet sich am lateralen Rand des M. rectus in ein tiefes (14) und ein oberflächliches Blatt (15), die den M. rectus einhüllen. In der Medianen überkreuzen sich die Blätter und bilden so eine Raphe, die Linea alba (16).
- Oberflächliches und tiefes Blatt der Scheide werden durch die Aponeurose des M. obliquus externus bzw. durch die des M. transversus verstärkt. Die geschilderten Verhältnisse treffen nur für den kranialen Abschnitt der Rektusscheide zu; auf den Aufbau des kaudalen Abschnitts wird noch eingegangen werden.

Die tiefen sowie die lateroventralen Bauchmuskeln begrenzen den Bauchraum, in den von dorsal die Lendenwirbelsäule (20), die Aorta und die untere Hohlvene als prävertebrale Gefäße hineinragen. Die eigentliche Bauchhöhle (18) wird vom Bauchfell ausgekleidet. Dieses legt sich der Rückseite der Mm. recti und transversi an und überzieht die dorsale Bauchrauminnenwand. Sie überdeckt die retroperitonaealen Organe, so die Nieren, die in einen retroperitonaealen Fettkörper (19) eingelagert sind. Zwischen dem parietalen Blatt des Bauchfells und der Bauchinnenwand befindet sich eine dünne Bindegewebsschicht, die Fascia transversalis (17).

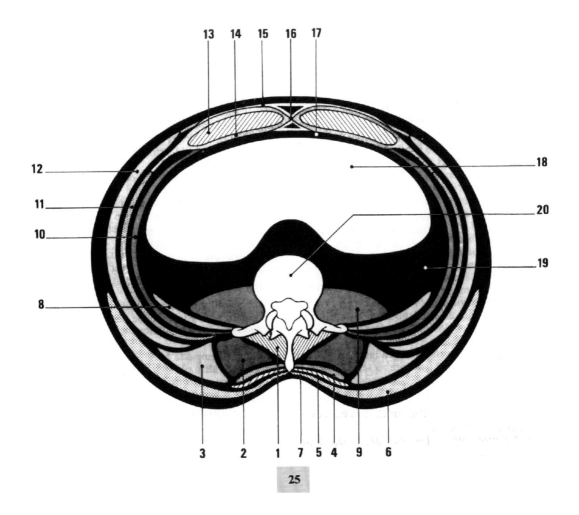

25

Dorsale Muskeln des Rumpfes

Die dorsale Rumpfmuskulatur bildet drei Schichten. Die tiefe Schicht besteht aus autochthonen Muskeln, die unmittelbar der Wirbelsäule aufgelagert sind (Abb. 26 und 27). Die Muskelzüge sind umso kürzer, je mehr sie in der Tiefe liegen.

- Der M. transversospinalis (1) wird von Muskelbündeln gebildet, die dachziegelartig angeordnet sind. In der Darstellung ist nur ein Muskelzug abgebildet. Dieser soll nach TROLARD von den Querfortsätzen von vier benachbarten Wirbeln entspringen und schräg nach oben-medial an die Lamina des nächst oberen Wirbels heranziehen. Nach der Auffassung von WINCKLER verbindet der Muskelzug die Laminae und die Dornfortsätze von vier aufeinanderfolgenden Wirbeln mit dem Querfortsatz des nächstunteren Wirbels (s. Abb. 85, S. 231).
- Die Mm. interspinales (2) ziehen als paarige Muskeln von Wirbeldorn zu Wirbeldorn. In dem Schema ist nur ein Paar dieser unisegmentalen Muskeln eingezeichnet.
- Der M. spinalis (3) überlagert die Mm. interspinales und liegt dorsal des M. transversospinalis. Kaudal ist er an den ersten beiden lumbalen und den letzten beiden thorakalen Wirbeldornen fixiert, um dann nach kranial an die Dornfortsätze der zehn oberen thorakalen Wirbel heranzuziehen. Die tiefen Muskelfaserbündel sind die kürzesten, sie überspringen nur einen Wirbel.
- Der M. longissimus (5) ist ein langer Muskelstrang, der den M. spinalis bedeckt. Er zieht vom Kreuzbein und der Lendenwirbelsäule nach kranial, um einmal an den Rippen (bis zur zweiten Rippe) anzusetzen (laterale Ansatzzacken). Zum anderen inseriert er an den Querfortsätzen der Lenden- und Brustwirbel (mediale Ansatzzacken, s. Abb. 29, S. 141).
- Der M. iliocostalis (6) liegt als dicker, kräftiger Muskel dorsal und lateral der oben genannten. Er steigt vom unteren Lendenbereich aufwärts, um an den letzten zehn Rippen nahe des Angulus costae anzusetzen. Von dort steigen Muskelfaserbündel auf und gelangen an die Querfortsätze der letzten fünf zervikalen Wirbel (s. Abb. 89, S. 233).

Alle genannten Muskeln bilden im unteren Lendenbereich eine kompakte Muskelmasse (6), die in der Abb. 27 auf der rechten Seite zu sehen ist. Sie wird bedeckt von dem oberflächlichen Blatt der Fascia thoracolumbalis (7), in das die Aponeurose des M. latissimus dorsi mit eingeht. Die mittlere Muskellage (Abb. 27) wird allein vom M. serratus posterior inferior (4) gebildet. Er entspringt mit breiter und starker Aponeurose von den Dornen der ersten drei Lenden- und der letzten beiden Brustwirbel. Er wird bedeckt vom M. latissimus dorsi, mit dessen lumbaler Ursprungsaponeurose er vereinigt ist. Seine Faserbündel ziehen schräg nach lateral-oben, um an der Außenseite der letzten drei oder vier Rippen zu inserieren.

Der M. latissimus dorsi (7) bildet als alleiniger Muskel die oberflächliche Schicht. Er entspringt über die derbe Fascia thoracolumbalis. Diese bedeckt sämtliche anderen Muskeln. Der Sehnenmuskelübergang erfolgt auf einer schräg nach kaudal-lateral gerichteten Linie. Rechtes und linkes oberflächliches Blatt der Fascia thoracolumbalis bilden eine Raute mit großer vertikaler Achse. Die Muskelplatte des M. latissimus dorsi umhüllt den dorsolateralen Rumpfabschnitt, bevor sie am Humerus inseriert (s. Band I).

Die Muskeln sind vor allem für die Extension der Lendenwirbelsäule (Abb. 28) bedeutsam. Da sie einen kräftigen Fixpunkt am Kreuzbein haben, können sie sowohl die Brust- als auch die Lendenwirbelsäule nach dorsal bringen. Durch ihre Kontraktion wird die Lendenlordose akzentuiert (Abb. 29); die Muskeln überspannen teilweise oder vollständig den von der Lendenwirbelsäule gebildeten Bogen. Die Muskeln richten folglich die Lendenwirbelsäule nicht auf, sondern sie bringen sie, die Lordose verstärkend, nach dorsal. Die Rolle, die die dorsalen Rumpfmuskeln bei der Exspiration spielen, wird noch erläutert werden.

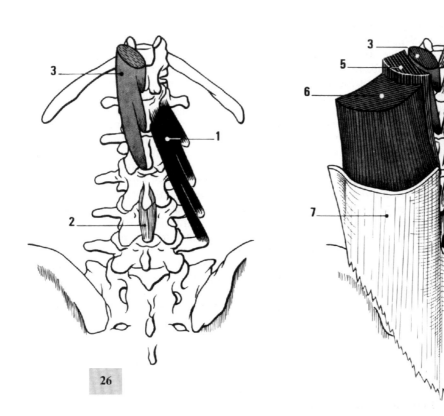

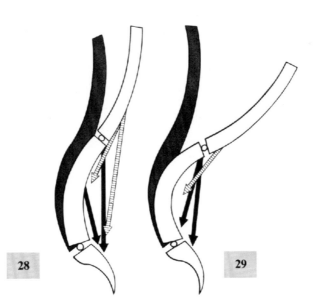

Bedeutung des dritten Lenden- und des zwölften Brustwirbels

Die Untersuchungen von DELMAS heben die funktionelle Bedeutung bestimmter Wirbel für die Statik und Dynamik der Wirbelsäule hervor (Abb. 30 und 31, nach DELMAS). Die Tatsache, daß der fünfte Lendenwirbel als typisch keilförmiges Element die präsakrale Wirbelsäule mit dem Sakrum als starrem Baustein verbindet, ist in ihrer Bedeutung schon lange bekannt. Die Funktion des dritten Lendenwirbels hingegen wird erst in jüngster Zeit gewürdigt (Abb. 30). Dieser Wirbel besitzt einen besonders kräftigen Bogen, da er den Muskeln sozusagen als Relaisstation dient. Zum einen inserieren die vom Darmbein kommenden Bündel des lumbalen M. longissimus an den Rippenfortsätzen von L_3; zum anderen entspringen an seinem Dornfortsatz die gebündelten Fasern des M. spinalis. Somit stellt der dritte lumbale Wirbel das Punctum mobile für die vom Sakrum und vom Darmbein aufsteigenden Muskeln und das Punctum fixum für die vom thorakalen Bereich herunterziehenden Muskeln (Abb. 31). Nicht zuletzt auch die Feststellung, daß der dritte Lendenwirbel am Scheitel der Lordose gelegen ist (seine Körperendplatten sind parallel zueinander und annähernd horizontal orientiert), ist für die Statik der Wirbelsäule bedeutsam. Der dritte Lendenwirbel ist prinzipiell der erste mobile Wirbel der lumbalen Wirbelsäule, da L_4 und L_5 recht starr mit dem Darm- und dem Kreuzbein verbunden sind. Diese bilden mehr eine statische als eine dynamische Übergangszone der Wirbelsäule zum Becken hin.

Der zwölfte Brustwirbel hingegen markiert den Grenzpunkt zwischen dorsaler Kyphose und lumbaler Lordose. Er ist ein Wirbel, dessen Körper größere funktionelle Bedeutung als sein Bogen hat. Die Muskeln ziehen dorsal am Bogen vorbei, ohne mit nennenswerten Faserbündeln anzugreifen. DELMAS beschreibt den Wirbel als vergleichsweise sehr mobiles Element.

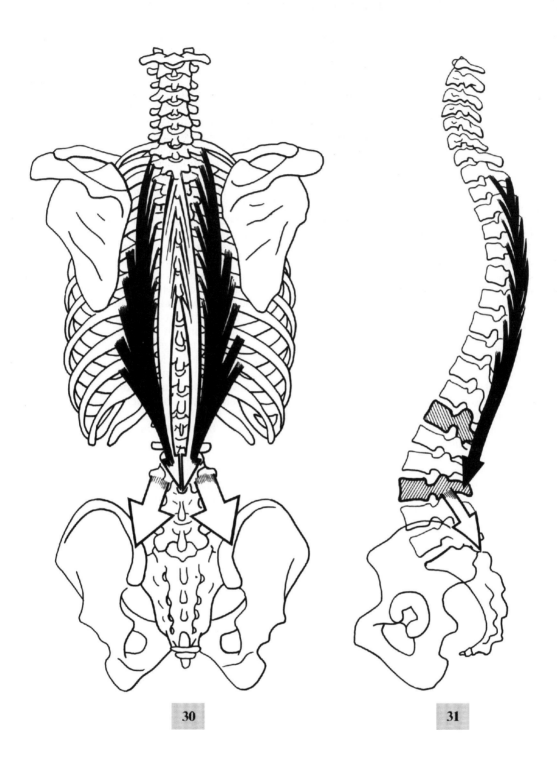

30

31

Tiefe, paravertebrale Rumpfmuskulatur

Diese Muskelgruppe setzt sich aus zwei Muskeln, dem M. quadratus lumborum und dem M. psoas major, zusammen. Der M. quadratus lumborum (Abb. 32, Ventralansicht) bildet, wie sein Name sagt, eine viereckige Muskelplatte, die sich zwischen letzter Rippe, Darmbeinkamm und Wirbelsäule ausspannt. Der laterale Muskelrand endet frei. Man kann drei unterschiedliche Muskelfaserzüge erkennen (rechte Abbildungshälfte).

Faserbündel verbinden direkt die zwölfte Rippe mit dem Darmbeinkamm (weiße Pfeile).

Faserbündel ziehen von der letzten Rippe an die Processus costarii der fünf Lendenwirbel (transversal gestreifte Pfeile). Faserbündel streben von den Rippenfortsätzen der ersten vier Lendenwirbel zum Darmbeinkamm (graue Pfeile). Sie haben die gleiche Verlaufsrichtung wie die Bündel des M. transversospinalis (schwarze Pfeile), die zwischen den Rippenfortsätzen erscheinen.

Die unterschiedlich orientierten Faserbündel des Muskels sind aufeinander geschichtet. Die hinterste, dorsale Schicht bilden die Rippen-Darmbeinkammfasern, die mittlere die Rippenfortsatz-Darmbeinkammfasern, die ventrale die Rippen-Rippenfortsatzfasern (1).

Bei einseitiger Kontraktion bewirkt der M. quadratus lumborum eine Seitneigung des Rumpfes (Abb. 33). Unterstützt wird er hierbei effektvoll durch die Mm. obliqui internus (grauer, schräg nach kaudal-lateral ziehender Pfeil) und externus abdominis (gestreifter, schräg nach kaudalmedial gerichteter Pfeil).

Der M. psoas major liegt ventral des M. quadratus lumborum (Abb. 34), sein langfaseriger Muskelbauch (2) hat zwei Ursprungsportionen. Eine tiefe Portion entspringt an den Processus costarii der Lendenwirbel, eine oberflächliche Portion hat ihren Ursprung an den Körpern des letzten thorakalen und der fünf lumbalen Wirbel. Es sind gezielt Unter- und Oberkante zweier benachbarter Wirbelkörper sowie die Zwischenwirbelscheibe, die als Ursprungsareale dienen. Sehnenarkaden stehen als zusätzliche Ursprünge zur Verfügung. Der Muskelbauch, dorsoventral abgeplattet, zieht schräg nach unten-lateral in das Becken hinein. Er schmiegt sich der Innenseite des Hüftbeins an, und läuft, gemeinsam mit dem M. iliacus, über die Eminentia iliopectinea. Das Becken wird durch die Lacuna musculorum verlassen, die Sehne des Muskels setzt an der Spitze des Trochanter minor an.

Ist das Hüftgelenk festgestellt, d. h. liegt das Punctum fixum für den M. psoas major im Femur, dann hat der Muskel eine kräftige Wirkung auf die Lendenwirbelsäule (Abb. 35).

Der Muskel erwirkt eine Seitneigung zur Seite der Kontraktion hin und gleichzeitig eine Drehung zur entgegengesetzten Seite. Desweiteren (Abb. 36) führt der Muskel – da er am Scheitel der Lordose entspringt – eine Ventralflexion der Lendenwirbelsäule in Relation zum Becken aus. Gleichzeitig hyperlordosiert er die Lendenwirbelsäule, was beim mit ausgestreckten Beinen Liegenden beobachtet werden kann (Abb. 62, S. 105).

Die beiden beschriebenen Muskeln neigen beide den Rumpf zur kontrahierten Seite hin. Während der M. quadratus lumborum keinen Einfluß auf die Lendenlordose hat, kann der M. psoas major hyperlordosierend wirken und den Rumpf zur entgegengesetzten Seite drehen.

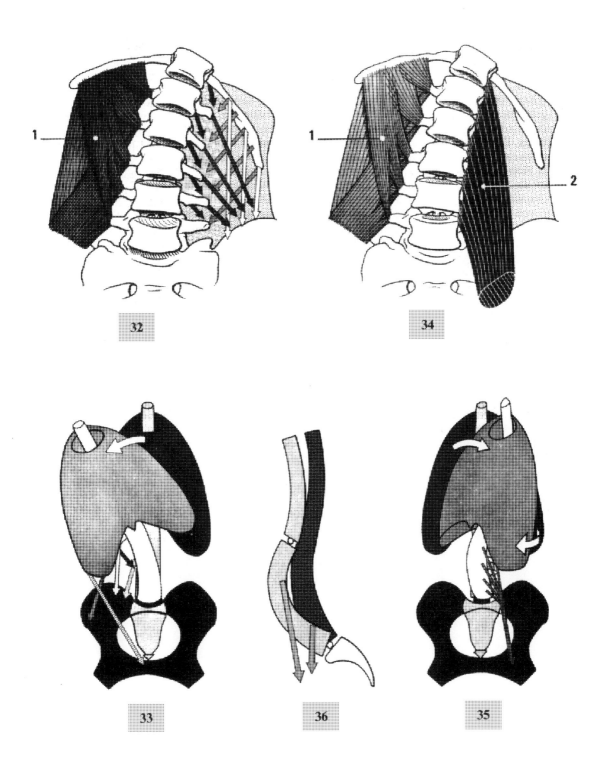

Bauchwandmuskulatur: M. rectus abdominis und M. transversus abdominis

Die beiden Mm. recti (Abb. 37, ventrale Ansicht; Abb. 38, Seitansicht) bilden zwei seitlich der Mittellinie gelegene Muskelstränge an der Vorderseite des Abdomens. Die Muskeln entspringen von den sternalen Enden und den Knorpeln der fünften bis siebten Rippe sowie vom Processus xiphoideus des Brustbeins. Der Muskelstreifen nimmt von kranial nach kaudal kontinuierlich an Breite ab. Er wird von Schaltsehnen, Intersectiones tendineae, quer durchsetzt. Zwei dieser Intersektionen liegen oberhalb, eine in Höhe und eine unterhalb des Nabels. Der Muskelbauch unterhalb des Nabels ist klein, hier beginnt die kräftige Sehne, die am Oberrand des Os pubis und an der Symphyse inseriert. Schräge Sehnenausläufer ziehen zum kontralateralen Schambein. Die beiden Mm. recti sind oberhalb des Nabels weiter von der Medianlinie entfernt als unterhalb. Sie liegen in einer Scheide, Vagina m. recti abdominis, die von den Aponeurosen der platten, seitlich gelegenen Bauchmuskeln gebildet wird.

Der M. transversus abdominis (Abb. 39, Ventralansicht; nur der linke Muskel ist eingezeichnet: Abb. 40, Seitansicht) bildet die tiefste Lage der platten Bauchmuskeln. Dorsal entspringt er an den Spitzen der lumbalen Processus costarii. Die horizontalen Muskelfasern laufen nach lateral und nach ventral, sie umgurten die Baucheingeweide. In Höhe der lateralen Kante des M. rectus abdominis geht der Muskel in seine Aponeurose über. Rechte und linke Aponeurose verbinden sich in der Mittellinie. Zum größten Teil zieht das Sehnenblatt hinter dem M. rectus, es verstärkt das tiefe Blatt der Rektusscheide. Unterhalb des Nabels jedoch liegt die Aponeurose des M. transversus ventral auf dem M. rectus. der sie durchbricht. Von dieser Stelle (Linea arcuata) an beteiligt sich die Aponeurose des M. transversus mit an der Bildung des ventralen, oberflächlichen Blattes der Rektusscheide. Die schematische Zeichnung läßt erkennen, daß genaugenommen nur die mittleren Faserbündel horizontal verlaufen. Die kranialen Muskelfasern ziehen nach oben und medial, die kaudalen nach unten und medial. Die letzten kaudalen Faserbündel finden an der Symphysen- und Schambeinoberkante Ansatz, und nehmen – gemeinsam mit den kaudalen Fasern des M. obliquus internus abdominis – an der Bildung des Leistenbandes teil.

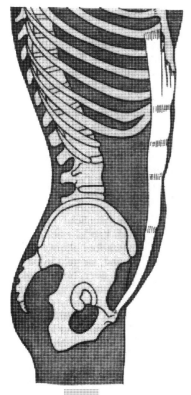

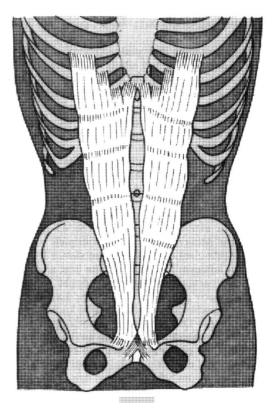

38

37

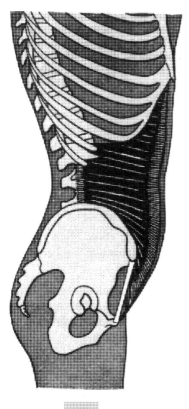

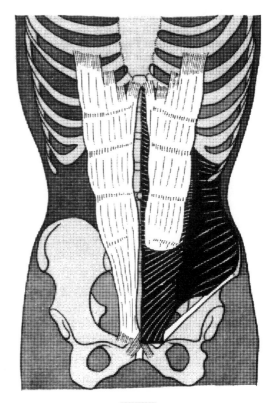

40

39

Bauchwandmuskulatur: Mm. obliqui internus et externus abdominis

Der M. obliquus internus abdominis (Abb. 41 und 42) bildet die mittlere Lage der platten Bauchmuskeln. Grob ist der Faserverlauf schräg von kaudal-lateral nach kranial-medial. Der Muskel entspringt großteils von der Crista iliaca, die Muskelplatte liegt lateral. Einige Faserbündel inserieren fleischig an der 12. und 11. Rippe. Die übrigen Fasern gehen in eine Aponeurose über. Der Muskel-Aponeurosenübergang erfolgt auf einer zuerst horizontalen Linie, die an der Spitze der 11. Rippe beginnt. Die Linie biegt dann ab, um vertikal längs des lateralen Randes des M. rectus abdominis zu verlaufen. Die Aponeurose ist einmal am Knorpel der zehnten Rippe und am Schwertfortsatz befestigt. Zum anderen ist sie an der Bildung der Rektusscheide beteiligt. In der Linea alba durchflechten sich die Fasern der Internusaponeurose mit Sehnenfasern der Externusaponeurose der Gegenseite. Die kaudalen Fasern des Muskels entspringen an der Spina iliaca anterior superior. Sie sind erst horizontal, dann schräg nach ventral-kaudal orientiert. Mit Anteilen des M. transversus formen sie das Leistenband, sie setzen schließlich am Oberrand der Symphyse und am Tuberculum pubicum an. Das Leistenband begrenzt gemeinsam mit einem Ligamentum interfoveolare die innere Pforte des Inguinalkanales.

Der M. obliquus externus abdominis (Abb. 43 und 44) bildet die oberflächliche Muskelplatte der Bauchwand. Die Muskelfasern laufen prinzipiell von kranial-lateral nach kaudal-medial. Der Muskel entspringt mit acht Zacken an den letzten sieben Rippen. Die Ursprungszacken alternieren mit denen des M. serratus anterior. Die Muskelplatte liegt an der lateralen Bauchwand, sie geht in einer zunächst vertikalen Linie (parallel zum Außenrand des M. rectus) in die Aponeurose über. Nach kaudal biegt die Übergangslinie nach außen-hinten ab. Die Externusaponeurose ist Bestandteil des oberflächlichen Blattes der Rektusscheide. In der Linea alba kommt es zur Durchflechtung mit Fasern der gegenseitigen Internusaponeurose. Die von der neunten Rippe entspringende Zacke des Muskels zieht bis an das ipsilaterale, mit kreuzenden Fasern auch an das kontralaterale Schambein heran. Der kaudale Aponeurosenabschnitt bildet ein Crus laterale und ein Crus mediale, die den äußeren Leistenring begrenzen. Dieser ist annähernd dreieckig, wobei die Spitze nach dorsolateral gerichtet ist. Die Basis des Dreiecks wird medial-kaudal vom Schambein und dem Tuberculum pubicum gebildet, an dem das Leistenband ansetzt.

Zusammenfassend sollen für die Muskeln der Bauchwand, die auch als anteriore Muskelgruppe der Wirbelsäule betrachtet werden muß, folgende Merkmale betont werden:

- Die beiden Mm. recti bilden zwei ventral gelegene Muskelzüge, die ihre Wirkung in beträchtlicher Entfernung von der Wirbelsäule zwischen der unteren Thoraxapertur und dem Beckenring entfalten.
- Mit jeweils unterschiedlichem Faserverlauf bilden die platten, seitlich gelegenen Bauchmuskeln eine dreischichtige Wand. Die Fasern des M. transversus laufen horizontal, die des M. obliquus internus schräg nach kranial und medial und die des M. obliquus externus schräg nach kaudal und medial (s. Abb. 31, S. 143).

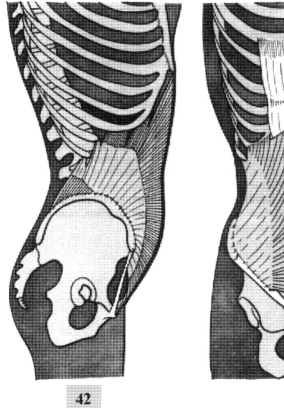

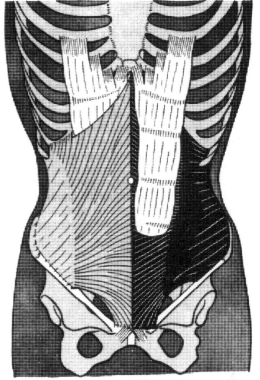

42

41

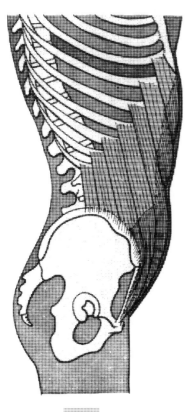

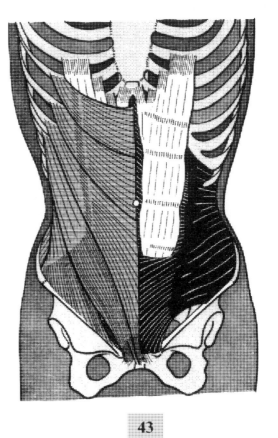

44

43

Bauchwandmuskulatur: Taillierung des Abdomens

Muskel- und Aponeurosenfasern der seitlichen Bauchmuskeln bilden ein regelrechtes Gewebe, ein das Abdomen umschließendes Korsett (Abb. 45). Die Fasern des M. obliquus externus abdominis der einen Seite setzen sich geradlinig in die Fasern des M. obliquus internus abdominis der gegenüberliegenden Seite fort (und umgekehrt). Insgesamt betrachtet formen die Mm. obliqui ein nicht rechtwinklig, sondern ein rautenförmig organisiertes Gewebe. Ein Schneider verfährt nach dem gleichen Prinzip, wenn er ein Kleidungsstück der Taille anpassen will. Die rautenförmige Überkreuzung der Muskel- und Aponeurosenfasern ist entscheidend für die Taille als Einschnürung der Bauchwand verantwortlich.

Ein Modellversuch veranschaulicht dies sehr einfach (Abb. 46). Spannt man zwischen zwei Reifen Fäden oder Gummibänder (A) parallel zu der Achse, die durch die Zentren der beiden Reifen geht, so ergibt sich eine zylindrische Oberfläche. Dreht man nun den oberen Reifen gegenüber den unteren (B), dann bleiben die Fäden gespannt und nehmen einen schrägen Verlauf. Es resultiert eine hyperbolische Rolle, deren Oberfläche gekehlt ist. Dieser einfache Versuch macht deutlich, daß sich die Einschnürung der Taille mit zunehmender Anspannung der schrägen Fasern akzentuiert, vorausgesetzt, das Fettpolster ist nicht übermäßig ausgebildet. Um eine normale Taillierung wiederherzustellen, muß man den schrägen Bauchmuskeln die ursprüngliche Spannkraft zurückgeben.

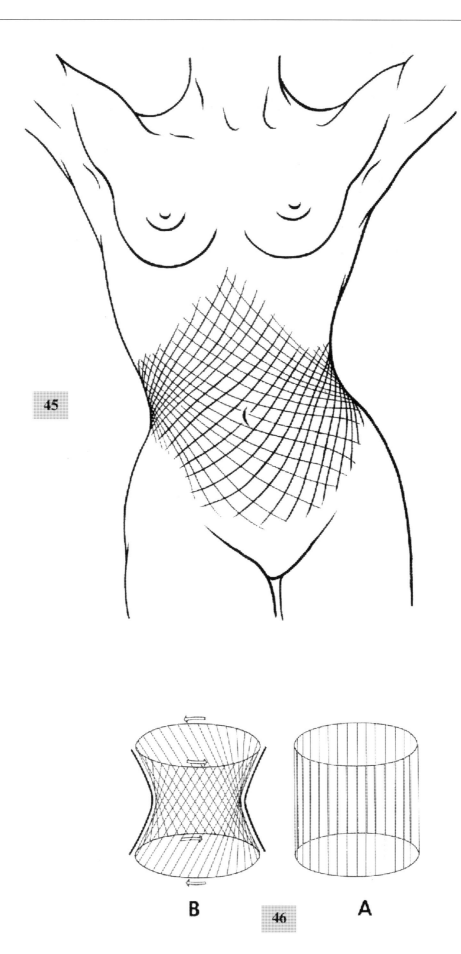

45

B   46   A

Bauchwandmuskulatur: Drehung des Rumpfes

Eine Drehung des Rumpfes wird durch die autochthone Rückenmuskulatur und durch die schrägen Bauchmuskeln ermöglicht. Einseitige Kontraktion aller Elemente der autochthonen Rükkenmuskulatur hat einen geringen Dreheffekt. Die tiefgelegenen transversospinalen Muskelzüge (T.S.) hingegen (Abb. 47) bewirken allein eine größere Drehung. Der Querfortsatz des unteren Wirbels bildet das Punctum fixum, so daß der Muskelzug den Dornfortsatz des oberen Wirbels nach lateral zieht. Es resultiert eine Rotation zur entgegengesetzten Seite.

Die entscheidende Rolle bei der Rumpfdrehung allerdings spielen die schrägen Bauchmuskeln (Abb. 48). Ihr spiraliger Verlauf gibt ihnen eine günstige Wirkungsmöglichkeit: da sie auch am knöchernen Thorax entspringen, haben sie nicht nur auf die Lenden-, sondern auch auf die untere Brustwirbelsäule Einfluß. Um den Rumpf nach links zu drehen (Abb. 48), müssen sich der rechte M. obliquus externus (O.E) und der linke M. obliquus internus (O.I) kontrahieren. Die Fasern der beiden Muskeln sowie deren Aponeurosen haben die gleiche schräge Orientierung, sie wirken bei der Rotation über die Mittellinie hinweg als Synergisten.

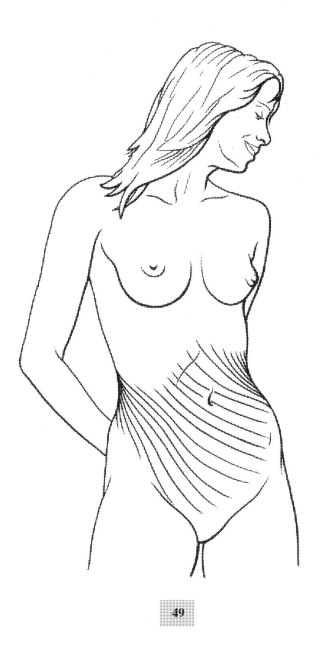

49

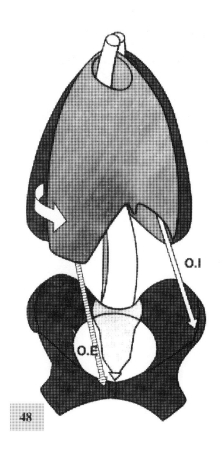

O.I

O.E

48

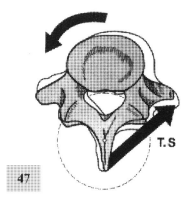

T.S

47

Bauchwandmuskulatur: Ventralflexion des Rumpfes

Die Bauchmuskeln sind effektvolle Ventralflexoren des Rumpfes (Abb. 50). Sie befinden sich ventral der Wirbelsäulenachse, so daß sie die gesamte präsakrale Wirbelsäule nach vorn bringen können. Sie haben einen hohen Wirkungsgrad, da sie über zwei lange Hebelarme agieren. Der untere Hebelarm ist durch die Distanz Promontorium – Os pubis gegeben. Der obere Hebelarm entspricht der Strecke zwischen Brustwirbelsäule und Schwertfortsatz (im Schema durch die eingezeichnete Konsole angedeutet). Der M. rectus abdominis (R.A), der den Schwertfortsatz unmittelbar mit der Schambeinfuge verbindet, ist ein besonders kräftiger Rumpfbeuger. Er wird durch die beiden schrägen Muskeln, die Min. obliqui internus (O.I) und externus (O.E). unterstützt; diese verbinden die untere Thoraxapertur dem Oberrand des Beckenringes. Der M. rectus abdominis hat einen geraden, direkten Verlauf, der M. obliquus externus zieht schräg nach kaudal-medial, der M. obliquus internus schräg nach kaudal-dorsal.

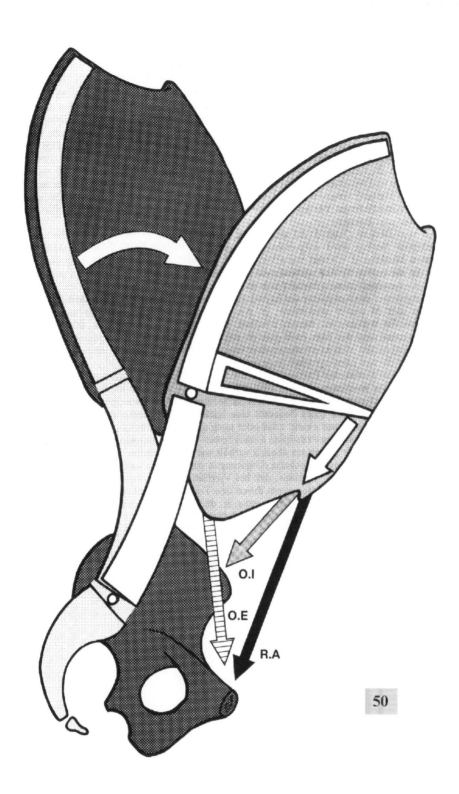

O.I

O.E

R.A

50

Bauchwandmuskulatur: Aufrichtung der Lendenlordose

Die individuell unterschiedliche Krümmung der Lendenwirbelsäule ist nicht nur durch den Tonus von Bauch- und Rückenmuskulatur bestimmt, sondern darüber hinaus von einigen am Becken angreifenden Oberschenkelmuskeln beeinflußt. Bei der sog. asthenischen Haltung (Abb. 51 B) führt die weitergehende Erschlaffung der Muskulatur zu verstärkten Wirbelsäulenkrümmungen. Der Lendenabschnitt ist hyperlordosiert; Brustkyphose und Halslordose werden akzentuiert. Das Becken kippt nach vorn, eine die Spina iliaca anterior superior mit der Spina iliaca posterior superior verbindende Linie fällt nach ventral-kaudal ab. Der die Lendenwirbelsäule nach ventral verlagernde M. psoas major verstärkt durch Dauerkontraktion die lumbale Lordose. Eine solche asthenische Haltung wird, so behauptet man, oft bei antriebsarmen und willensschwachen Individuen beobachtet. Auch bei fortgeschrittener Schwangerschaft wird diese Haltung eingenommen. Die starke Dehnung der Bauchwandmuskulatur und die durch das wachsende Kind bedingte Verlagerung des Körperschwerpunkts nach ventral beeinflussen die Statik von Wirbelsäule und Becken.

Ausgehend vom Becken (Abb. 51 A) werden die Wirbelsäulenkrümmungen abgeschwächt. Das nach ventral gekippte Becken wird aufgerichtet und gehalten durch die Strecker des Hüftgelenks. Die ischiocruralen Muskeln (I.C) und vor allem der M. glutaeus maximus (Ma) drehen das Becken nach hinten, bis die die beiden Spinae verbindende Linie horizontal steht. Das Kreuzbein wird mehr vertikal eingestellt, die Lendenlordose schwächt sich ab.

Die Schlüsselrolle bei der Korrektur der hyperlordotischen Lendenwirbelsäule haben die Bauchmuskeln (insbesondere der M. rectus abdominis, R.A). Die Muskeln liegen auf der konvexen Seite der Lendenlordose. Sie wirken, wie bereits erwähnt, über zwei lange Hebelarme. Eine Kontraktion der Min. glutaei maximi und der Mm. recti genügt, um eine Redression der Lendenlordose zu erreichen. Zusätzlich bewirken die sich kontrahierenden lumbalen Elemente des M. erector spinae (E.S) eine Verlagerung der oberen Lendenwirbel nach dorsal.

Die Kontraktion der thorakalen Partien des M. erector spinae führt zu einer verminderten Kyphose der Brustwirbelsäule. Die Nackenmuskulatur schließlich reduziert, wie noch im einzelnen dargelegt werden wird, die lordotische Krümmung der Halswirbelsäule. Bei allgemein weniger starken Krümmungen ist die Wirbelsäule relativ länger (dies bedeutet eine leichte Vergrößerung des Wirbelsäulenindex nach DELMAS): der Betreffende kann einen, zwei oder auch drei Zentimeter an Körperhöhe gewinnen.

Über diese allgemein bekannten Prinzipien hinaus haben Untersuchungen von KLAUSEN (1965) gezeigt, daß sich die Wirbelsäule als Gesamtes ähnlich verhält wie ein Drehkran mit nach ventral ausladendem Kragarm. Simultane elektromyographische Ableitungen von Rücken- und Bauchmuskulatur (ASMUSSEN und KLAUSEN 1962) haben zum Ergebnis, daß bei Vierfünftel aller Versuchspersonen die reflexgesteuerte Aufrechterhaltung des Rumpfes allein durch den Tonus der Rückenmuskulatur gewährleistet ist. Wird nun die Wirbelsäule zusätzlich belastet, so z. B. durch einen auf dem Kopf getragenen oder einen bei herabhängenden Armen von den Händen erfaßten Gegenstand, dann wird die lumbale Lordose verringert, die thorakale Kyphose verstärkt sich. Der Tonus der Rückenmuskulatur ist erhöht, die Bauchmuskulatur allerdings bleibt auch jetzt noch inaktiv. Sie kontrahiert sich aber sofort. wenn die Lendenwirbelsäule willkürlich aufgerichtet werden soll, so bei der strammen, militärischen Haltung, oder wenn Lasten ventral vor dem Körper getragen werden.

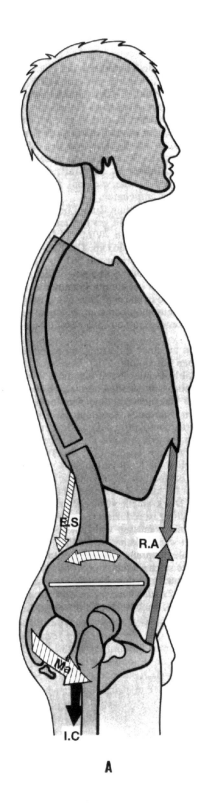

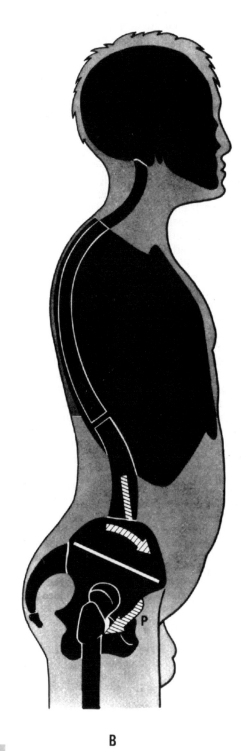

A

51

B

Der Rumpf als „blähbare" Struktur

Bei einer Ventralneigung des Rumpfes ist, berücksichtigt man allein eine Kontraktion der Rückenmuskulatur, die Belastung der Zwischenwirbelscheibe am lumbosakralen Übergang sehr groß (Abb. 52 A). Das Gewicht von oberem Rumpf und Kopf wirkt von einem Schwerpunkt (P), der unmittelbar ventral des zehnten Brustwirbels gelegen ist. Als Last (P_1) greift es am langen Arm eines Hebels an, dessen Drehpunkt in Höhe des Gallertkerns der Zwischenwirbelscheibe zwischen L_5 und S_1 gelegen ist. Um Gleichgewicht am Hebel zu schaffen, muß die Rückenmuskulatur (S_1) am wesentlich kürzeren Kraftarm des Hebels eine etwa sieben- bis achtfach größere Kraft entfalten als P_1. Die von den Muskeln aufzubringende Kraft variiert mit dem Ausmaß der Ventralflexion des Rumpfes. Mit zunehmender Ventralflexion verlängert sich der Hebelarm, an dem P_1 angreift. Immer ist die Kraft, die auf die lumbosakrale Zwischenwirbelsäule einwirkt, die Summe von P_1 und S_1. Sie wird mit zunehmender Ventralflexion größer, auch nimmt sie zu, wenn die Hände eine Last aufnehmen.

Bei Aufnehmen eines Gewichts von 10 kp mit gebeugten Knien und aufrechtem Rumpf beträgt die von den Rückenmuskeln aufgebrachte Kraft 141 kp. Wird das gleiche Gewicht mit gestreckten Knien und gebeugtem Rumpf angehoben, dann ist eine Kraft S_1 von 256 kp erforderlich. Wird das Gewicht mit vorgestreckten Armen getragen, dann bedarf es einer Kraft S_1 in Höhe von 363 kp. Die Kraft, die auf den Kern der lumbosakralen Zwischenwirbelscheibe wirkt, wird in der Literatur mit 282 bis 726 kp, ja sogar mit 1200 kp angegeben. Letzterer Wert übertrifft Kräfte, die zur Sprengung eines Discus intervertebralis führen (800 kp bei bis 40 Jahre alten Individuen, 450 kp bei älteren Personen).

Dieser offensichtliche Widerspruch findet in zwei Beobachtungen seine Erklärung. Zum einen wird nicht die gesamte auf die Zwischenwirbelsäule wirkende Kraft vom Nukleus aufgenommen. NACHEMSON hat durch Messungen nachgewiesen, daß die auf einen Diskus einwirkende Kraft zu 75% vom Nukleus und zu 25% vom äußeren Faserring aufgenommen wird.

Zum anderen ist es das Verhalten des gesamten Rumpfes, das zu einer Belastungsverringerung des lumbosakralen und der unteren lumbalen Zwischenwirbelscheiben führt (Abb. 52 B). Von entscheidender Bedeutung ist, daß man beim Anheben von Lasten unwillkürlich einen Preßdruck nach VALSALVA erzeugt. Dazu werden die Atemwege geschlossen, Brust- und Bauchraum werden hermetisch abgedichtet, die exspiratorisch wirkende Muskulatur (insbesondere die Bauchmuskulatur) wird angespannt. Intrathorakaler und intraabdomineller Raum werden unter hohen Überdruck gesetzt, so daß ein starrer, ventral der Wirbelsäule liegender Balken entsteht. Dieser überträgt nun Kräfte auf das Becken und das Perinaeum. Der Einsatz des Rumpfes als „aufblasbarer Raum" verringert die Druckbelastung der Zwischenwirbelscheiben beträchtlich (um 50% für den Diskus zwischen Th_{12} und L_1; um 30% für den Diskus zwischen L_5 und S_1). Die von den Rückenmuskeln aufgebrachte Kraft ist um 55% vermindert. Die Erzeugung eines Überdrucks in Brust- und Bauchraum ist folglich effektvoll im Sinne einer Wirbelsäulenentlastung. Allerdings kann dieser Mechanismus nur für kurze Zeit wirken, da die Atmung still steht und das Kreislaufsystem entscheidend beeinflußt wird. Der kranielle venöse Druck steigt, der venöse Rückstrom zum Herzen ist gehemmt, die Lungendurchblutung ist reduziert. Der arterielle Blutdruck steigt vorübergehend stark an. Bauch- und Beckenmuskulatur müssen voll funktionsfähig, die Stimmritze muß verschließbar sein, damit ein Überdruck erzeugt werden kann. Schließlich wird durch den thorakalen Überdruck Blut in die Plexus venosi vertebrales gepreßt, was wiederum zu einer Erhöhung des Druckes auf den Liquor cerebrospinalis führt. Eine solche Situation darf nur kurze Zeit andauern, so daß ein Anheben von schweren Gegenständen schnell geschehen muß. Die praktische Konsequenz ist, daß schwere Lasten nicht mit nach vorn gebeugtem, sondern mit aufgerichtetem Rumpf angehoben werden sollten. Dieser Rat ist gezielt Personen zu geben, die berufsbedingt mit der Gefahr rechnen müssen, Bandscheibenschäden zu erleiden.

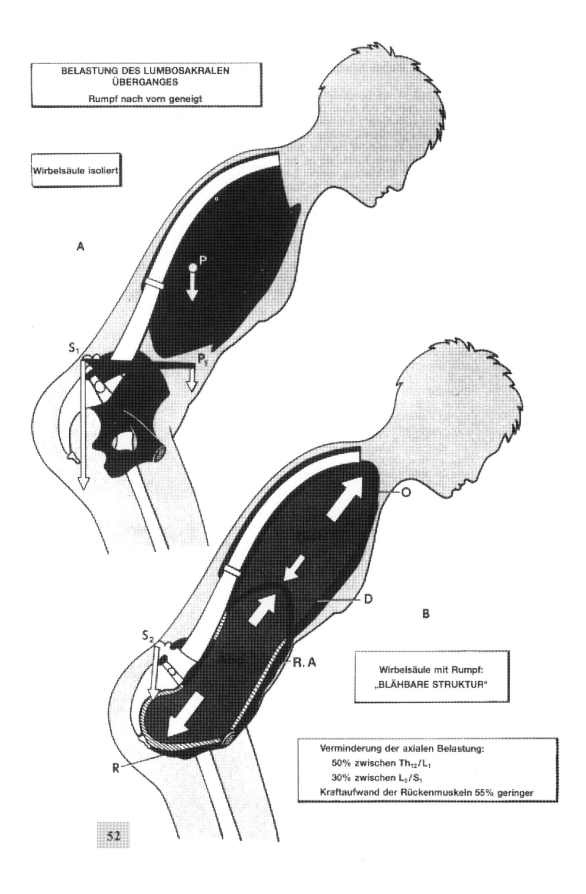

BELASTUNG DES LUMBOSAKRALEN
ÜBERGANGES

Rumpf nach vorn geneigt

Wirbelsäule isoliert

A

P

S₁

P₁

O

D

B

S₂

R.A

R

Wirbelsäule mit Rumpf:
„BLÄHBARE STRUKTUR"

Verminderung der axialen Belastung:
50% zwischen Th₁₂/L₁
30% zwischen L₅/S₁
Kraftaufwand der Rückenmuskeln 55% geringer

52

Lendenwirbelsäule beim Stand

Beim beidbeinigen Stand ist die Lendenwirbelsäule in der sagittalen Ebene (Abb. 53) nach ventral konvex gekrümmt, man spricht von einer Lordose. Von dorsal betrachtet ist die Lendenwirbelsäule gerade (Abb. 54). Beim („lässigen") Einbeinstand hingegen (Abb. 55) ist die Lendenwirbelsäule zur Standbeinseite hin konkav gekrümmt, bedingt durch ein Kippen des Beckens. Das Hüftgelenk auf der Standbeinseite liegt weiter kranial als das auf der Spielbeinseite. Die Brustwirbelsäule krümmt sich kompensatorisch in umgekehrter Form, sie ist zur Spielbeinseite hin konkav. Die Halswirbelsäule schließlich zeigt eine gleiche Krümmung wie die Lendenwirbelsäule.

Elektromyographische Untersuchungen von BRÜGGER haben gezeigt, daß sich bei der Rumpfbeugung (Abb. 56) der M. erector spinae unmittelbar zu Beginn der Bewegung stark kontrahiert. Es folgen darin die Gesäßmuskeln, die ischiocruralen Muskeln und schließlich die Mm. solei. Bei beendeter Rumpfbeugung wird die Wirbelsäule passiv nur noch durch die angespannten Bänder (L) stabilisiert. Diese sind am Becken verankert, dessen Anteversion durch die ischiocruralen Muskeln (I.C) verhindert wird.

Bei der Aufrichtung des Rumpfes (Abb. 57) treten die Muskeln in umgekehrter Reihenfolge in Aktion: ischiocrurale Muskeln, Gesäßmuskeln und schließlich der M. erector spinae (S). Beim aufrechten Stand (Abb. 58) wird Gleichgewicht geschaffen durch Anspannung des M. triceps surae (T), der ischiocruralen Muskeln (I.C), sowie der Gesäß- (G) und der Rückenmuskulatur (S). Die Bauchmuskulatur jedoch ist entspannt (ASMUSSEN).

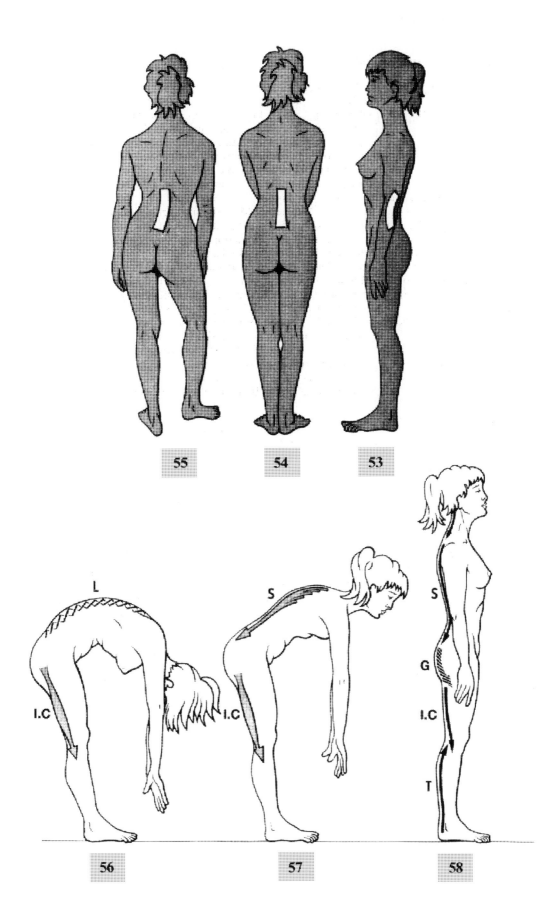

55   54   53

L   S   S

I.C   I.C   G

                                    I.C

                                    T

56   57   58

Sitz- und Liegehaltungen

Beim Sitzen mit hauptsächlicher Abstützung durch die Tubera ischiadica, so z. B. beim Schreibmaschinenschreiben (Abb. 59), ist der Rücken nicht angelehnt, und das Becken befindet sich im labilen Gleichgewicht. Das Becken trachtet nach vorn zu kippen, die Lendenwirbelsäule ist hyperlordosiert: thorakale und zervikale Krümmungen sind akzentuiert. Die Muskulatur des Schultergürtels, insbesondere der M. trapezius, wird eingesetzt, um die Wirbelsäule zu stabilisieren. Mit der Zeit wird diese Sitzposition schmerzhaft, man spricht vom „Trapeziussyndrom", was gehäuft bei Sekretärinnen auftritt.
Beim Sitzen mit Abstützung durch die Tubera ischiadica und die Fermora (Abb. 60, „Fiakersitz") ist der Rumpf nach vorn geneigt, die gebeugten Arme stützen sich auf die Knie. Das Becken ist antevertiert, die thorakale Kyphose akzentuiert; die lumbale Lordose wird verringert. Werden die Arme als Stützen eingesetzt, dann ist der Rumpf stabilisiert. Nur wenige Muskeln sind kontrahiert; es ist möglich, in dieser Haltung zu schlafen. Da der M. erector spinae vollständig entspannt ist, wird diese Sitzposition häufig von Patienten mit Spondylolisthesis eingenommen. Es wirken nur geringe Schwerkräfte auf den lumbosakralen Diskus, die lumbalen Partien des M. erector sind relaxiert.
Beim Sitzen mit Abstützung durch die Tubera ischiadica und durch das Sakrum (Abb. 61) lehnt sich der Rumpf nach rückwärts an die Stuhllehne an. Das Becken ist retrovertiert, die Lendenlordose abgeflacht, die Brustkyphose verstärkt. Der Kopf kann dem Rumpf ventral aufliegen, was eine Umkehrung der Halslordose zur Folge hat. Auch in dieser relaxierten Haltung ist ein Schlafen möglich. Allerdings wird die Atmung behindert durch die Ventralflexion des Halses und durch das auf dem Sternum lastende Gewicht des Kopfes. Diese Stellung reduziert die Tendenz des fünften Lendenwirbels, nach vorn zu gleiten. Sie entspannt den lumbalen Erektorteil und verringert den Schmerz bei Spondylolisthesis.
Liegen auf dem Rücken mit gestreckten Beinen (Abb. 62) ist die allgemein gebräuchliche Ruhelage. Der passive Zug des M. psoas major bedingt eine Hyperlordose der Lendenwirbelsäule („Hohlkreuz").
Liegt man auf dem Rücken und winkelt dabei die Beine an (Abb. 38), dann ist der M. psoas major entspannt. Das Becken ist retroviert, die lumbale Lordose abgeflacht. Rücken- und Bauchmuskulatur können sich weitgehend entspannen.
Bei der sog. „Relaxionshaltung" (Abb. 64), die unter Zuhilfenahme von Kissen oder speziellen Liegen eingenommen wird, ist die thorakale Kyphose betont, die lumbale und zervikale Lordose abgeschwächt. Die hochgelegten Knie bedingen eine Beugung der Hüftgelenke, hierdurch werden der M. psoas major und die ischiocruralen Muskeln entspannt.
Liegt man auf der Seite (Abb. 65), dann beschreibt die Wirbelsäule eine Sinuskurve. Der untere Lendenwirbelsäulenabschnitt ist konvex, die die beiden Spinae iliacae posteriores superiores verbindende Linie und die Schulterlinie konvergieren nach oben hin. Die Brustwirbelsäule ist konkav zur nicht aufliegenden Körperseite hin. Diese Haltung führt nicht zu einer allgemeinen Muskelentspannung, in Narkose kann die Atmung beeinträchtigt werden.
Bei der Bauchlage führt die Hyperlordose der Lendenwirbelsäule zu den bereits geschilderten Konsequenzen (Rückenlage, Beine gestreckt). Die Atmung ist erschwert, da Brust und Bauch aufliegen. Die Eingeweide werden gegen das Zwerchfell gedrängt, dessen Exkursion wird eingeschränkt. Die Luftröhre, insbesondere die Bifurkation, kann durch Sekret oder aspirierte Fremdkörper verlegt werden. Von vielen wird die Bauchlage zum Einschlafen gewählt; dann aber wechselt die Körperlage häufig. Da grundsätzlich im Schlaf eine bestimmte Lage nicht sehr lange bewahrt wird, werden sukzessiv alle Muskelgruppen entspannt und die Kontaktflächen gewechselt. Es ist bekannt, daß ein über drei Stunden anhaltender Druck auf die Haut bereits zu Schädigungen derselben führen kann.

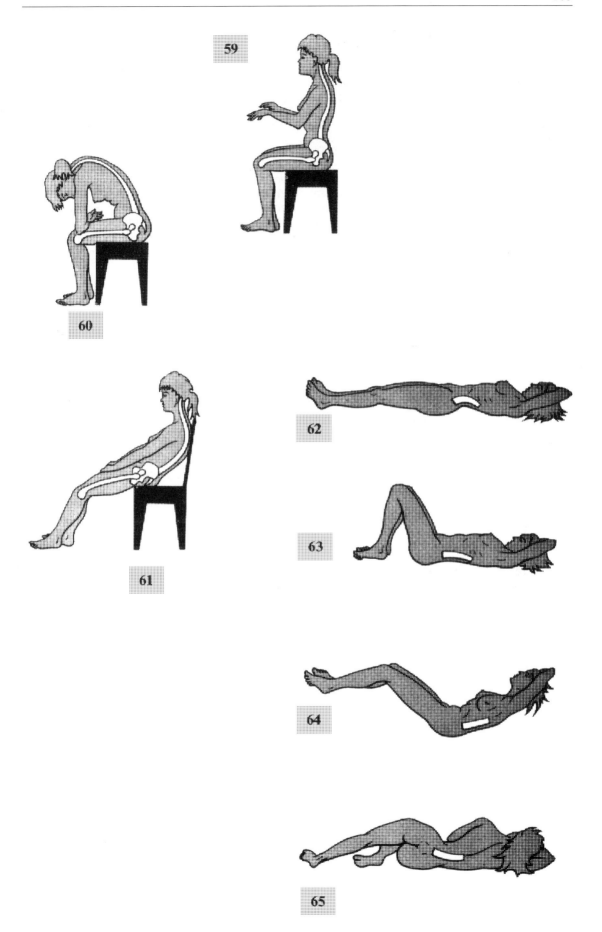

Ausmaß von Ventral- und Dorsalflexion der Lendenwirbelsäule

Das Ausmaß dieser Bewegungen ist individuell unterschiedlich und altersabhängig. Die angegebenen Winkelmaße sind teils Extrem-, teils Mittelwerte (Abb. 66).

- Die Extension („Dorsalflexion"), die die Lendenwirbelsäule hyperlordosiert, beträgt 30°.
- Die ventrale Flexion kann 40° erreichen. Sie schwächt die lumbale Lordose ab.

DAVID und ALLBROOK haben für jedes Segment das Maß von Beugung und Streckung bestimmt (Abb. 67 A, Zahlenreihe rechts). Der Gesamtausschlag von Beugung und Streckung (Zahlenreihe links) beträgt 83°, liegt also nahe der Summe der oben angegebenen Werte. Der größte Bewegungsausschlag findet sich zwischen L_4 und L_5, nach kranial nimmt er beständig ab. Nach diesen Untersuchungen ist der kaudale Lendenwirbelsäulenabschnitt beweglicher als der kraniale.

Wie zu erwarten, ist die Flexionsmöglichkeit vom Alter abhängig (Abb. 67 B, nach TANZ). Sie verringert sich mit zunehmendem Alter, am größten ist sie beim Kind (2 bis 13 Jahre). Die größte Beweglichkeit liegt im kaudalen Abschnitt, insbesondere auf Höhe von L_4–L_5.

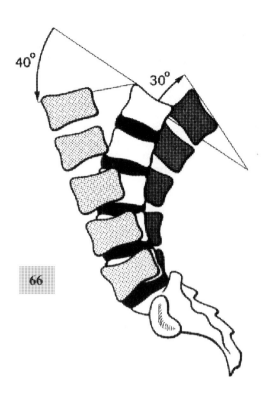

66

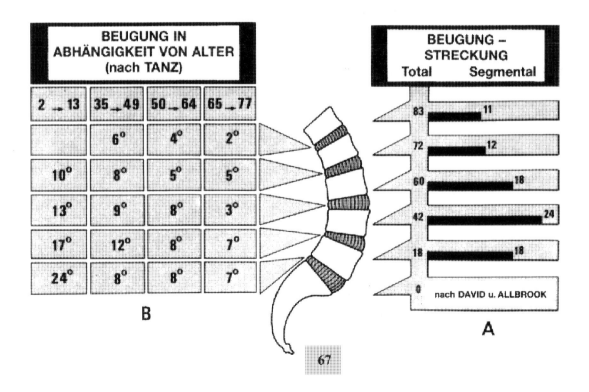

BEUGUNG IN ABHÄNGIGKEIT VON ALTER (nach TANZ)			
2 – 13	35 – 49	50 – 64	65 – 77
	6°	4°	2°
10°	8°	5°	5°
13°	9°	8°	3°
17°	12°	8°	7°
24°	8°	8°	7°

B

BEUGUNG – STRECKUNG
Total   Segmental

83   11
72   12
60   18
42   24
18   18
0   nach DAVID u. ALLBROOK

A

67

Seitneigung der Lendenwirbelsäule

Auch das Ausmaß der Seitneigung ist individuell unterschiedlich und altersabhängig. Als Mittelwert kann man (Abb. 68) eine Amplitude von 20°–30° zu jeder Seite hin angeben.

TANZ hat die Seitneigung der Lendenwirbelsäule gemessen (Abb. 69). Sie verringert sich eindeutig mit dem Alter. Die Amplitude ist zwischen 2 und 13 Jahren am größten, sie kann je 62° nach rechts und links erreichen. Im Alter von 35 bis 49 Jahren beträgt der Ausschlag zu beiden Seiten hin nur noch je 31°; zwischen 50 und 64 Jahren sinkt der Wert auf 29°, zwischen 65 und 77 Jahren auf 22°. Die Seitneigungsamplitude ist bis 13 Jahre sehr groß; für einen langen Zeitabschnitt (35–64 Jahre) bleibt sie mit etwa 30° zu jeder Seite konstant, um dann auf 20° abzufallen. Im mittleren Lebensabschnitt beträgt die Gesamtbeweglichkeit 60°, sie ist damit etwa gleich groß wie die der Beugung-Streckung in der sagittalen Ebene. Bemerkenswert ist, daß die Seitneigefähigkeit in Höhe von $L_5–S_1$ gering ist. Beim Kind liegt sie bei 7°, um dann sehr bald auf 2°, 1° und im fortgeschrittenen Alter auf 0° abzusinken. Am absolut größten ist die Beweglichkeit in Höhe von L_3 bis L_5, wo sie beim Kind 16° ausmacht, beim Erwachsenen mittleren Alters 8° und beim älteren Individuum 6°.

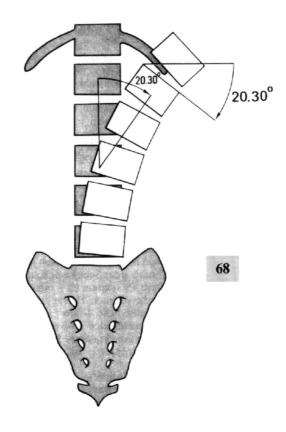

20.30° 20.30°

68

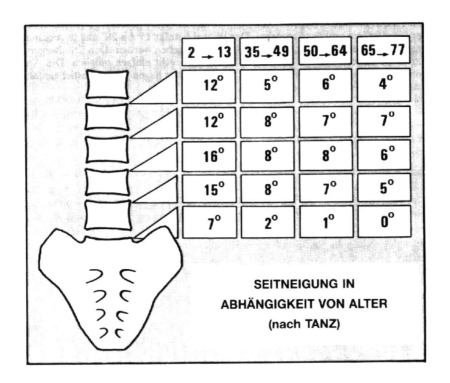

	2 → 13	35 → 49	50 → 64	65 → 77
	12°	5°	6°	4°
	12°	8°	7°	7°
	16°	8°	8°	6°
	15°	8°	7°	5°
	7°	2°	1°	0°

**SEITNEIGUNG IN
ABHÄNGIGKEIT VON ALTER**
(nach TANZ)

69

Ausmaß der Drehung von Brust- und Lendenwirbelsäule

Bezüglich der Rotationsfähigkeit der gesamten thorakolumbalen Wirbelsäule wie einzelner Segmente hat es bislang nur wenig exakte Analysen gegeben. Es ist schwierig, das Becken absolut zu fixieren und ausschließlich die Drehung der Brustwirbelsäule zu erfassen, da der Schultergürtel immer mitbewegt wird.

GREGERSEN und LUCAS haben umfangreiche Untersuchungen durchgeführt und exakte Meßwerte geliefert. Bei lokaler Betäubung haben sie Metallnadeln in die Dornfortsätze der thorakalen und lumbalen Wirbel eingebracht und dann deren Bewegungen telemetrisch erfaßt. Gemessen haben sie Rotationsbewegungen beim Gehen (Abb. 70), beim Sitzen und im Stand (Abb. 71). Beim Gehen (Abb. 70) zeigt sich (linke Hälfte der Graphik), daß der Diskus zwischen Th_7 und Th_8 sozusagen den Ruhepunkt bildet. In den unmittelbar benachbarten Segmenten ist die Rotation absolut am größten (rechte Hälfte der Graphik). Nach kranial und kaudal nimmt dann die Drehbarkeit beständig ab: im lumbalen und oberen thorakalen Abschnitt ist sie nur noch sehr gering (0,3° bzw. 0,6°). Die Rotationsfähigkeit der Lendenwirbelsäule ist nach diesen Messungen nur halb so groß wie die schwächste Drehung im Bereich der Brustwirbelsäule. Das Ausmaß der maximalen Drehung nach rechts und links ist nach GREGERSEN und LUCAS im Stand und im Sitzen nicht gleich groß (Abb. 71). Sitzend sind die Bewegungsausschläge kleiner, da das Becken bei gebeugten Hüftgelenken besser zu immobilisieren ist. Die Lendenwirbelsäule allein zeigt eine Drehung von maximal 10° (5° nach jeder Seite);

d. h., zwischen zwei Wirbeln ist gemittelt eine Rotation von 2° (1° nach jeder Seite) möglich. Die Rotation der Brustwirbelsäule ist wesentlich größer, sie erreicht im Schnitt 75° (extrem 85°), oder etwa 37° zu jeder Seite (etwa 3° pro Segment). Trotz der Verbindung mit dem knöchernen Thorax ist die Drehbarkeit der thorakalen Wirbelsäule viermal größer als die der lumbalen. Die beiden Kurven lassen erkennen, daß das Gesamtmaß der Drehung im Sitzen und im Stehen gleich groß ist. Nur der Verlauf der Kurven ist different. So zeigt die Kurve für den Stand vier Knickpunkte. Ein solcher Punkt liegt im untersten lumbalen Bereich, wo die Drehung im Stand ausgeprägter ist. Ein weiterer Knickpunkt liegt in der thorakolumbalen Übergangszone.

Für Routineuntersuchungen ist es unmöglich, Metallstifte in die Dornfortsätze einzulassen, um so die Drehfähigkeit der thorakolumbalen Wirbelsäule zu messen. Man wird auf klinische Untersuchungsmethoden zurückgreifen müssen. Der Proband sitzt (Abb. 72) und bemüht sich, die Schulterlinie in Relation zum Thorax nicht zu verlagern. Dann wird zu beiden Seiten gedreht; gemessen wird der Winkel zwischen der Schulterlinie und der Frontalen. Der Winkel beträgt 15° bis 20° und liegt damit recht weit unter den maximal 45°, die von GREGERSEN und LUCAS angegeben werden. Den Schultergürtel in bezug auf den Thorax zu fixieren, ist mit Hilfe eines Besenstiels recht einfach möglich. Die Arme werden horizontal um den auf dem Rücken in Höhe der Schulterblätter liegenden Besenstiel geschlungen. Der Besenstiel stellt so die Schulterlinie dar.

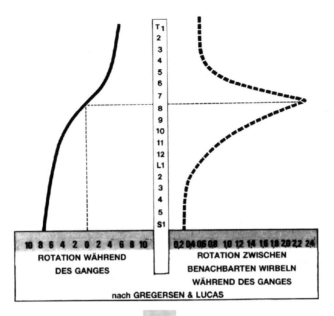

ROTATION WÄHREND
DES GANGES

ROTATION ZWISCHEN
BENACHBARTEN WIRBELN
WÄHREND DES GANGES

nach GREGERSEN & LUCAS

70

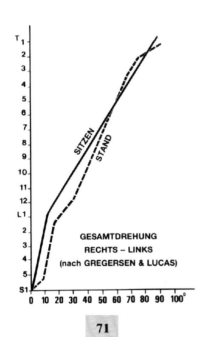

GESAMTDREHUNG
RECHTS – LINKS
(nach GREGERSEN & LUCAS)

71

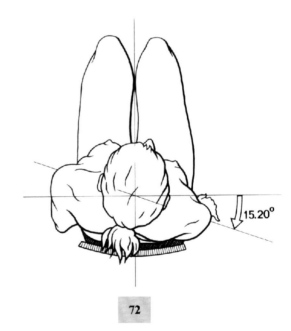

15.20°

72

Foramen intervertebrale und meningeale Spinalnervenscheide

Die Beschreibung der funktionellen Anatomie der Lendenwirbelsäule wäre unvollständig ohne einige Hinweise zur Topographie und Pathophysiologie der lumbalen Spinalnerven. Diese haben gerade im lumbalen Bereich eine große klinische Bedeutung. Die topographische Situation in Höhe des Foramen intervertebrale ist der Schlüssel für das Verständnis radikulärer Symptome. Jeder Spinalnerv (S.N) verläßt den Spinalkanal durch ein Zwischenwirbelloch (Abb. 73). Dieses Foramen intervertebrale (2) ist ventral von der Hinterkante des Discus intervertebralis (1) und der der beiden benachbarten Wirbelkörper begrenzt. Nach kranial und kaudal wird es von den Pediculi des unteren (10) und des oberen (11) Wirbelbogens abgeschlossen. Nach dorsal grenzt es an das Wirbelbogengelenk (9) und dessen Kapsel (8) sowie an die laterale Kante des Ligamentum flavum (6). Das Band überdeckt die Gelenkkapsel, es ragt ein wenig in das Foramen intervertebrale hinein.

Innerhalb des Zwischenwirbellochs durchbricht der Spinalnerv die Dura mater spinalis (Abb. 74). Die perspektivische Darstellung zeigt, wie Spinalnervenwurzeln von innen her (intradural, 3) an den Duralsack (4) heranziehen. Nach Vereinigung dorsaler und ventraler Wurzeln (und vorheriger Bildung des Spinalganglions) durchbohrt der Spinalnerv den Duralsack (5). Der Nerv wird hier von einer meningealen Scheide umgeben, die ihn lokal fixiert.

Eine Kranialansicht (Abb. 75) gibt einen Überblick über die Topographie des Spinalkanals und seines Inhalts. Das von der Dura (4) ummantelte Rückenmark liegt zentral im Spinalkanal. Dieser ist ventral vom Ligamentum longitudinale posterius (12), dorsal vom Ligamentum flavum (7) ausgekleidet. Die Wirbelbogengelenke (9) werden ventral durch die bandverstärkte Kapsel (8) bedeckt. Auf die Kapsel selbst legt sich das Ligamentum flavum (6). Der Spinalnerv zieht, auf dem Pediculus des unteren Wirbelbogens (10) liegend, durch einen engen Tunnel, der ventral von der Zwischenwirbelscheibe und dem Ligamentum longitudinale posterius, dorsal vom Wirbelbogengelenk und einem Ausläufer des Ligamentum flavum begrenzt wird.

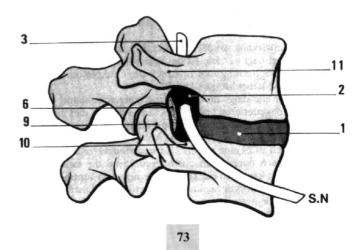

73

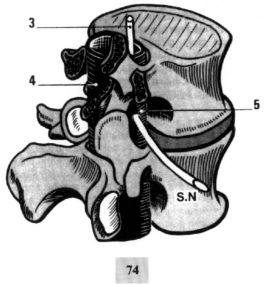

74

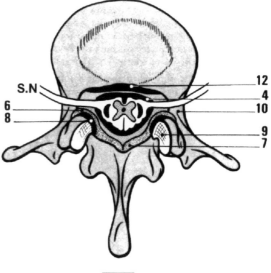

75

Die verschiedenen Formen des Bandscheibenvorfalles

Unter der Einwirkung axialer Druckkräfte kann die Substanz des Nucleus pulposus in verschiedene Richtungen gedrängt werden. Ist das Fasersystem des peripheren Annulus noch widerstandsfähig, kann eine massive Überlastung zum Einbruch der Deckplatten führen. Es kommt zu einem intravertebralen Vorfall von Nukleussubstanz (Abb. 76).

Inzwischen ist allerdings durch Untersuchungen bekannt, daß das Gewebe des Annulus bereits mit 25 Jahren zu degenerieren beginnt. Es kann schon in diesem Alter zu Einrissen einzelner Faserlamellen kommen. Man beobachtet in solchen Fällen, daß unter Belastung Kernsubstanz durch und zwischen einzelne Faserlamellen gepreßt wird (Abb. 77). Die Substanzverlagerung kann eine konzentrische sein, häufiger jedoch ist es eine radiäre. Kernsubstanzverlagerungen nach ventral sind selten; am häufigsten erfolgen sie nach dorsal oder dorsolateral. Sind die inneren Schichten des Faserrings durchgerissen (Abb. 78), dann kann sich ein Teil des Kernes nach ventral schieben; bevorzugt verlagert sich Kernsubstanz jedoch nach dorsal. Sie kann den dortigen Diskusrand erreichen und sich unterhalb des Ligamentum longitudinale posterius vorwölben (Abb. 79). Noch mit dem Kern stielartig in Verbindung stehend, wird die Kernsubstanz unter dem Längsband eingeklemmt (A). In diesem Fall kann durch eine Traktion das verlagerte Kernmaterial wieder an die ursprüngliche Stelle zurückverlagert werden. Häufig aber rupturiert das hintere Längsband (B), Kernmasse dringt in den Spinalkanal, gegebenenfalls unter Abschnürung vom zentralen Teil. Es liegt ein freier, sequestrierter Prolaps vor. In anderen Fällen bleibt die Kernsubstanz unter dem hinteren Längsband liegen (C), die Faserlamellen „schneiden" sie von der zentralen Masse ab, so daß eine Rückverlagerung nicht mehr möglich ist. Schließlich kann das vorquellende Kernmaterial unterhalb des Längsbandes nach kranial oder kaudal „wandern" (D).

Erreicht der Bandscheibenvorfall die Innenseite des hinteren Längsbandes, dann geraten in ihm verlaufende Nervenfasern unter Spannung und verursachen den Lendenschmerz, Lumbalgie. Komprimiert der Prolaps Spinalnervenwurzeln, dann ruft er radikuläre Symptome hervor (Ischialgie).

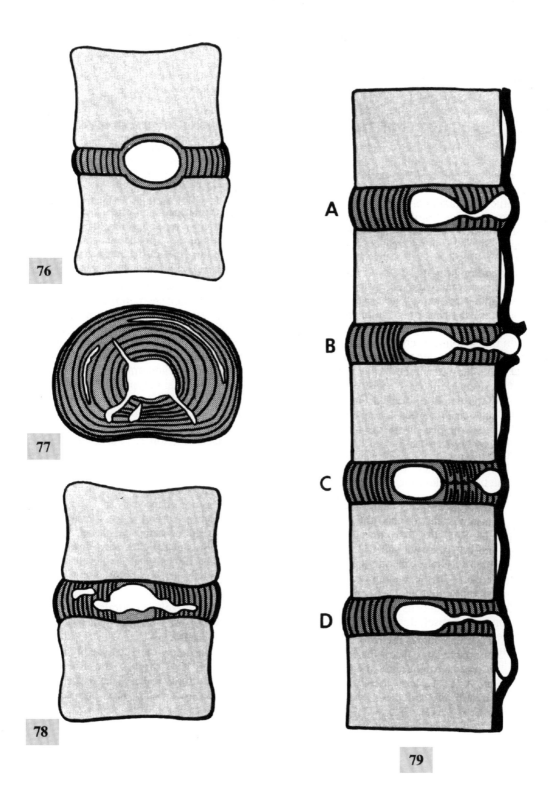

76

77

78

A

B

C

D

79

Bandscheibenvorfall und Wurzelkompression

Man geht heute davon aus, daß ein Bandscheibenvorfall in drei Phasen abläuft (Abb. 80). Ein Prolaps wird nur eintreten, wenn das Gefüge der Bandscheibe durch wiederholte Mikrotraumatisierung vorgeschädigt ist und gleichzeitig eine Degeneration der Faserlamellen einsetzt. Meist erfolgt ein Bandscheibenvorfall auf das Anheben schwerer Lasten mit gebeugtem Rumpf. In der ersten Phase (A) werden die Disci intervertebrales durch die Rumpfbeugung ventral komprimiert, dorsal weitet sich der intervertebrale Raum. Die Kernmasse wird nach dorsal durch schon eventuell vorhandene Einrisse der Faserlamellen gepreßt. In der zweiten Phase (B), wenn mit gebeugtem Rumpf die Last angehoben wird, reißt durch die Einwirkung starker axialer Kräfte der Faserring weiter ein, der Kern wird ruckartig weiter nach dorsal gedrängt. Er erreicht die Innenseite des hinteren Längsbandes. In der dritten Phase (C), wenn der Rumpf wieder aufgerichtet ist, wird der Stiel des Prolapses abgeschnitten, als Sequester liegt Kernsubstanz eingeschlossen unter dem hinteren Längsband. Mit diesem Augenblick werden stechende Schmerzen in der Nieren- und Beckenregion als erstes Zeichen eines Lumbalgie-Ischialgiekomplexes wahrgenommen. Die initiale Lumbalgie kann sich spontan oder unter konservativer Behandlung zurückbilden; es besteht jedoch die Gefahr, daß wiederkehrende äußere Umstände den Prolaps vergrößern und daß sich das verlagerte Kernmaterial mehr und mehr in Richtung Spinalkanal vorschiebt. Hier kommt es zum Konflikt mit Spinalnervenwurzeln, so vor allem mit Wurzeln des N. ischiadicus (Abb. 81). Meist erscheint der Prolaps an der dorsolateralen Partie des Diskus; hier ist das Ligamentum longitudinale posterius relativ dünn. Die vorquellende Kernsubstanz schiebt die Nervenwurzel vor sich her, bis sie gegen die dorsale Begrenzung des Foramen intervertebrale gedrückt wird. Der dorsale Rahmen des Zwischenwirbellochs wird, wie bereits erwähnt, von der Kapsel des Wirbelbogengelenks und dem vorspringenden, freien Rand des Ligamentum flavum gebildet. In diesem Moment der Wurzelkompression stellen sich Schmerzen und Sensibilitätsstörungen im versorgten peripheren Gebiet ein, Reflexabweichungen sind zu beobachten (Ausfall des Achillessehnenreflexes bei Kompression der Wurzeln von S_1). Motorische Ausfälle an der unteren Extremität machen eine Segmentlokalisation möglich. Das klinische Bild wird durch den Ort der radikulären Kompression bestimmt (Abb. 82). Erfolgt der Bandscheibenvorfall in Höhe von L_4–L_5 (1), dann wird die Wurzel von S_5 komprimiert. Es schmerzen der posterolaterale Oberschenkelbereich, die Knie- und laterale Wadenregion, der Fußrücken und der Großzehenbereich. Findet sich der Prolaps bei L_5–S_1 (2), dann wird die Wurzel von S_1 komprimiert. Folgende Regionen sind betroffen: Oberschenkel-, Knie- und Wadenrückseite, Fußaußenrand, Fußsohle und Bereich der fünften Zehe. Eine solche direkte Verknüpfung des klinischen Bildes mit der Segmenthöhe ist allerdings nicht immer zuverlässig, da beispielsweise ein Prolaps in Höhe von L_4–L_5, etwas weiter medial gelegen, gleichzeitig L_5 und S_1, oder auch nur S_1 komprimieren kann. Ein chirurgischer Eingriff in Höhe von L_5–S_1, vorgenommen anläßlich einer für eine S_1-Kompression typischen Symptomatik, birgt die Gefahr, daß die ein Segment höher liegende Bandscheibendestruktion nicht erkannt wird.

Der Sagittalschnitt (Abb. 82) korrigiert in gewisser Weise die im transversalen Schnitt (Abb. 81) dargestellten Verhältnisse. Der im transversalen Schnitt dargestellte Rückenmarksstab endet als Conus medullaris in Höhe des zweiten Lendenwirbels. Unterhalb von L_2 umhüllt der Duralsack die Spinalnervenwurzeln, die insgesamt die Cauda equina bilden. Die Wurzeln verlassen paarig den Duralsack über die entsprechenden Foramina intervertebralia. In Höhe von L_4–L_5 laufen noch vier Wurzelpaare intradural; die Wurzeln von L_5 treten zwischen L_5–S_1 aus, so daß nur noch drei paar Wurzeln im Duralsack ziehen. Der Duralsack reicht bis zum dritten sakralen Wirbelelement herunter (D).

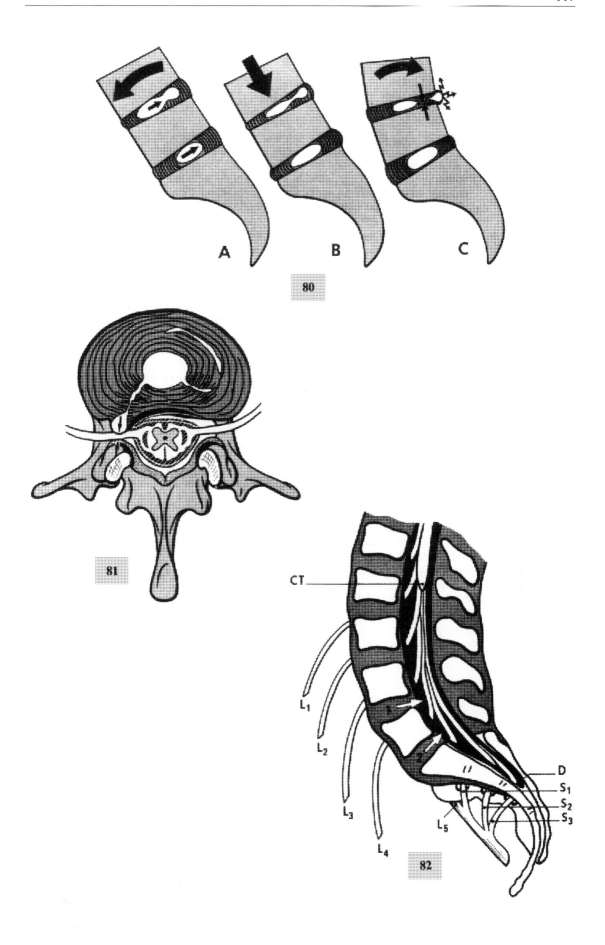

80

81

82

CT

L₁

L₂

L₃

L₄

L₅

D

S₁

S₂

S₃

Lasèguesches Zeichen

Als Lasèguesches Zeichen bezeichnet man den Schmerz, der durch Dehnung des N. ischiadicus oder einer seiner Wurzeln hervorgerufen wird. Der Schmerz entsteht, wenn das gestreckte Bein des auf dem Rücken Liegenden langsam mehr und mehr angehoben wird. Der Schmerz tritt längs des Verlaufs des N. ischiadicus auf.

CHARNLEY hat gezeigt, daß die Nervenwurzeln frei in den Foramina intervertebralia gleiten und daß bei der Anhebung des gestreckten Beins die Wurzeln in Höhe von L_5 um 12 mm gedehnt werden.

Das Lasèguesche Zeichen kann wie folgt erklärt werden:

* Liegt der Proband mit gestreckten Beinen auf dem Rücken (Abb. 83), dann sind der N. ischiadicus und seine Wurzeln vollkommen entspannt.
* Bei Anheben des Beines mit gebeugtem Knie bleiben Nerv und Wurzeln entspannt (Abb. 84).
* Wird aber das Bein mit gestrecktem Knie angehoben (Abb. 85), dann muß der N. ischiadicus einen absolut längeren Weg nehmen, er wird zunehmend gedehnt. Beim Gesunden gleiten die Nervenwurzeln ohne Behinderung in den Foramina intervertebralia, die Prüfung ist nicht schmerzhaft. Allenfalls tritt in der Endstellung, wenn das Bein vertikal aufgerichtet ist (Abb. 86), ein schmerzhaftes Ziehen an der Rückseite des Oberschenkels auf. Die ischiokruralen Muskeln werden stark gedehnt. Das Lasèguesche Zeichen ist negativ.
* Ist jedoch eine Nervenwurzel im Foramen intervertebrale blockiert oder muß sie, bedingt durch einen Bandscheibenvorfall, einen etwas längeren Weg nehmen, dann wird schon eine geringe Anhebung des Beines Schmerzen hervorrufen. Das Lasèguesche Zeichen ist positiv;

es tritt in der Regel schon unter 60° Hüftgelenksbeugung auf. Über 60° ist das Zeichen nicht mehr auslösbar, da der N. ischiadicus bei 60° am stärksten gedehnt wird. Der Schmerz kann im einzelnen Fall schon bei 10°, 15° oder 20° Beugung ausgelöst werden; auf diese Weise sind erste Rückschlüsse auf die Schwere des Bandscheibenvorfalls möglich.

Auf einen Punkt muß besonders hingewiesen werden:

Bei einer schnellen, kräftigen Anhebung des gestreckten Beines kann die auf die Nervenwurzeln einwirkende Zugkraft 3 kp betragen. Die Zugfestigkeit der Wurzeln wird mit 3,2 kp angegeben. Ist nun eine der Wurzeln blockiert oder durch einen vorspringenden Prolaps relativ verkürzt, dann kann eine schnelle, brüske Bewegung zum Riß von Axonen in der Wurzel führen. Es resultiert eine Paralyse, die meist nur kurz andauert, gelegentlich aber für längere Zeit persistiert. Von daher muß auf zwei Dinge besonders geachtet werden:

* Zum einen muß die Prüfung sehr vorsichtig und langsam durchgeführt werden. Die Anhebung des Beins muß gestoppt werden, sobald der erste Schmerz wahrgenommen wird.
* Zum anderen darf die Prüfung nicht in Allgemeinnarkose erfolgen, da der schützende Schmerzreflex ausfällt. Der Patient, dessen Bandscheibenvorfall operativ behandelt werden soll, darf in Narkose nicht in Bauchlage gebracht werden, wenn dabei die Hüftgelenke gebeugt, die Beine aber gestreckt bleiben. Der Chirurg muß selbst den Patienten adäquat lagern und darauf achten, daß das Hüftgelenk nur dann gebeugt wird, wenn sich auch das Kniegelenk in Beugestellung befindet. Jetzt wird der N. ischiadicus entspannt und die blockierte Wurzel geschont.

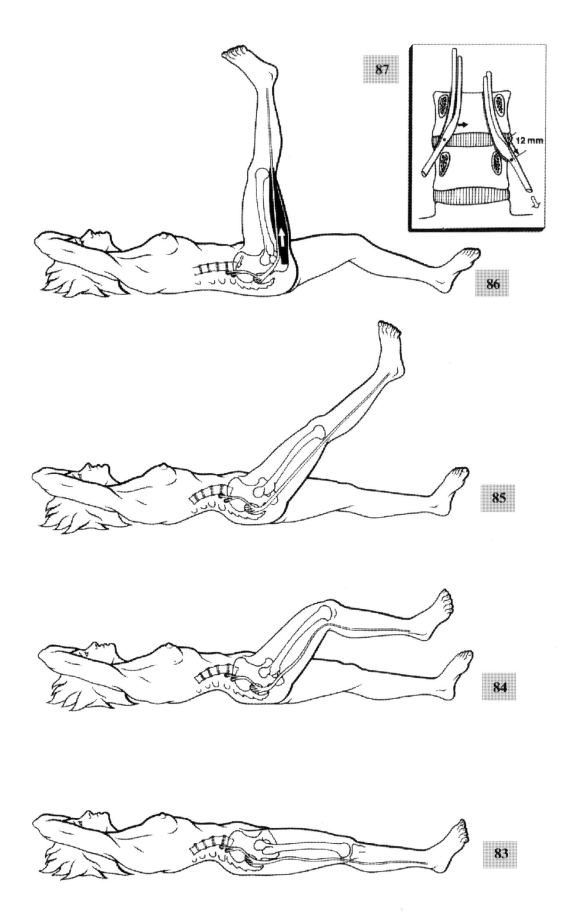

87

86

85

84

83

12 mm

Brustwirbelsäule und Atmung

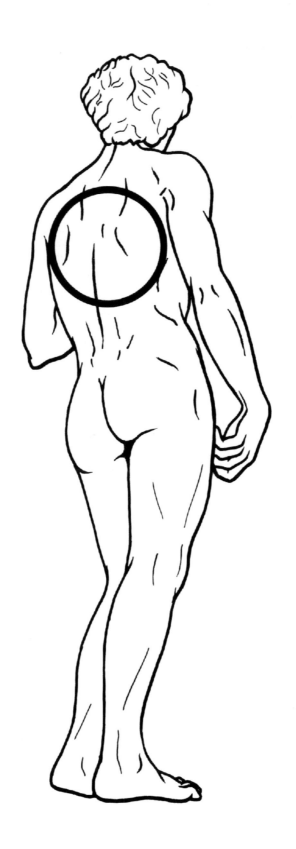

Morphologie des Brustwirbels und zwölfter Brustwirbel

Der typische Brustwirbel (Abb. 2) besitzt grundsätzlich die gleichen Bauelemente wie der Lendenwirbel: er weist jedoch einige wichtige morphologische und funktionelle Besonderheiten auf.

„Sprengt" man einen Brustwirbel in seine Bauelemente (Abb. 1), so erkennt man den Wirbelkörper (1), dessen querer Durchmesser annähernd gleich lang dem sagittalen ist. Der Wirbelkörper ist im Vergleich mit dem eines Lendenwirbels relativ höher. Die Zirkumferenz ist ventral und lateral deutlich gekehlt. An den Endplatten liegen dorsolateral leicht schräg orientierte, ovaläre, überknorpelte Gelenkflächen. Die beiden Pediculi (2 + 3) schließen sich dorsolateral dem Wirbelkörper an. Die kostalen Gelenkfacetten greifen häufig auf die Wurzeln der Pediculi über. An die Pediculi grenzen die beiden Laminae (4 + 5), sie bilden den größten Teil des Wirbelbogens. Die Laminae sind wesentlich höher als breit: sie sind dachziegelartig geneigt. Am Übergang Pediculus-Lamina erhebt sich der Processus articularis superior (6 + 7). Rechter und linker Gelenkfortsatz tragen je eine ovale Gelenkfläche, die in transversaler Richtung plan oder leicht konvex ist. Die überknorpelten Flächen schauen grundsätzlich nach dorsal: ein wenig sind sie nach oben und lateral geneigt.

Von der kaudalen Kante der Lamina entspringt beidseits ein Processus articularis inferior (in der Abbildung ist nur der rechte Fortsatz, 8, zu sehen). Die unteren Gelenkfortsätze tragen eine ovale Gelenkfläche, die in der Transversalen eben oder leicht konkav ist. Die überknorpelten Facetten schauen nach vorn, ein wenig sind sie nach kaudal und medial geneigt. Sie artikulieren mit den superioren Gelenkflächen des kaudal benachbarten Wirbels. Am Übergang des Pediculus zur Lamina entspringt in Höhe der Gelenkfortsätze der Querfortsatz (9 + 11). Er ist nach lateral und leicht nach dorsal ausgerichtet; sein freies Ende ist verdickt. Auf der ventralen Seite trägt der Querfortsatz eine Gelenkfläche (10), Fovea costalis processus transversi, die mit dem Tuberculum costae artikuliert. Die beiden Laminae vereinigen sich und bilden die Basis für den langen und kräftigen Dornfortsatz (12), der nach dorsal-kaudal ausgerichtet ist. Der Dornfortsatz läuft in einer unpaaren Verdickung aus.

Werden die genannten Bauelemente zusammengesetzt, so entsteht der typische Brustwirbel (Abb. 2). Der letzte Brustwirbel (Th_{12}) zeigt als Übergangswirbel zum Lendenabschnitt einige Besonderheiten.

- Sein Körper trägt zwei dorsolateral gelegene Foveae costales, die mit den Köpfen des letzten Rippenpaares artikulieren.
- Während die superioren Gelenkfortsätze (wie die der übrigen thorakalen Wirbel) nach dorsal, leicht nach kranial und nach lateral orientiert sind, müssen die inferioren Facetten mit den oberen Gelenkflächen des ersten lumbalen Wirbels artikulieren. Sie sind folglich wie die unteren Facetten aller Lendenwirbel orientiert. Sie schauen nach lateral-ventral und sind in transversaler Richtung leicht konvex. Die Facetten sind Abschnitte eines Zylindermantels, dessen Achse in etwa durch die Basis des Dornfortsatzes verläuft.

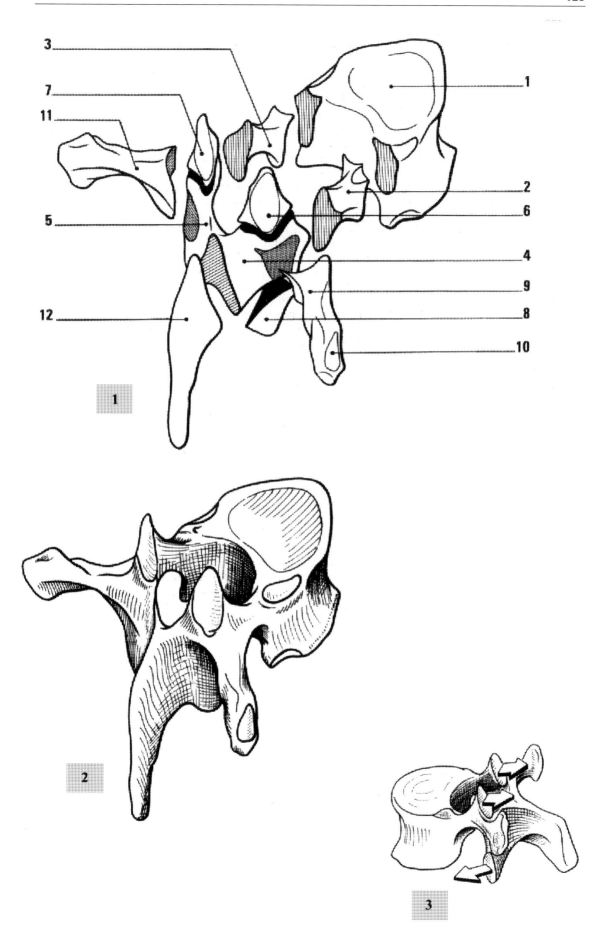

Flexion – Extension und Seitneigung der Brustwirbelsäule

Bei der Extension („Dorsalflexion") kippt, betrachtet man zwei thorakale Wirbel (Abb. 4), der obere Wirbelkörper gegenüber dem unteren nach hinten-unten. Der Discus intervertebralis wird dorsal komprimiert, ventral gewinnt er an Höhe. Wie im Lendenabschnitt wird der Nucleus pulposus nach ventral gedrängt. Limitiert wird die Extension durch knöchernen Kontakt zwischen den Gelenk- (1) und den Dornfortsätzen (2). Letztere bekommen, da sie dachziegelartig übereinander liegen, sehr bald Kontakt miteinander. Desweiteren spannt sich das Ligamentum longitudinale anterius (3) an: die Ligamenta longitudinale posterius, flavum und interspinale werden entspannt.

Umgekehrt wird bei der Ventralflexion der intervertebrale Raum zwischen zwei Wirbeln (Abb. 5) dorsal weiter, der Gallertkern verlagert sich nach dorsal. Die Gelenkfacetten wandern nach kranial, so daß die Processus articularis inferiores des oberen Wirbels die Processus articulares superiores des unteren überragen. Eingeschränkt wird die Ventralflexion durch das sich anspannende Ligamentum interspinale (4), durch die Ligamenta flava und die Kapsel der Wirbelbogengelenke (5), sowie durch das hintere Längsband (6). Das vordere Längsband ist entspannt.

Bei der Lateralflexion kommt es zwischen zwei Wirbeln (Abb. 6, dorsale Ansicht) zu differenzierten Gleitbewegungen in den Wirbelbogengelenken. Auf der konvexen Seite gleiten die Facetten wie bei der Ventralflexion nach kranial. Nach kaudal gleiten sie auf der konkaven Seite. Die durch die Querfortsätze gelegte Gerade mm′ bildet mit der Geraden nn′, die durch die Querfortsätze des unteren Wirbels zieht, einen Winkel, der dem Maß der Seitneigung (i) entspricht. Die

Bewegung wird zum einen durch den knöchernen Kontakt zwischen den Gelenkfortsätzen auf der konkaven Seite gehemmt. Zum anderen spannen sich die Ligamenta flavum und intertransversarium auf der konvexen Seite an.

Es ist allerdings nicht korrekt, Bewegungen der Brustwirbelsäule nur für die Reihe der Wirbelelemente allein zu analysieren. Gelenkig mit dem Thoraxskelett verbunden (Abb. 7), beeinflussen und begrenzen dessen knöcherne, knorpelige und gelenkige Elemente die Bewegungen der Brustwirbelsäule. Am anatomischen Präparat beobachtet man eine grundsätzlich ausgeprägte Beweglichkeit der isolierten Brustwirbelsäule. Im Verband mit dem Thoraxskelett ist die Beweglichkeit geringer. Von daher gilt es, auch die Gestaltveränderungen des Thorax in Abhängigkeit von Bewegungen der Brustwirbelsäule zu analysieren.

Bei einer Seitneigung der Brustwirbelsäule (Abb. 8) wird der Brustkorb auf der konvexen Seite angehoben (1), die Interkostalräume vergrößern sich (3), die Brustkorbhälfte wird erweitert (5). Der Rippenknorpelwinkel der zehnten Rippe öffnet sich (7). Auf der konkaven Seite sinkt der Brustkorb (2) und verengt sich (6); die Interkostalräume werden kleiner (4), der Rippenknorpelwinkel wird spitzer (8). Während einer Ventralflexion der Brustwirbelsäule (Abb. 9) öffnen sich alle Winkel, die die Elemente des Brustkorbs untereinander und mit den Elementen der Wirbelsäule bilden (Winkel zwischen Wirbelsäule und erster Rippe [1], oberer [2] und unterer [3] sternokostaler Winkel, Rippenknorpelwinkel [4]). Bei einer dorsalen Extension werden alle genannten Winkel spitzer.

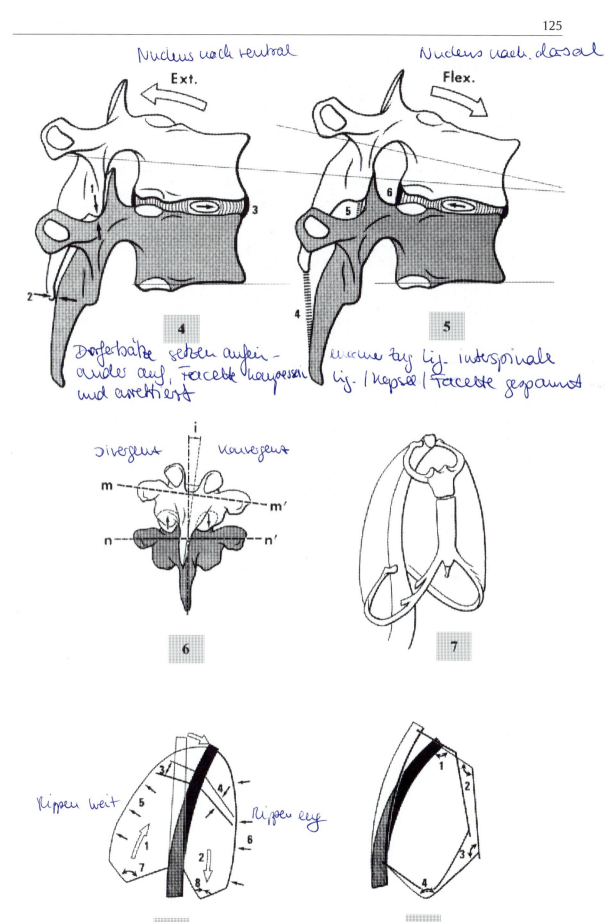

Nucleus nach ventral

Ext.

Nucleus nach dorsal

Flex.

4

5

Dorferböte setzen aufein-
ander auf, Facette kangessen
und arretiert

eleine teg lij. interspinale
lij./Kapsel/Facette gespannt

divergent   Konvergent

m   m'

n ------ n'

6.

7

Rippen weit

Rippen eng

8

9

Axiale Drehung der Brustwirbelsäule

Die axiale Rotation der Brustwirbelsäule unterscheidet sich mechanisch von der der lumbalen Wirbelsäule. So zeigen beispielsweise die Gelenkspalten der Wirbelbogengelenke eine andere Orientierung (Abb. 10). Sie sind zwar auch Flächenausschnitte eines Zylindermantels, aber die Achse des Zylinders liegt in etwa im Zentrum (O) des Wirbelkörpers. Dreht sich ein Wirbel auf dem anderen, dann gleiten die Gelenkfacetten gegeneinander: gleichzeitig dreht sich der Wirbelkörper gegenüber dem unteren um die beiden gemeinsame Achse. Die Zwischenwirbelscheibe erfährt eine Torsion, jedoch keine Abscherung, wie sie in der Lendenwirbelsäule beobachtet wird. Die Torsion erlaubt gegenüber einer Scherbewegung einen größeren Ausschlag; die Drehung zwischen zwei thorakalen Wirbeln ist dreimal so groß wie zwischen zwei lumbalen Wirbeln.

Die Rotationsamplitude der Brustwirbelsäule wäre noch größer, bestünde nicht die innige Verbindung mit dem Thoraxskelett. Jede Bewegung in Höhe eines bestimmten Brustwirbelsäulenabschnitts induziert Bewegungen der korrespondierenden Rippen (Abb. 11). Eine freie Beweglichkeit eines Rippenpaares gegenüber dem benachbarten Paar ist jedoch durch das Sternum nicht gegeben. Die Rippen sind über die Rippenknorpel mit dem Sternum verbunden. Die Drehung eines Wirbels führt zur Formveränderung des Rippenpaars, möglich durch die Elastizität der Rippen und vor allem ihrer Knorpel.

- Die Rippe auf der Seite, zu der hingedreht wird, wird stärker gebogen (1).
- Die Krümmung der gegenüberliegenden Rippe verringert sich (2).
- Auf der der Drehung entgegengesetzten Seite verstärkt sich die Krümmung des Knorpelknochenübergangs (3).
- Die Krümmung des Knorpelknochenübergangs auf der Drehseite wird abgeschwächt (4).

Während einer thorakalen Drehung ist das Sternum Scherkräften ausgesetzt, die die Tendenz haben, das Brustbein leicht schräg zu stellen. Nachweisbar ist dieses Moment allerdings nicht, da es nur minimal ist. Auch radiologisch ist es nicht zu erkennen, da das Brustbein von anderen Organen überlagert wird.

Der mechanische Widerstand des Thoraxskeletts ist entscheidend für die Bewegung der thorakalen Wirbelsäule. Ist der Brustkorb beim jungen Individuum noch flexibel, dann sind die Wirbelsäulenbewegungen noch weiträumig. Durch Verkalkung und Ossifikation im Alter verliert der Rippenknorpel an Elastizität, so daß der Brustkorb insgesamt starrer wird und die Bewegungen einschränkt.

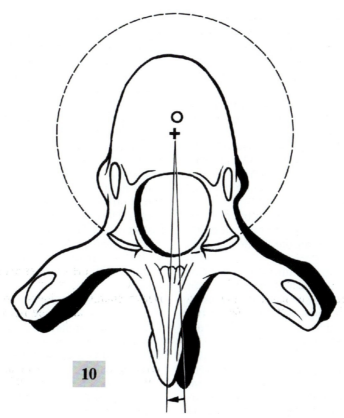

10

ROT —o Deformation der Rippen und Verschiebung

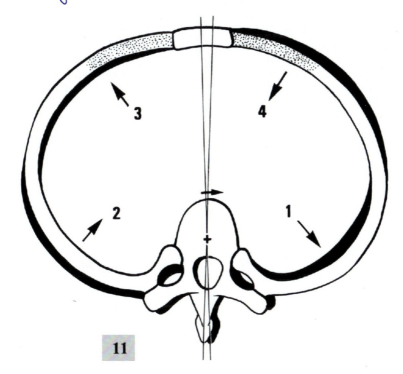

11

Wirbel-Rippengelenke

Insgesamt zwölf Rippenpaare artikulieren mit der Brustwirbelsäule mittels zweier Gelenke. In der Articulatio capitis costae gelenkt der Rippenkopf mit der Zwischenwirbelscheibe und den beiden benachbarten Wirbelkörpern (2.–10. Rippe); die Articulatio costotransversaria (1.–10. Rippe) verbindet die Facies articularis tuberculi costae mit dem Querfortsatz des nächstunteren Wirbels.

In einer Lateralansicht (Abb. 12) ist nach Durchtrennung der Bänder eine Rippe entfernt worden; man schaut nun auf die Gelenkfläche an der Wirbelsäule. Die nächstuntere Rippe ist mitsamt den Bändern belassen.

Die Kranialansicht (Abb. 13) zeigt rechts die Rippe an ihrem Ort, nur die Gelenke sind eröffnet: links ist nach Durchtrennung der Bänder die Rippe entfernt worden.

Der Frontalschnitt (Abb. 14) führt durch das Gelenk zwischen Rippenkopf und Wirbelsäule. Auf der gegenüberliegenden Seite sind die Ligamente durchtrennt und die Rippe weggenommen. Die Beschreibung einzelner Strukturen erfolgt für die drei Abbildungen gemeinsam.

Der Articulatio capitis costae ist ein echtes Gelenk. An der Wirbelsäule befindet sich eine Fovea costalis inferior (5) am Oberrand des unteren, und eine Fovea costalis superior (6) am Unterrand des oberen Wirbelkörpers. Die beiden Foveae bilden einen stumpfen Winkel, der am Schnittpräparat (Abb. 14) deutlich zu erkennen ist. Zwischen den beiden Foveae liegt in der Tiefe der Discus intervertebralis. Die korrespondierenden Facetten (12) des Rippenkopfs (10) sind leicht konvex und stehen abgewinkelt zueinander, so daß sie sich der Gelenkpfanne anpassen.

Ein Ligamentum capitis costae intraarticulare (8) entspringt zwischen den beiden Foveae an der Spitze des Rippenkopfs und inseriert an der Zwischenwirbelscheibe. Es unterteilt das von einer Kapsel (9) umschlossene Gelenk in eine obere (12) und untere (13) Kammer. Die Gelenkkapsel wird durch das Ligamentum capitis costae radiatum verstärkt, das drei Bandzüge erkennen läßt. Kranialer (14) und kaudaler Bandzug (15) ziehen an den korrespondierenden Wirbelkörper heran; ein mittlerer Zug (10) erreicht den Faserring (2) der Zwischenwirbelscheibe.

In der Articulatio costotransversaria (ebenfalls ein echtes Gelenk) gelenken zwei ovaläre Knorpelflächen miteinander. Die eine liegt an der Spitze des Querfortsatzes (18), die andere am Tuberculum costae (19). Das Gelenk wird von einer Kapsel (20) umschlossen, die von drei Ligamenta costotransversaria verstärkt wird.

- Das Ligamentum costotransversarium (23) zieht als kurzes, kräftiges Band vom Querfortsatz an die rückwärtige Seite des Rippenhalses.
- Ein Ligamentum costotransversarium laterale (21) verbindet als rechteckige, 1 bis 2 cm lange und 1 cm breite Bandplatte die Spitze des Querfortsatzes mit dem Tuberculum costae.
- Das Ligamentum costotransversarium superius (24) stellt ein quadratisches, sehr kräftiges Band (etwa 8 mm breit und 10 mm lang) dar, das sich zwischen der Unterkante des Querfortsatzes und der Oberkante des Halses der nächstunteren Rippe ausspannt.

In den Abbildungen erkennt man weiterhin den Nucleus pulposus (1) und den Annulus fibrosus (2) der Zwischenwirbelscheibe, die Facetten (3) der Wirbelbogengelenke sowie deren Kapseln (4).

Faßt man zusammen, so sind die meisten Rippen durch zwei Gelenke mit der Wirbelsäule verbunden, wobei beide Artikulationen durch straffe Bänder gesichert werden.

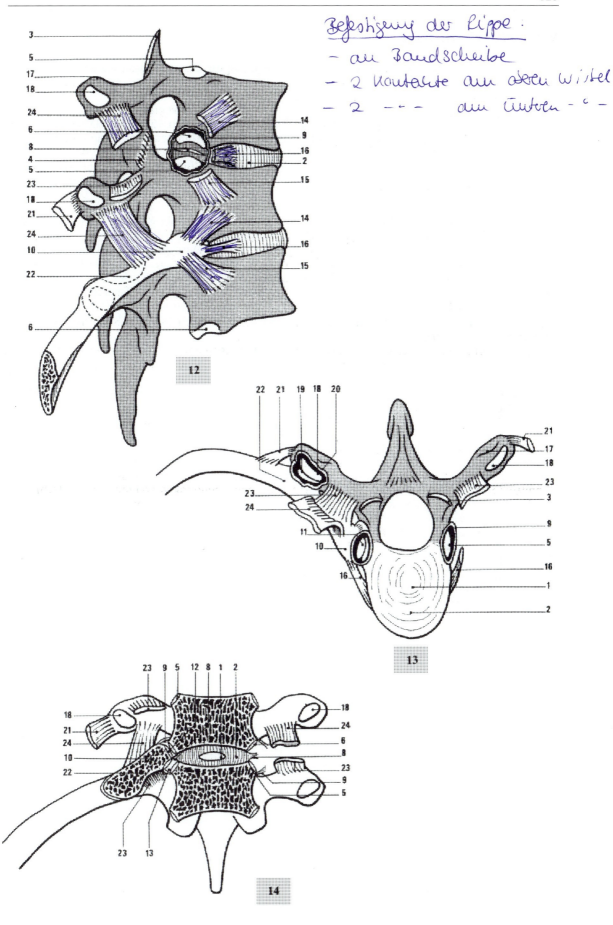

Bewegungen der Rippen

Rippenkopf und Rippenhöckergelenk sind mechanisch zwangsläufig gekoppelt; eine Bewegung kann nur um eine gemeinsame Achse erfolgen, die durch das Drehzentrum beider Gelenke hindurchzieht (Abb. 15). Diese Achse ist in der Abbildung links (XX') und rechts (YY') eingezeichnet. Die Rippe ist scharnierartig an den beiden Punkten O und O' (linke Seite) an der Wirbelsäule befestigt. Der Verlauf der Achse zur sagittalen Ebene legt die Richtung der Rippenbewegung fest. Bei den kaudalen Rippen (linke Abbildungshälfte) ist die Achse XX' fast parallel zur sagittalen Ebene, folglich kommt es bei einer Rippenhebung zu einer hauptsächlichen Erweiterung des Brustkorbes in der Transversalen (1). Dreht sich die Rippe um ihre Achse (Abb. 17), dann beschreibt sie einen Kreisabschnitt mit dem Zentrum O. Sie steht jetzt weniger schräg, fast transversal; ihr lateraler Abschnitt bewegt

sich um die Distanz l nach außen. Das Resultat ist eine Vergrößerung des queren Durchmessers der unteren Thoraxapertur.

Die für die kranialen Rippen maßgebliche Achse YY' hingegen (Abb. 15, rechte Hälfte) läuft eher parallel der frontalen Ebene. Die Rippenhebung führt zu einer Vergrößerung des sagittalen Brustkorbdurchmessers um die Strecke a. Hebt sich der ventrale Rippenabschnitt um den Betrag h, dann verlagert er sich um die Distanz a nach vorn (Abb. 16).

Folglich wird bei der gleichzeitigen Hebung aller Rippen der quere Durchmesser des unteren und der sagittale Durchmesser des oberen Brustkorbbereiches vergrößert. Im mittleren Thoraxbereich verläuft die Achse der Gelenke in einem Winkel von etwa 45° zur Sagittalen, so daß hier transversaler und sagittaler Durchmesser gleichermaßen vergrößert werden.

131

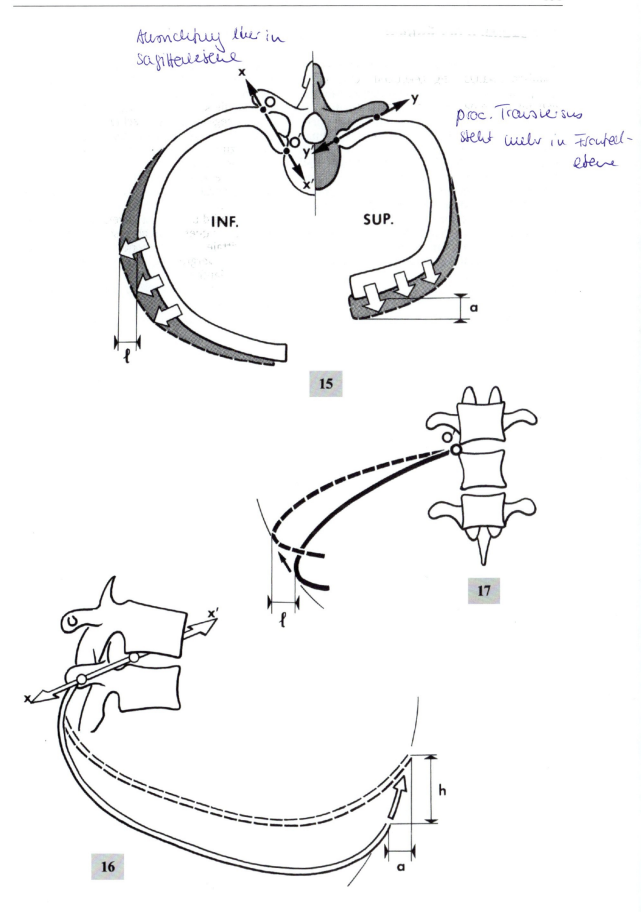

Ausrichtung liegt in
Sagittalebene

proc. Transversus
steht mehr in Frontal-
ebene

15

17

16

Bewegungen des Rippenknorpels und des Brustbeins

Bis jetzt sind nur Bewegungen der Rippe beschrieben worden, die um die den beiden Wirbelsäulengelenken gemeinsame Achse erfolgen. Es müssen jedoch auch die Bewegungen der Rippe gegenüber dem Sternum und den Rippenknorpeln berücksichtigt werden. Analysiert man die Rippenbewegung von kranial (Abb. 18) und von ventral (Abb. 19), so ist zum einen festzustellen, daß die seitlichen Rippenpartien um die Höhe h angehoben werden und um die Distanz l nach außen wandern. Der ventrale Rippenabschnitt hebt sich um den Betrag h und entfernt sich um die Distanz l' von der Symmetrieebene. Die beiden letztgenannten Strecken sind etwas länger als die erstgenannten. Gleichzeitig hebt

sich das Brustbein, der Rippenknorpel nähert sich der Horizontalen. Er bildet mit seiner Ausgangslage den Winkel a. Diese Bewegung des Rippenknorpels gegenüber dem Sternum findet in der Articulatio sternocostalis statt. Zugleich kommt es zu einer Bewegung am Knorpelknochenübergang der Rippe. Hierauf wird noch eingegangen werden.

Bei Hebung der Rippe (Abb. 18, rechte Seite) findet die größte Weitung des Brustkorbs in Höhe des Punktes m statt. Der Punkt kennzeichnet den Rippenabschnitt, der am weitesten von der Achse XX' entfernt ist. In Abhängigkeit von der Ausrichtung der Achse XX' verlagert sich der Punkt m auf der Rippe.

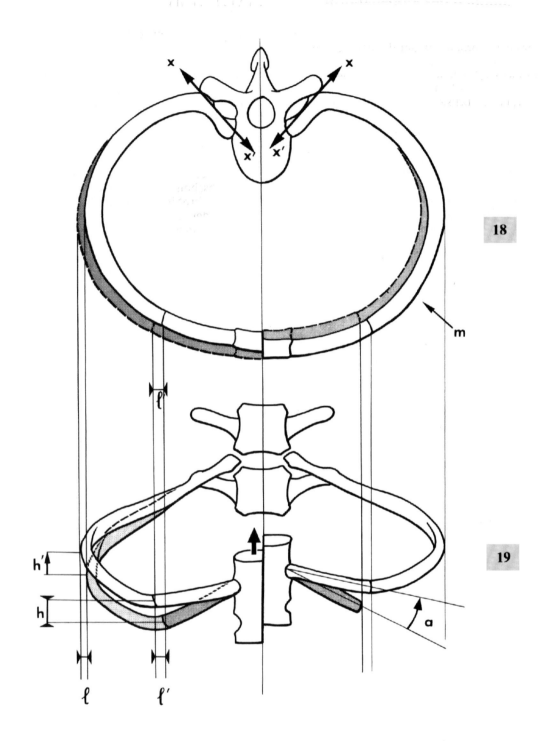

Gestaltveränderung des Thorax in der sagittalen Ebene bei der Inspiration

Nimmt man an, die Wirbelsäule sei bei der Inspiration starr (Abb. 20), dann ist die Gestaltveränderung, die das Fünfeck des Brustkorbs (gebildet von Wirbelsäule, erster Rippe, Sternum, Knorpel- und Knochenteil der zehnten Rippe) erfährt, folgende:

- Die um den Punkt O bewegliche erste Rippe steigt nach kranial, ihr ventrales Ende beschreibt den Kreisabschnitt AA′.
- Durch die Hebung der ersten Rippe verlagert sich das Brustbein von AB nach A′B′.
- Diese Bewegung des Brustbeins ist keine Parallelverschiebung, da im unteren Thoraxbereich vorzugsweise der quere, im oberen jedoch der sagittale Durchmesser zunimmt. Der Winkel a, den das Brustbein mit der Vertikalen bildet, wird etwas kleiner. Gleichzeitig ist der Winkel OA′B′ zwischen erster Rippe und dem Sternum verkleinert. Die Verminderung dieses

sternokostalen Winkels geht mit einer Torsion des Rippenknorpels einher (s. S. 154).

- Die zehnte Rippe bewegt sich um den Drehpunkt Q ebenfalls nach oben, das ventrale Ende verlagert sich auf einen Kreisbogen von C nach C′.
- Der Knorpel der zehnten Rippe verlagert sich von CB nach C′B′ fast in Form einer Parallelverschiebung. Der Winkel C′ ist um den Betrag c größer als der Winkel C. Der Winkel c wiederum ist gleich dem Winkel C′QC, der das Maß der Anhebung der zehnten Rippe angibt. Der Winkel C′B′A′ zwischen Rippe und Rippenknorpel ist ebenfalls größer als der Winkel CBA. Auch bei dieser Winkelvergrößerung kommt es zur Torsion des Rippenknorpels. Ganz generell ist die Verdrehbarkeit der Rippenknorpel entscheidend für die Elastizität des Brustkorbes.

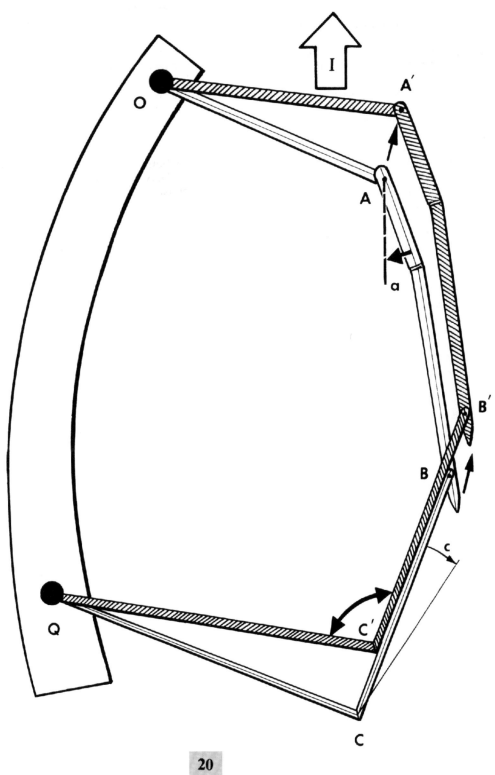

20

Funktion der Interkostalmuskeln und des M. transversus thoracis

Eine Dorsalansicht des Thorax und der Wirbelsäule (Abb. 21, Ausschnitt) läßt drei Gruppen von Muskeln erkennen:

- Die Mm. levatores costarum (L) entspringen an den Querfortsatzspitzen und inserieren an der Oberkante der nächstunteren Rippe. Durch ihre Kontraktion werden die Rippen gehoben.*
- Die Mm. intercostales externi (E) haben die gleiche Faserrichtung wie die Mm. levatores costarum (schräg von hinten-oben nach vorn-unten). Sie sind Rippenheber, wirken also inspiratorisch.
- Die Mm. intercostales interni (I), deren Fasern schräg von dorsal-kaudal nach ventral-kranial ziehen, sind exspiratorisch wirkende Rippensenker.

Die Wirkungsweise der Interkostalmuskulatur wird durch das Schema von HAMBERGER verdeutlicht.

- Die Funktion der Mm. intercostales externi (Abb. 22) wird sofort verständlich, wenn man erkennt, daß die Muskelfasern als lange Diagonale durch das Parallelogramm OO'BA ziehen. Das Parallelogramm wird von Wirbelsäule, Rippen und Sternum gebildet. Kontrahieren sich die Muskelfasern (E), dann verkürzt sich die Diagonale um r. Das Parallelogramm verformt sich; setzt man voraus, daß O und O' unbewegt bleiben, dann wandert A_1 nach A_2 und B_1 nach B_2. Folglich heben die Mm. intercostales externi die Rippen, sie wirken inspiratorisch.

Die Wirkung der Mm. intercostales interni (Abb. 23) ist ähnlich zu veranschaulichen. Die Fasern laufen nun parallel der kurzen Diagonale durch das Parallelogramm. Bei einer Kontraktion (I) verkürzt sich die Diagonale $O'A_1$ um r'. Es wird A_1 nach A_2 und B_1 nach B_2 wandern, vorausgesetzt, daß die Seite OO' des Parallelogramms fixiert ist. Durch die Kontraktion der Mm. intercostales interni werden die Rippen gesenkt, die Muskeln wirken exspiratorisch. Elektromyographische Befunde unterstützen die Modellversuche von HAMBERGER. Der M. transversus thoracis ist ein relativ wenig untersuchter Muskel. Aufgrund seiner versteckten, retrosternalen Lage (Abb. 24) wird ihm nur selten Aufmerksamkeit geschenkt. Er entspringt auf der Innenseite des Thorax an den Rippenknorpeln II–VI und inseriert, schräg nach unten medial ziehend, am Seitenrand des Brustbeins. Durch seine Kontraktion werden die Rippenknorpel in Relation zum Brustbein gesenkt. Wie bereits erwähnt (Abb. 19), wird der Rippenknorpel bei der Inspiration angehoben und bei der Exspiration gesenkt. Der Muskel wirkt folglich exspiratorisch.

---

* Anm. des Übersetzers: Die Funktion der Muskeln ist noch nicht eindeutig geklärt. Vermutlich wirken sie nicht als Rippenheber, sondern als Rotatoren der Wirbelsäule.

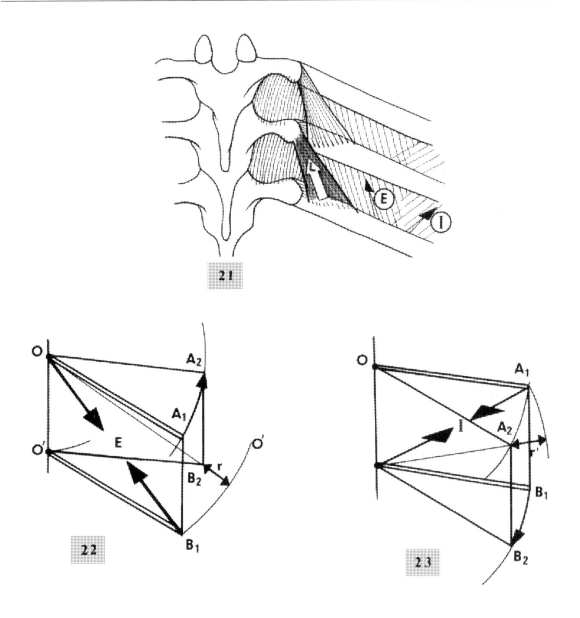

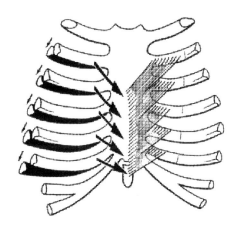

Das Zwerchfell und seine Funktion

Das Zwerchfell (Diaphragma) schließt als kuppelartiges Muskelsehnenelement den Brustraum nach kaudal ab. Es trennt die Brust von der Bauchhöhle. Die Ansicht von lateral (Abb. 25) zeigt, daß diese Kuppel dorsal wesentlich weiter nach kaudal reicht als ventral. Kranial liegt das Centrum tendineum (1); von diesem strahlen Muskelfaserbündel (2) an den Rahmen der unteren Thoraxapertur. Die Muskelfasern sind an den Rippenknorpeln, an den Enden der 11. und 12. Rippe, am Arcus costalis und an der Wirbelsäule fixiert. An der Wirbelsäule entspringt das Zwerchfell mit zwei Schenkeln (Crus sinistrum, 3; Crus dextrum, 4). Anteile des rechten und linken Schenkels haben die Psoasarkade (Lig. arcuatum mediale, 7) und die Quadratusarkade (Lig. arcuatum laterale, 8) als Ursprung. Dies wird deutlich in einer Ventralansicht (Abb. 26), die die konvexe thorakale und, in Höhe der lumbalen Schenkel, die konkave abdominale Fläche des Zwerchfells zeigt. Zu sehen sind der Hiatus oesophageus (6) und der Aortenschlitz, Hiatus aorticus (5). Die Durchtrittsstelle der unteren Hohlvene ist nicht sichtbar. Kontrahieren sich die Muskelfasern des Zwerchfells, dann sinkt das Centrum tendineum, der vertikale Durchmesser des Brustraums vergrößert sich. Man kann das Zwerchfell grob mit einem Stempel vergleichen, der in einem Zylinder gleitet. Die Absenkung des Zwerchfells wird sehr bald durch eine anwachsende Spannung mediastinaler Organe und durch die Baucheingeweide gestoppt. Jetzt (Abb. 27) wird das Centrum tendineum zum Punctum fixum (großer weißer Pfeil), die vom Centrum ausgehenden Muskelfasern (kleiner weißer Pfeil) heben die unteren Rippen an. Nimmt man an, der Punkt P sei unbeweglich und die Rippe dreht sich um den Punkt O, dann beschreibt ihr Ende einen Kreisabschnitt AB. Die Muskelfasern verkürzen sich um die Strecke A′B. Indem das Diaphragma die unteren Rippen anhebt, vergrößert es den queren Durchmesser des unteren Thoraxabschnitts. Gleichzeitig hebt es allerdings über das Sternum auch die oberen Rippen und erweitert somit auch den sagittalen Thoraxdiameter. Das Zwerchfell ist als essentieller Atemmuskel zu betrachten, da es alle drei Durchmesser der Brusthöhle erweitert.

- Es vergrößert den vertikalen Durchmesser, da das Centrum tendineum absinkt.
- Der transversale Durchmesser wird durch die Hebung der unteren Rippen vergrößert.
- Vermittels des Brustbeins werden die oberen Rippen angehoben, der sagittale Durchmesser wächst an.

Zusammenfassend läßt sich die große Bedeutung des Zwerchfells für die Atmung feststellen.

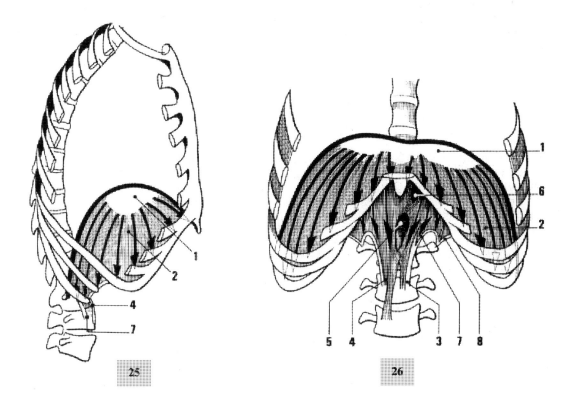

25

26

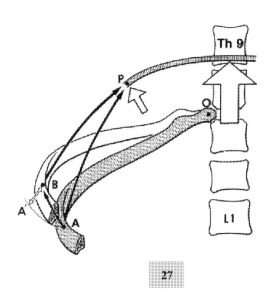

27

Atemmuskeln

Die Atemmuskulatur setzt sich grundsätzlich aus einer inspiratorisch wirkenden Gruppe (sie hebt Rippen und Sternum) und einer exspiratorisch tätigen Gruppe (sie senkt Rippen und Sternum) zusammen. Innerhalb dieser beiden Gruppen kann man zwischen Atem- und Atemhilfsmuskeln* unterscheiden. Atemhilfsmuskeln kommen meist nur dann zum Einsatz, wenn besonders kräftige und weiträumige Atembewegungen erfolgen. Es kann demnach eine Untergliederung der Atemmuskeln in insgesamt vier Gruppen vorgenommen werden.

Die erste Gruppe setzt sich aus den Mm. intercostales externi und dem Diaphragma als Inspirationsmuskeln zusammen.

Die zweite Gruppe umfaßt die Inspirationshilfsmuskeln (sekundäre Inspirationsmuskulatur):

- Die Mm. sternocleidomastoideus (1), scaleni anterior (2), medius (3) und posterior (4) unterstützen die Inspiration. Hierzu müssen Kopf und Halswirbelsäule als Ursprungsorte dieser Muskeln fixiert werden (Abb. 28).
- Die Mm. pectorales major (4) und minor (5) wirken inspiratorisch, wenn Schultergürtel und obere Extremität in Abduktionsstellung fixiert werden (Abb. 30).
- Inspiratorisch wirken die kaudalen Anteile des M. serratus anterior (6) und der M. latissimus dorsi (10), wenn der Arm maximal abduziert ist (Abb. 29).
- Der M. serratus posterior superior (11) unterstützt die Einatmung.
- Die zervikalen Elemente des M. iliocostalis (12) können inspiratorisch wirken. Sie spannen sich zwischen den letzten fünf zervikalen Querfortsätzen und den ersten sechs Rippen aus; sie haben einen den Mm. levatores costarum ähnlichen Faserverlauf.

Die dritte Gruppe besteht aus den Exspirationsmuskeln, nur durch die Mm. intercostales interni repräsentiert. Die normale Ausatmung ist ein rein passiver Vorgang, bei dem der Thorax in seine Ruhelage zurückkehrt. Entscheidend ist die Elastizität der Knochen-Knorpelelemente und des Lungenparenchyms. Die für die Ausatmung erforderliche Energie wird von den Inspirationsmuskeln geliefert und von den elastischen Elementen des Brustkorbs und der Lungen gespeichert. Die wichtige Funktion, die dabei die Rippenknorpel haben, wird noch erläutert werden. Beim aufrechten Stand schließlich wirkt, was zu betonen ist, auch die Schwerkraft, die Rippen sinken bereits durch ihr eigenes Gewicht. Die vierte Gruppe setzt sich aus Muskeln zusammen, die die Exspiration unterstützen. Es sind wichtige und sehr kräftige Muskeln, mit deren Hilfe forciert ausgeatmet und der intraabdominelle Druck erhöht werden kann.

Der M. rectus abdominis (7), die Mm. obliqui abdominis externus (8) und internus (9) als Bauchmuskeln senken kraftvoll die untere Thoraxapertur.

Im thorakolumbalen Rückenbereich liegen als exspiratorisch wirksame Muskeln der lumbale Teil des M. iliocostalis (13), der M. longissimus (14), der M. serratus posterior inferior (15)** und der M. quadratus lumborum (nicht dargestellt).

---

* Anm. des Übersetzers: Diese Unterscheidung ist nur aus didaktischen Gründen vorzunehmen.
** Anm. des Übersetzers: Der Muskel wirkt inspiratorisch, da er gegen den Zug des Zwerchfells die untere Thoraxapertur weitet.

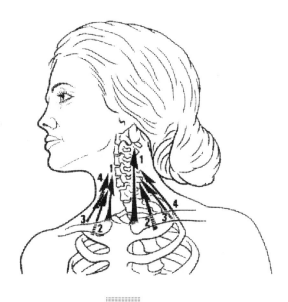

28

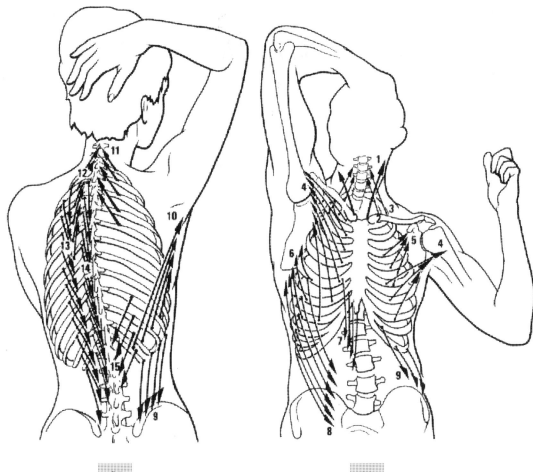

29
30

Zwerchfell und Bauchmuskeln als Antagonisten und Synergisten

Das Diaphragma ist, wie bereits erwähnt, der entscheidende Inspirationsmuskel; die Bauchmuskeln sind kräftige exspiratorische Muskeln, die eine forcierte Ausatmung ermöglichen. Obwohl offensichtlich die Muskeln antagonistisch arbeiten, so sind sie doch gleichzeitig auch Synergisten. Die Wirkung des Zwerchfells wäre bei Nichtvorhandensein der Bauchmuskeln weniger effektiv.

Bei der Einatmung (Abb. 31, laterale, Abb. 32, ventrale Ansicht) sinkt das Centrum tendineum des Zwerchfells; der vertikale Durchmesser des Brustraumes wird größer. Die mediastinalen Organe geraten unter Zug (M), die Bauchorgane leisten Widerstand (D), so daß die Bewegung des Zwerchfells gestoppt wird. Die abdominalen Organe werden von den kräftigen Bauchmuskeln (Mm. recti, R; Mm. transversi, T; Mm. obliqui internus, OI, und externus, OE) korsettartig umgurtet. Ohne diese Muskeln würden die Baucheingeweide nach unten und vorn verlagert. Das Centrum tendineum würde nicht stabilisiert, das Diaphragma wäre nicht in der Lage, die unteren Rippen zu heben. Diese antagonistisch-synergistische Wirkung der Bauchmuskeln ist wesentlich für die Effizienz der Zwerchfellarbeit. Dies wird deutlich bei bestimmten Krankheiten, so z. B. bei der Poliomyelitis, bei der durch eine Läh-

mung der Bauchwandmuskulatur die Funktion des Zwerchfells gemindert ist.

Bei der Ausatmung (Abb. 33, Lateralansicht; Abb. 34, Ventralansicht) erschlafft das Zwerchfell; die sich kontrahierenden Bauchmuskeln senken die untere Thoraxapertur. Querer und sagittaler Durchmesser des Bauchraums verkleinern sich. Durch den gesteigerten intraabdominellen Druck werden die Baucheingeweide nach kranial verlagert, das Centrum tendineum steigt nach oben. Hierdurch wird der vertikale Brustraumdurchmesser kleiner, der Recessus costadiaphragmaticus „schließt" sich beidseits. In dieser Form wirken die Bauchmuskeln ausschließlich als Antagonisten des Zwerchfells, da sie alle drei Durchmesser des Brustraums verkleinern.

Das Verhalten von Zwerchfell und Bauchmuskeln kann wie folgt charakterisiert werden (Abb. 35). Beide Muskelgruppen zeigen stets eine Kontraktion, die Tonusänderung ist allerdings eine gegenläufige. Bei der Einatmung verstärkt sich die Kontraktion des Zwerchfells, die der Bauchmuskeln vermindert sich. Bei der Ausatmung sind die Verhältnisse umgekehrt; die Bauchmuskeln kontrahieren sich zunehmend, der Zwerchfelltonus nimmt ab. Es stellt sich ein fließendes Gleichgewicht ein, das das antagonistisch-synergistische Spiel der Muskeln widerspiegelt.

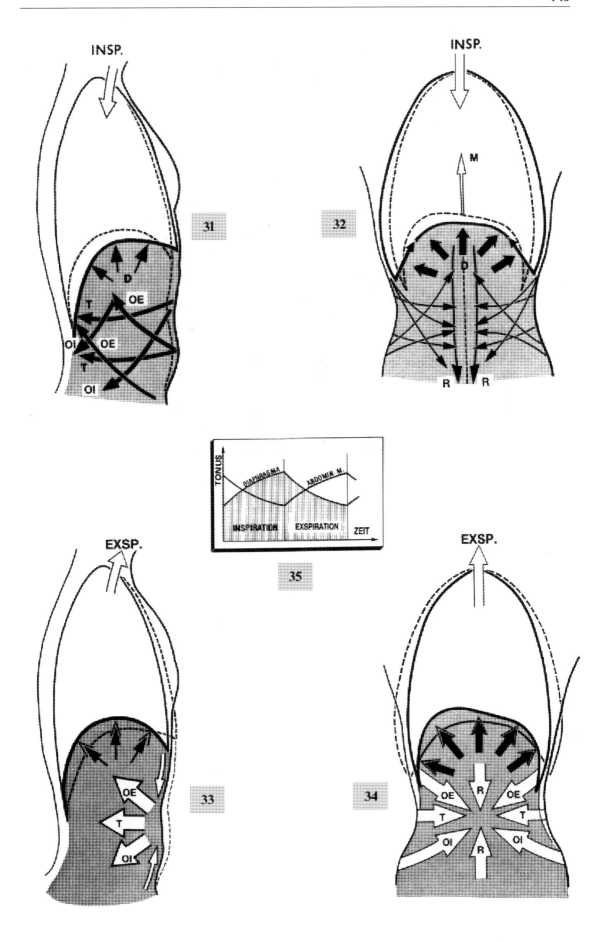

Luftströmung in den Atemwegen

Die Strömung der Luft in den Atemwegen kann sehr anschaulich durch den bekannten Versuch von FUNCK demonstriert werden (Abb. 36 und 37). Man ersetzt den Boden eines Glasbehälters durch eine wasserdichte, elastische Membran. Der im Innern der Flasche befindliche Gummiballon steht mit der Außenwelt durch eine Röhre in Verbindung, die durch den Stopfen der Flasche führt. Durch Bewegungen der elastischen Membran kann der Ballon aufgebläht oder zum Kollabieren gebracht werden. Bei Zug an der Membran (Abb. 37) vergrößert sich das Volumen der Flasche um V, der Binnendruck sinkt unter den atmosphärischen Druck. Es strömt ein Luftvolumen, das der Kapazitätsvergrößerung V entspricht, in den Ballon ein. Der einfache Versuch demonstriert den Vorgang der Einatmung.

Wird die Membran losgelassen (Abb. 36), dann kehrt sie in ihre Ausgangslage zurück. Das Volumen der Flasche verringert sich um den Anteil V, der Binnendruck steigt an. Die im Ballon befindliche Luft wird durch die Röhre nach außen getrieben (Vorgang der Ausatmung).

Der Mechanismus der Atmung basiert auf der Vergrößerung oder Verkleinerung des Brustraumvolumens (Abb. 38). Betrachtet man den Brustkorb als glockenförmigen Körper mit der Basis ACBD, dann ist ein transversaler Durchmesser CD, ein sagittaler AB und ein vertikaler Durchmesser SP definierbar. Bei Einsatz der Inspirationsmuskeln (insbesondere des Zwerchfells) werden alle Durchmesser vergrößert, der Glockenkörper bekommt die Basis A′C′B′D′. Der sagittale Durchmesser A′B′ ist größer als AB, C′D′ ist größer als CD und SP′ ist größer als SP. Der Unterschied zum Versuch von FUNCK besteht darin, daß alle Durchmesser des Raumes gleichzeitig vergrößert werden. Dennoch sind Teile der Versuchsapparatur mit Abschnitten des Atemtraktes vergleichbar (Abb. 39). Die Röhre entspricht der Trachea, der Gummiballon repräsentiert die Lungen. Die elastische Membran stellt das Diaphragma dar. Zwei Dinge müssen allerdings hervorgehoben werden:

- Zum einen füllen die Lungen fast den gesamten Brustraum aus. Ihre Verbindung mit der Brustwand wird über den kapillären Spalt zwischen den Pleurablättern gewährleistet. Die beiden Blätter haften aneinander, erlauben aber gleichzeitig auch eine Verschiebung gegeneinander. Brustwand und Lungen sind sicher miteinander verknüpft, gleichzeitig aber gegeneinander beweglich.

- Bei der Einatmung sinkt der intrapulmonale Druck, er wird negativ zum Außendruck und zum Druck in der Bauchhöhle. Es resultiert ein Lufteinstrom über die Trachea in die Lungen; der venöse Fluß zum rechten Atrium (RA) des Herzens wird beschleunigt. Die Inspiration fördert demnach die Füllung des rechten Herzens und unterstützt den Gasaustausch, indem das venöse Blut über den Lungenkreislauf in die Kapillaren des Lungenparenchyms gebracht wird. Die Einatmung stellt zum einen die Luftströmung, zum anderen die Lungendurchblutung sicher.

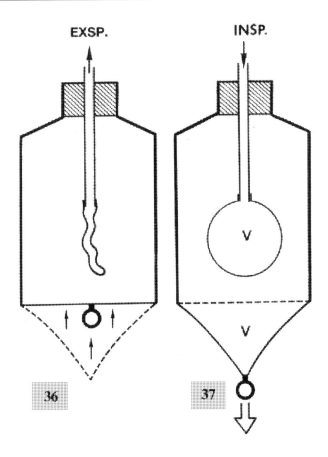

EXSP.

INSP.

V

V

36

37

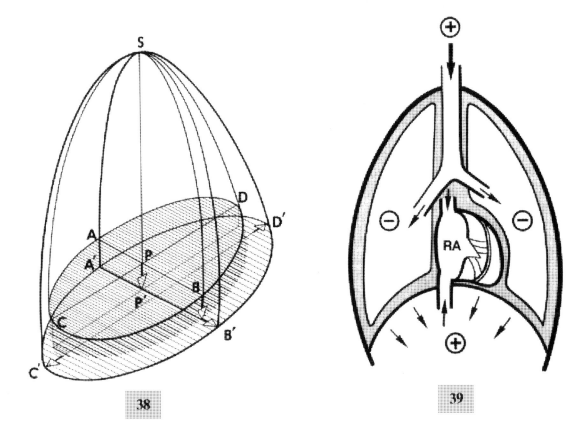

S

A
A'
P
P'
B
B'
C
C'
D
D'

38

RA

39

Lungenvolumina

Atem- oder Lungenvolumina sind jene Luftmengen, die bei den verschiedenen Phasen der Atmung und bei verschiedenen Atmungsformen bewegt werden.

Die unterschiedlichen Volumina sind als „Falten eines Akkordeons" dargestellt, so daß sie leicht miteinander vergleichbar sind. Bei ruhiger Atmung (Abb. 40) können folgende Volumina definiert werden.

- Die Luftmenge, die bei einer normalen In- und Exspiration gewechselt wird, macht als Atemzugvolumen (AZ) etwa einen halben Liter aus. Im Schema ist das Atemzugvolumen als graues Band (2) dargestellt, in das ein Abschnitt eines Spirogramms eingezeichnet ist.
- Wird am Ende einer normalen Inspiration noch weiter kräftig eingeatmet, dann strömen als sog. inspiratorisches Reservevolumen (IRV) noch etwa $1^1/_2$ Liter zusätzliche Luft in die Lungen.
- Die Summe von Atemzugvolumen und inspiratorischem Reservevolumen ergibt die Inspirationskapazität (IK) von 2 Litern.
- Das Volumen, das am Ende einer normalen Exspiration noch zusätzlich ausgeatmet werden kann, beträgt als exspiratorisches Reservevolumen (ERV) etwa $1^1/_2$ Liter.
- Faßt man Atemzugvolumen, inspiratorisches und exspiratorisches Reservevolumen zusammen, so ergibt sich die sog. Vitalkapazität (VK) von $3^1/_2$ Litern.
- Nach einer maximalen Exspiration verbleibt

noch etwa $^1/_2$ Liter Luft als sog. Residualvolumen (RV) in Lungen und Bronchien.
- Die funktionelle Residualkapazität (FRK) faßt das Residualvolumen und das exspiratorische Reservevolumen zusammen (2 Liter).
- Die Summe von Vitalkapazität und Residualvolumen schließlich ergibt die totale Lungenkapazität von 4 Litern.

Bei körperlicher Anstrengung (Abb. 41) verändern sich die an der totalen Lungenkapazität anteiligen Volumina.

- Unverändert bleibt allein das Residualvolumen, da es selbst bei maximaler Exspiration in den Atemwegen verbleibt.
- Mit steigender Atemfrequenz vergrößert sich das Atemzugvolumen (AZ) bis zu einem Maximum. Nimmt die Atemfrequenz weiterhin zu, dann verringert sich das Atemzugvolumen leicht. Als respiratorisches Atemminutenvolumen bezeichnet man das Produkt aus Atemfrequenz und Atemzugvolumen. Es kann bei körperlicher Anstrengung ein Maximum erreichen.
- Das exspiratorische Reservevolumen vergrößert sich beträchtlich; die Amplitude bei schneller, häufiger Atmung steht in Korrelation mit der größtmöglichen Erweiterung des Brustkorbes.
- Aus der Vergrößerung von Atemzug- und exspiratorischem Reservevolumen resultiert ein verringertes inspiratorisches Reservevolumen (IRV).

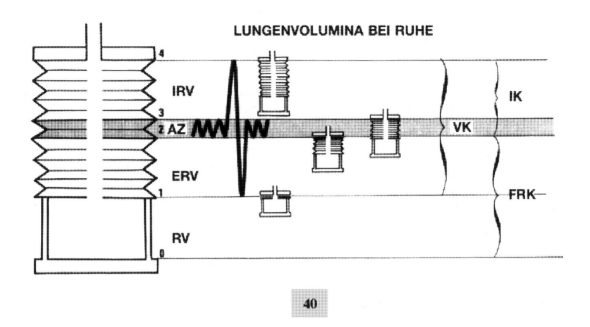

40

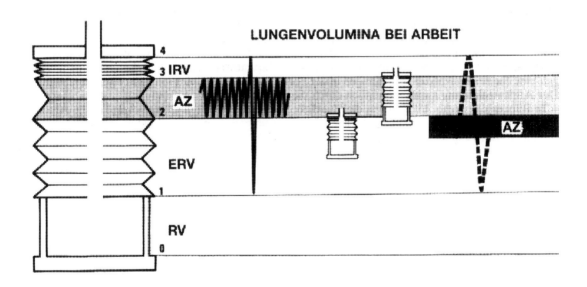

41

Pathophysiologie der Atmung – Atmungsformen

Die Atmung kann durch eine Vielzahl von Faktoren beeinträchtigt werden.

Der Versuch von FUNCK kann wie folgt modifiziert werden (Abb. 42). Ein Teil der Flaschenwand wird durch eine zweite elastische Membran ersetzt. Bei Zug an der Bodenmembran wird die Wandmembran um ein Volumen v eingestülpt. Die in den Ballon einströmende Luftmenge ist um V–v verringert. Bei einem traumatisierten Brustkorb kann sich diese pathologische Situation ergeben. Ein Teil der Brustwand folgt nicht mehr den Brustkorbbewegungen, er wird bei der Einatmung angesogen. Es resultiert eine paradoxe Atmung, die Ventilation der betreffenden Lunge ist verringert, Atemnot stellt sich ein. Ist der Pleuraspalt über eine Wunde mit der Außenwelt verbunden, dann kollabiert die Lunge durch Entspannung ihrer elastischen Elemente. Mit jedem Atemzug gelangt Luft in den Pleuraspalt, es resultiert ein traumatisch bedingter Pneumothorax. Es besteht akute Atemnot, ventiliert wird allenthalben nur noch die nicht betroffene, kontralaterale Lunge.

In Abb. 43 sind schematisch Faktoren dargestellt, die den Gasaustausch in den Lungen beeinträchtigen können:

* Beim Pneumothorax (1) enthält der Pleuraspalt Luft. Diese kann über eine pleuropulmonale Fistel, einen rupturierten Bronchus oder über eine geplatzte subpleurale Emphysemblase eingedrungen sein. Inneres und äußeres Pleurablatt haften nicht mehr aneinander.
* Bei einem Hämato- oder Hydrothorax sowie bei einem Pleuraerguß (2), der sich basal sammelt, kollabiert die Lunge und wird funktionsuntüchtig.
* Brustwand ist traumatisiert (4).
* Sekundäre Atelektase (5) bei Bronchusverlegung. Im Schema ist der linke obere Lungenlappen durch Obstruktion des Lappenbronchus betroffen.
* Pleuraverschwartung (6) als Folge einer Pleuritis, eines Pyo- oder Hämatothorax. Die Verhärtung der Pleura schnürt die Lunge ein und macht eine inspiratorische Erweiterung unmöglich.

* Eine akute Magendilatation (7) behindert die Zwerchfellabsenkung.
* Eine Aufblähung des Dickdarmes (8) drückt das Zwerchfell nach kranial.
* Zwerchfellähmung (Abb. 44); der linke N. phrenicus ist durchtrennt, die linke Zwerchfellkuppel ist gelähmt. Sie zeigt paradoxe Bewegungen in der Form, daß sie bei Inspiration nicht ab-, sondern ansteigt. Der Atemmechanismus wird wesentlich durch die Lage des Körpers beeinflußt.
* In Rückenlage (Abb. 45) drängen die Baucheingeweide das Zwerchfell nach kranial, die Atmung ist erschwert. Das Atemzugvolumen ist im Schema (s. vorige Seite) auf Kosten des inspiratorischen Reservevolumens nach oben verlagert. Deutlich zeigt sich dies bei einer Allgemeinnarkose oder Applikation von auf die Atemmuskulatur wirkenden Relaxantien.
* In Seitenlage (Abb. 46) wird das Zwerchfell vor allem in der unteren, aufliegenden Körperhälfte nach kranial gedrückt. Die untere Lunge wird wesentlich schlechter als die obere ventiliert; hinzu kommt eine verminderte Durchblutung. Der Anästhesist meidet diese Körperlagerung streng.

Alter und Geschlecht haben Einfluß auf die Atmung (Abb. 47). Bei Frauen überwiegt die Brustatmung.* Es bewegt sich hauptsächlich der obere Brustkorb, dessen sagittaler Durchmesser wächst. Das Kleinkind zeigt (bis zum Alter von 3 Jahren ausschließlich) eine Bauchatmung, der Mann eine gemischte Atmung. Bei alten Individuen (Abb. 48) wird die Atmung durch die akzentuierte Kyphose der Brustwirbelsäule und durch die Hypotonie der Bauchmuskulatur modifiziert. Die verstärkte Brustwirbelsäulenkrümmung bedingt, daß die oberen Rippen zusammenrücken und sich nur noch gering bewegen können. Die oberen Lungenlappen werden kaum noch ventiliert, die Atmung ist nahezu ganz abdominal.

---

* Anm. des Übersetzers: In der geschilderten Form nur bei der schwangeren Frau.

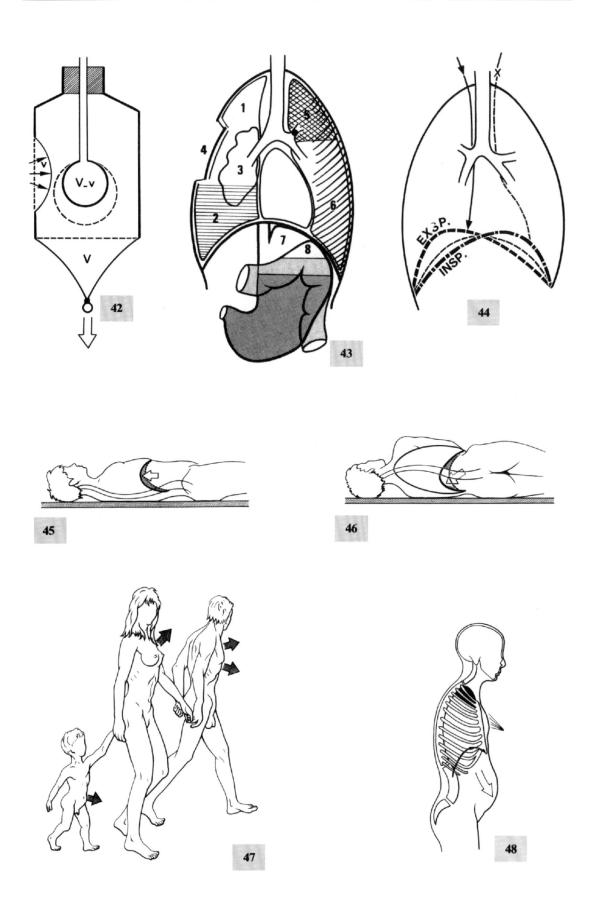

Totraum

Der Totraum enthält ein Luftvolumen, das nicht am Gasaustausch beteiligt ist. In der Darstellung der Lungenvolumina in Form eines Akkordeons (Abb. 49) ist der Totraum durch eine nach oben und unten offene Hohlkugel (T.R) beträchtlich vergrößert. Geht man davon aus, daß einerseits das Atemzugvolumen 500 ml beträgt und andererseits die Hohlkugel samt anschließender Röhre genau 500 ml fassen soll, dann erfolgt bei der Atmung ein Luftstrom allein innerhalb des Totraums; ein Luftaustausch findet nicht statt.

Das Beispiel des Tauchers veranschaulicht die Verhältnisse noch einfacher (Abb. 51). Der Taucher soll mit der Wasseroberfläche mittels eines Schlauches verbunden sein und durch diesen atmen. Entspricht das Volumen des Schlauches selbst bei maximaler Atmung seinem Atemzugvolumen, dann wird er keine frische Luft inspirieren können. Bei jeder Einatmung inspiriert er die Luft, die er vorweg selbst exspiriert hat. Er wird schnell den Tod finden (Asphyxie), wie es gelegentlich in der Pionierzeit des Tauchens vorgekommen ist.* Das Problem ist zu lösen, indem frische Atemluft über einen Schlauch zugeführt wird und die verbrauchte Luft über ein Ventil im Helm entweicht.

Der anatomische Totraum (Abb. 50) ist als Volumen der Atemwege definiert. Er umfaßt Nasen- und Mundraum, Luftröhre, Bronchi und Bronchioli. Das Volumen liegt bei 150 ml, d. h., bei normaler Atmung sind es nur 350 ml Luft, die im Bereich der Alveolen für den Gasaustausch zur Verfügung stehen. Um den Gasaustausch effektiver zu machen, kann man entweder das inspiratorische oder exspiratorische Reservevolumen mobilisieren, oder aber den Totraum verringern. Die Tracheotomie (T) schafft eine direkte Verbindung zwischen Luftröhre und Außenluft, der Totraum wird um fast die Hälfte verkleinert. Allerdings ist die Tracheotomie nicht risikolos; man nimmt dem Bronchialbaum die oral gelegenen, natürlichen Schutzeinrichtungen und setzt ihn so der Gefahr von Infektionen aus.

Das schematische Bild des Akkordeons (Abb. 52) zeigt die Atemvolumina und den Effekt der Tracheotomie (T; Öffnungen an der Basis des Rohres).

Ein funktioneller Totraum (Abb. 53, TR') kann einem Segment der Lunge entsprechen, das zwar ventiliert, aber – verursacht durch eine Lungenembolie (LE) – nicht durchblutet wird. Die Ventilation des Segments ist nutzlos, der anatomische Totraum vergrößert sich um dieses Segment.

---

* Anm. des Übersetzers: Ab einer Wassertiefe von ca. 1,5 m wird die Inspiration auch durch den Wasserdruck unmöglich gemacht.

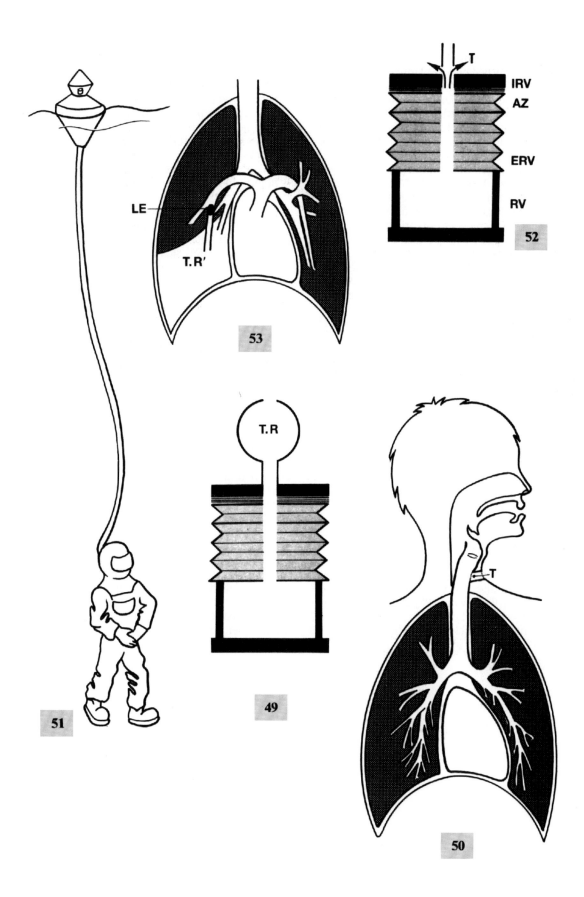

T

IRV
AZ
ERV
RV

52

LE

T.R'

53

T.R

49

T

50

51

Dehnbarkeit (Compliance) des Thorax

Die Compliance ist unmittelbar mit der Elastizität des Brustkorbes und der Lungen verknüpft.
Durch eine normale Exspiration (Abb. 54) gewinnen Brustkorb und Lungen einen Gleichgewichtszustand vergleichbar dem einer Feder, die nicht gedehnt oder komprimiert wird. Das Druckverhältnis zwischen alveolarer und atmosphärischer Luft ist ausgeglichen.
Bei einer forcierten Ausatmung (Abb. 55) werden die elastischen Elemente des Thorax komprimiert. Wird beispielsweise die den Brustkorb darstellende Feder durch einen Druck komprimiert, der +20 cm H_2O entspricht, dann übersteigt der intrapulmonale Druck den atmosphärischen. Es wird Luft über die Trachea nach außen abgegeben; der Brustkorb jedoch zeigt die Tendenz, seine Ruheposition wiederzugewinnen, so wie die Feder ihre Ausgangsposition zurückzugewinnen trachtet.
Bei einer forcierten Einatmung (Abb. 56) wird der Thorax (wie auch die Feder) gedehnt: es stellt sich ein intrathorakaler Unterdruck von –20 cm H_2O ein. Es wird Luft in die Lungen eingesogen; der Brustkorb allerdings wird durch seine angespannten elastischen Elemente wieder in seine Ruheposition gebracht.
Die Abhängigkeit des intrathorakalen Druckes vom thorakalen Volumen kann in Form von Compliance-Kurven dargestellt werden (Abb. 57).
Drei Kurvenverläufe sind eingezeichnet.
- Bei der Kurve T (Relaxationskurve) entspricht der Druck O dem Residualvolumen (V_R). Die Kurve T resultiert aus den Kurven S und P. Die Kurve P gibt das Verhältnis Lungendruck/Brustkorbvolumen, die Kurve S das Verhältnis Brustwanddruck/Brustkorbvolumen an. Bemerkenswert ist, daß bei entspanntem Thorax (korrespondierend mit dem Residualvolumen) die Drucke, die von den elastischen Komponenten der Brustwand (PS) und von den Lungen (PP) ausgeübt werden, gleich groß sind, aber unterschiedliches Vorzeichen haben.

- Bei V_3, wenn 70% der totalen Lungenkapazität ausgeschöpft sind, ist der thorakale Wanddruck gleich Null. Der meßbare Druck ist allein auf das Verhalten der elastischen Elemente der Lungen zurückzuführen (die Kurven P und T schneiden sich an diesem Punkt).
- Bei einem mittleren Volumen V_2 ist der Wanddruck genau halb so groß wie der Lungendruck, für die Kurve T ergibt sich an diesem Punkt ein Druck, der halb so groß ist wie der Lungendruck.
- Bei maximaler Exspiration haben die Lungen noch nicht ihre ganze Elastizität verloren, die Kurve läuft noch rechts der Nulldrucklinie aus. Dies erklärt, daß sich bei Eindringen von Luft in den Pleuraspalt die Lungen noch weiter bis zu einem Minimalvolumen (VP) kontrahieren.

Die Gesamtelastizität des Thorax (Abb. 58) wird verdeutlicht, indem zwei Federn kombiniert betrachtet werden. Die große Feder S stellt die Brustwand, die kleine Feder die Lungen dar (A). Die Brustwand beeinflußt die Lungen funktionell über die Pleura, die beiden Federn müssen folglich miteinander gekoppelt werden (B). Hierzu müssen diese aneinander angepaßt werden, d. h., die große Feder (S) muß komprimiert, die kleine Feder (P) gedehnt werden. Die beiden gekoppelten Federn können nun als eine Feder (C) angesehen werden, die die Gesamtelastizität (T) des Thorax darstellt. Wird die Verbindung zwischen Lungen und Brustwand aufgehoben, dann geht jede der beiden Federn in ihre Ausgangsposition zurück (A).
Die Compliance letztlich gibt die Beziehung an zwischen einem Luftvolumen und dem Wanddruck, der notwendig ist, um das Volumen zu bewegen. Repräsentativ für die Compliance ist der Mittelabschnitt der Kurven (Abb. 57). Es ist zu erkennen, daß die Dehnbarkeit der Lungen allein viel größer ist als die der Brustwand. Die Gesamtdehnbarkeit des Thorax ist die algebraische Summe der beiden.

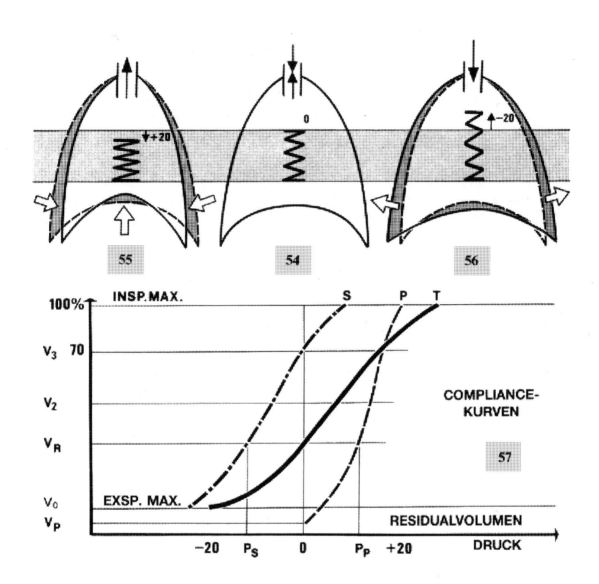

COMPLIANCE-KURVEN

57

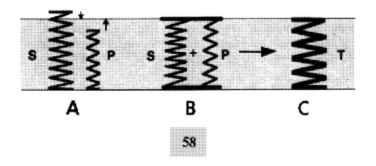

58

Elastizität der Rippenknorpel

Wie bereits erwähnt (Abb. 19 und 20), werden die Rippen bei der Inspiration torquiert, der Rippenknorpelwinkel verändert sich. Die Torquierung hat entscheidende Bedeutung für die Exspiration. Bei der Einatmung bleibt das posteriore Ende der Rippe durch die Rippenwirbelsäulengelenke und der Wirbelsäule fixiert (Abb. 59). Das Sternum wird angehoben, die Rippenknorpel werden in Richtung der Pfeile t und t' torquiert. Gleichzeitig ändert sich der Winkel zwischen Rippe/Knorpel (a) und Knorpel/Brustbein (zum leichteren Verständnis wird in der Abbildung davon ausgegangen, daß das Sternum unbewegt und die Wirbelsäule mobil sei).

Chondrokostale und sternokostale Verbindung sind schematisch (Abb. 60) als zapfenartige Gelenke dargestellt.

- Das mediale Knorpelende (3) ist am Brustbein (1) derart eingezapft (2), daß eine Bewegung in der Vertikalen, aber keine Drehbewegung möglich ist.
- Das laterale Knorpelende (5) ist kegelförmig gestaltet (in sagittaler Richtung abgeflacht)

und in eine entsprechende Aussparung des Rippenknochens eingepaßt. Bewegungen sind in der Vertikalen möglich, eine Rotation ist ausgeschlossen.

Senkt sich die Rippe bei der Inspiration relativ zum Brustbein, dann wird der Rippenknorpel um den Winkelbetrag t torquiert (Abb. 61). Er verhält sich ähnlich einer Drehfeder, die beim Automobil als Stoßdämpfer wirkt.

Verdreht man einen elastischen Stab um seine Längsachse, dann rufen die Torsionskräfte Spannungen hervor, die den Stab nach Wegnahme der äußeren Kräfte in seine ursprüngliche Form zurückführen. Vergleichbar wird die von den Inspirationsmuskeln aufgebrachte Kraft in den Rippenknorpeln gespeichert. Endet die Aktion der Muskeln, so bringen die Knorpel den Brustkorb in seine Ausgangslage zurück. Die Rippenknorpel des Jugendlichen sind sehr flexibel; mit zunehmendem Alter verkalken und verknöchern sie, so daß sie an Elastizität verlieren. Die Atemexkursionen werden eingeschränkt.

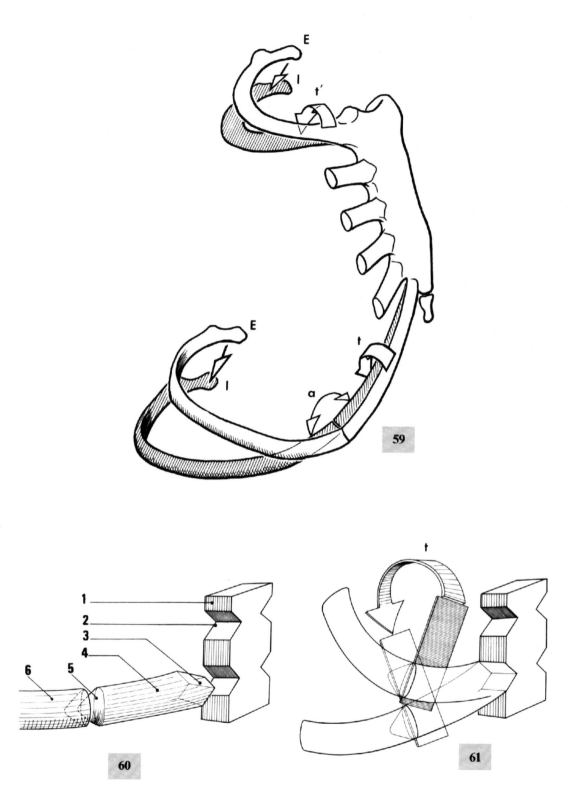

Hustenmechanismus – Verschluß der Stimmritze

Die in den Atemtrakt einströmende Luft wird in den Nasenhöhlen gefiltert, angefeuchtet und erwärmt. Prinzipiell ist sie frei von Fremdpartikeln, wenn sie in die Luftröhre und in die Bronchien gelangt. Gerät zufällig ein fremder Gegenstand in die Bronchien, dann wird er durch den Hustenvorgang wieder entfernt. Auch wird durch Husten Bronchialschleim, in dem sich kleine Partikel fangen, oralwärts befördert. Bis in Höhe der Stimmritze wird der Schleim durch Zilienschlag transportiert.

Der Hustenvorgang kann schematisch in drei Phasen gegliedert werden:

Phase I (Abb. 62) ist die Inspirationsphase. Durch ein tiefes Einatmen gelangt ein Großteil des inspiratorischen Reservevolumens in den Bronchialbaum und in die Alveolen. Bei einem solch tiefen Einatmen kann ein Gegenstand über die Stimmritze bis in die Bronchioli verschleppt werden.

Phase II (Abb. 63) ist die Druckphase, in der die Stimmritze geschlossen, die Interkostal- und vor allem die Bauchmuskeln kräftig kontrahiert werden. Der intrathorakale Druck wird beträchtlich erhöht.

Phase III (Abb. 64) ist der Exspirationsstoß. Während die Exspirationshilfsmuskeln kontrahiert bleiben, öffnet sich die Stimmritze schlagartig. Ein kräftiger, schneller Luftstrom verläßt den Tracheobronchialbaum. Er trägt Fremdkörper und Schleimansammlungen mit sich; diese gelangen durch die Stimmritze in den Rachen und werden abgehustet.

Ein effektvolles Husten hängt von folgenden Faktoren ab:

* Die Bauchmuskulatur muß voll funktionsfähig sein. In Fällen von Poliomyelitis, bei denen die Bauchmuskeln ausgefallen sind, oder auch nach Bauchoperationen, wenn jede Anspannung der Muskeln Schmerzen bereitet, ist das Husten nur schwach und reduziert möglich.

* Ein Verschluß der Stimmritze setzt eine normale und vollständige Funktion des Kehlkopfapparates voraus.

Das Husten läuft reflektorisch ab. Rezeptoren finden sich an der Bifurkation der Trachea und in der Pleura. Die afferenten Neurone des Reflexbogens laufen über die Nn. vagi, das Zentrum liegt in der Medulla oblongata. Die efferenten Neurone gelangen nicht nur an den Kehlkopf, sondern auch zur interkostalen und abdominalen Muskulatur.

Der Stimmritzenverschluß ist, wie bereits erwähnt, Voraussetzung für das Ablaufen des Hustenreflexes. Der Verschluß der Stimmritze erfolgt schematisch in folgender Weise (Abb. 65 und 66: die Bezifferungen in den beiden kranialen Aufsichten sind die gleichen wie die auf der folgenden Seite). Die Stimmritze ist, vom Pharynx betrachtet, dreieckig, die Spitze zeigt nach ventral (Abb. 65). Sie wird begrenzt von den beiden Stimmbändern (15), die sich zwischen der Innenseite des Schildknorpelbugs (3) und den Processus vocales (25) der Stellknorpel ausspannen. Die beiden Stellknorpel sitzen dem Ringknorpel (7; grau) auf. Sie sind mit ihm im Krikoarytänoidgelenk verbunden. Die Achse des Gelenks verläuft in grober Annäherung vertikal durch die Punkte O und O'. Kontrahieren sich die Mm. cricoarytaenoidei posteriores (13), dann drehen sich die Stellknorpel um die Achse O und O'. Die Processus vocales entfernen sich voneinander, die Stimmritze öffnet sich. Kontrahieren sich umgekehrt (Abb. 66) die Mm. cricoarytaenoidei laterales (16), dann werden die Stellknorpel in die andere Richtung gedreht. Die Processus vocales werden zusammengeführt (25), die Stimmbänder berühren sich (sie berühren sich nicht unmittelbar, sondern als epithelbedeckte Stimmfalten), die Stimmritze ist verschlossen.

(Weitere Details der Schemata werden auf der folgenden Seite erläutert.)

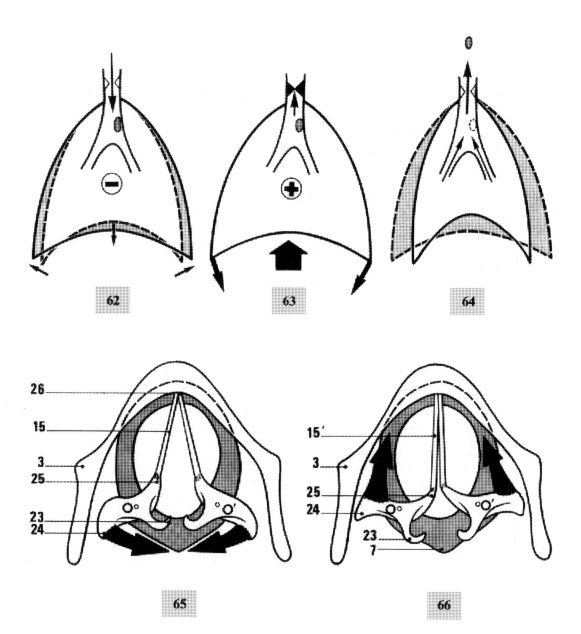

62

63

64

26

15

3

25

23

24

65

15'

3

25

24

23

7

66

Muskeln des Kehlkopfes – Schutzmechanismus für den Atemtrakt beim Schlucken

Der Kehlkopf erfüllt drei wichtige Funktionen. Er schließt die Stimmritze beim Husten, er schützt den Eingang in den Respirationstrakt beim Schlucken und ist Organ der Tonerzeugung.

Zum Verständnis dieser Funktionen soll die Anatomie des Kehlkopfes kurz beschrieben werden. Eine dorsolaterale Ansicht (Abb. 67) zeigt die gelenkigen Verbindungen der Kehlkopfknorpel.

- Die Cartilago cricoidea (6) hat die Form eines Siegelrings (Abb. 70). Die dorsale Lamina (7) trägt zwei Artikulationsflächen (22), die mit den Cornua inferiora der Cartilago thyroidea gelenken (5). Die Oberkante der Lamina trägt beiderseits eine Gelenkfacette (21), die mit den Stellknorpeln (Cartilago arytaenoidea) artikuliert.

- Von der Cartilago thyroidea ist die Innenseite der linken Lamina sichtbar (2). Die Vorderfläche der rechten Lamina ist durch die Linea obliqua (3) verdeckt. Nach kranial läuft diese Leiste im Cornu superius aus, das über das Ligamentum thyrohyoideum mit dem Zungenbein verbunden ist. Die beiden Laminae des Schildknorpels stoßen ventral winklig aufeinander. An der Innenseite des Schildknorpelbugs (Abb. 71) sind die Ligamenta vocalia fixiert (26).

- Die beiden pyramidenförmigen Cartilagines arytaenoideae sitzen rechts und links auf der Lamina des Ringknorpels. Sie besitzen je drei Fortsätze. Dem oberen Fortsatz, Apex, sitzt die Cartilago corniculata (23) auf. Am vorderen Fortsatz, Processus vocalis (25), ist das Stimmband (15) befestigt. Am seitlichen Fortsatz, Processus muscularis (24), setzen die Mm. cricoarytaenoideus posterior (13 und 14) und cricoarytaenoideus lateralis (16) an. Vom rechten und linken Spitzenknorpel (Cartilago corniculata) zieht ein y-förmiges Band an den Oberrand des Ringknorpels. Dieses Ligamentum jugale kann dort, wo sich seine beiden Schenkel (10) zu einem Stamm (12) vereinigen, einen kleinen Knorpel, die Cartilago interarytaenoidea (11), enthalten.

- Der Kehldeckel, Epiglottis (1), ist mit seinem Stiel (Petiolus) an der Innenseite des Schildknorpelbugs befestigt. Von den Seitenrändern des Kehldeckels ziehen die Plicae aryepiglotticae (9) zu den Spitzenknorpeln. Zu sehen ist (Abb. 67) weiterhin der rechte M. cricoarytaenoideus lateralis (16), der außen seitlich vom Oberrand der Ringknorpelspange entspringt und am Processus muscularis des Stellknorpels ansetzt. Der rechte M. cricothyroideus (17) verläuft zwischen dem Unterrand des Schildknorpels und der Vorderfläche der Ringknorpelspange.

Der Eingang in den Kehlkopf (Aditus laryngis) ist in Abb. 68 durch den großen weißen Pfeil markiert. Begrenzt wird er oben durch den Kehldeckel, seitlich von den Plicae aryepiglotticae, die beidseits durch einen M. aryepiglotticus (19) aufgeworfen werden. Unten begrenzen ihn die durch das Ligamentum jugale (Ligamentum cricopharyngeum) verknüpften Stellknorpel sowie der Oberrand des M. arytaenoideus transversus (18). Die seitliche Begrenzung des Aditus wird durch superfiziale Fasern des M. thyroarytaenoideus (20) vervollständigt. In der Abbildung ist der Kehlkopf, wie bei der normalen Atmung, geöffnet.

Beim Schluckakt (Abb. 69) verschließt sich die Stimmritze, der Kehldeckel wird durch die Mm. aryepiglotticus (19) und thyroarytaenoideus (20) nach hinten-unten gebracht. Er nähert sich den Stellknorpeln. Feste und flüssige Nahrung gleitet über den Kehldeckel und seitlich von ihm in den Endabschnitt des Pharynx und in den Ösophagusmund, der in Höhe des Ringknorpels liegt. Die beiden weiteren Abbildungen zeigen den Stimmritzenverschluß (Abb. 70) und die Anspannung der Ligamenta vocalia bei der Phonation (Abb. 71).

Eine anterolaterale Ansicht (Abb. 70) läßt den Ringknorpel (6) und den rechten Stellknorpel (8) erkennen. Der Stellknorpel artikuliert mit der Gelenkfacette (21) an der Lamina (7) des Ringknorpels. Die Achse des Gelenks verläuft schräg von unten nach oben, von medial nach lateral und von vorn nach hinten. Kontrahieren sich die Mm. arytaenoidei obliquus und transversus (18) und der M. cricoarytaenoideus posterior (14), dann dreht sich der Stellknorpel nach außen (grau gestrichelte Position), und der Processus vocalis (25) wird von der Medianen weggeführt. Das Stimmband (15) bildet mit dem kontralateralen Ligamentum vocale ein spitzwinkliges Dreieck. Der M. cricoarytaenoideus lateralis (16) hingegen dreht den Stellknorpel nach medial, so daß sich Processus vocalis und Stimmband (15) der Medianlinie annähern. Für die Erzeugung von Tönen werden die Stimmbänder wechselnd stark zugverspannt, wobei der Mechanismus ein sehr einfacher ist (Abb. 71).

Unter der Voraussetzung, daß der Stellknorpel immobil ist, kommt es bei der Kontraktion des M. cricothyroideus (17) zu einer Drehung des Schildknorpels. Die Bewegung erfolgt um die Achse des Krikothyroidgelenks (5), der Schildknorpelbug sinkt nach unten-vorn. Der anteriore Befestigungspunkt des Stimmbandes wandert vom Punkt 26 nach 26'. Das Stimmband wird absolut länger, es wird durch den kontrahierten M. cricothyroideus (17') unter Spannung versetzt. Der Muskel wird vom N. laryngeus inferior (N. recurrens) innerviert; er ist einer der für die Phonation wichtigen Muskeln, da er die Spannung der Stimmbänder und somit die Frequenz eines Tones beeinflußt.

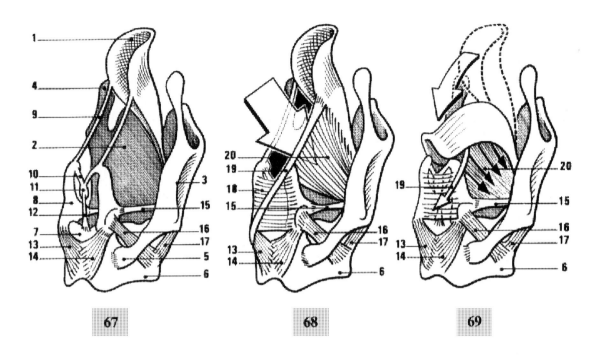

67 68 69

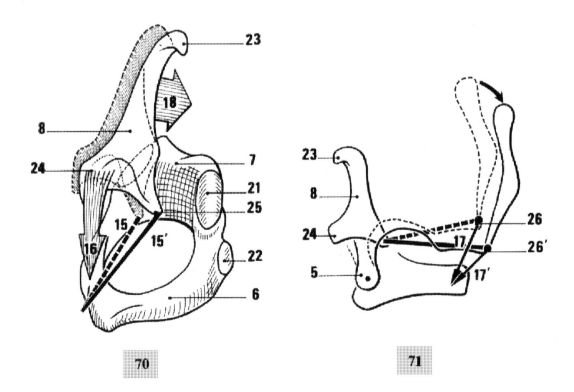

70 71

Halswirbelsäule

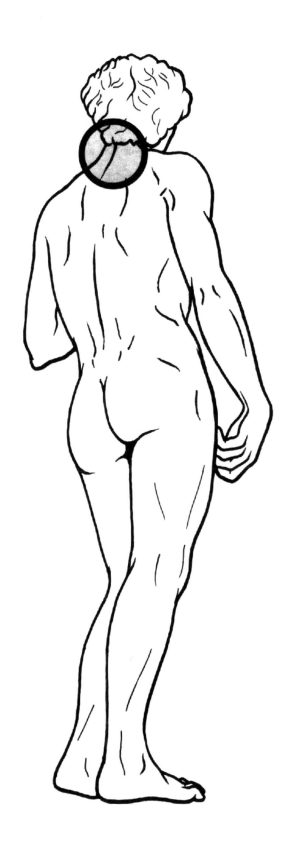

Die Halswirbelsäule in ihrer Gesamtheit

Die Halswirbelsäule (Abb. 1) setzt sich aus zwei sowohl anatomisch als auch funktionell unterschiedlichen Abschnitten zusammen.

- Die obere Halswirbelsäule (1) umfaßt Atlas und Axis als ersten und zweiten Halswirbel. Die beiden Wirbel sind untereinander und mit der Schädelbasis durch einen Komplex von Gelenken verbunden, die Bewegungen um drei Achsen erlauben.
- Die untere Halswirbelsäule (2) erstreckt sich von der unteren Abschlußplatte des Axis bis zur Oberfläche des ersten thorakalen Wirbels.

Mit Ausnahme von Atlas und Axis, die je eine für sich typische und von den übrigen Halswirbeln differente Gestalt haben, sind die übrigen Elemente sehr ähnlich geformt. Die Gelenke der unteren Halswirbelsäule erlauben zwei Bewegungsmöglichkeiten. Zum einen kann flektiert und extendiert werden, zum anderen gestatten sie eine Seitneigung kombiniert mit Rotation. Funktionell ergänzen sich die beiden Abschnitte, so daß eine reine Drehung, Seitneigung, Beugung oder Streckung des Kopfes möglich wird.

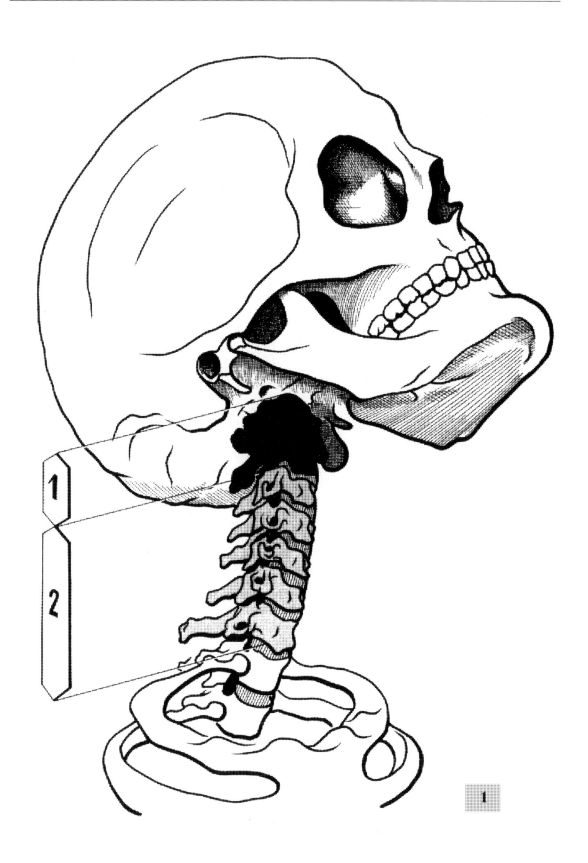

Schematischer Aufbau der ersten drei Halswirbel

In den nebenstehenden Abbildungen sind die ersten drei Halswirbel in stark schematisierter Form dargestellt.

Der Durchmesser des ringförmigen Atlas (Abb. 2) ist in der Transversalen größer als in der Sagittalen. Die beiden ovalen Massae laterales (1 + 1') sind mit ihrer langen Achse schräg nach vorn-medial ausgerichtet. Sie tragen je eine Facies articularis superior (2 + 2'), die nach oben- medial schaut. Die bikonkaven Knorpelflächen artikulieren mit den Hinterhauptskondylen. Je eine Facies articularis inferior, in der Sagittalen konvex gekrümmt, artikuliert rechts und links mit einer superioren Gelenkfläche des Axis (12 + 12'). Der vordere Atlasbogen (3) trägt an seiner Rückseite die kleine überknorpelte Fovea dentis (4), die mit dem Dens axis (11) artikuliert. Der in kraniokaudaler Richtung abgeplattete Arcus posterior (5) verdickt sich zur Medianebene hin. Er besitzt keinen Dornfortsatz, sondern weist allenthalben eine vertikale Leiste auf (6). Die Querfortsätze (7 + 7') umschließen je ein Foramen processus transversi (8), durch das die Arteria vertebralis verläuft. An der Hinterkante der Massa lateralis ist das Gefäß in einer tiefen Rinne (8') eingebettet.

Der Axis (Abb. 3) besitzt einen Körper (9), von dessen Oberseite sich zentral der Dens axis erhebt (11). Er ist Zentrum der Bewegungen zwischen erstem und zweitem Halswirbel. Rechte und linke Facies articularis superior (12 + 12') ragen seitlich über das Niveau des Körpers hinaus. Die Knorpelflächen schauen nach oben-lateral, in der Sagittalen sind sie konvex, in der Transversalen plan. Der Arcus des Axis (16) besteht aus zwei schlanken und leicht schräg nach dorsal und medial abfallenden Laminae (15 + 15'). Der Dornfortsatz (18) ist, wie die der übrigen Halswirbel, gegabelt. In der Höhe der Pediculi (16) entspringen die Processus articulares inferiores (17 + 17'). Sie tragen je eine Gelenkfläche, die nach unten-vorn schaut. Die Knorpelflächen artikulieren mit den superioren Gelenkflächen (24 + 24') des dritten Halswirbels. Auch die Axisquerfortsätze (13 + 13') weisen ein Foramen auf (14), durch das die Arteria vertebralis hindurchzieht.

Der dritte Halswirbel (Abb. 4) ist ähnlich den nachfolgenden Halswirbeln IV–VII gestaltet. Der Wirbelkörper (19) hat annähernd die Form eines Quaders. Die obere Endfläche (20) des Körpers wird seitlich von den Processus uncinati (22 + 22') begrenzt. Deren Facetten sind nach oben-medial gerichtet. Sie haben mit reziprok schräg gestellten Flächen an der unteren Außenkante des Axiskörpers Kontakt. Die obere Vorderkante des Körpers ist leicht aufgewulstet (21) und „artikuliert" mit einem vorspringenden Knochengrad an der unteren Vorderkante des oberen Wirbelkörpers. Die untere Körperendplatte gleicht der oberen; an der Vorderkante findet sich ein leicht prominenter Knochengrad.

Am Wirbelbogen entspringen die Gelenkfortsätze (23 + 23'), die je eine obere (24 + 24') und eine untere Artikulationsfläche (in der Abbildung nicht sichtbar) tragen. Die Facies articularis superior ist nach kranial-dorsal ausgerichtet, sie artikuliert mit der unteren Gelenkfläche des Axis (17). Die Facies articularis inferior weist nach kaudal-ventral und gelenkt mit der superioren Gelenkfläche des vierten Halswirbels. Die Gelenkfortsätze sind über den Pediculus (25) mit dem Körper verbunden. Von Pediculus und Körper entspringen die Querfortsätze (26). Die rinnenartig geformten Querfortsätze (26 + 26') besitzen ein dem Körper nahes Loch, durch das die Arteria vertebralis aufsteigt. Lateral läuft der Querfortsatz in ein anteriores und posteriores Tuberculum aus. Die beiden Laminae (27 + 27'), schräg nach unten-außen abfallend, vereinigen sich in der Mittellinie und bilden so die Basis für den gegabelt auslaufenden Dornfortsatz (28).

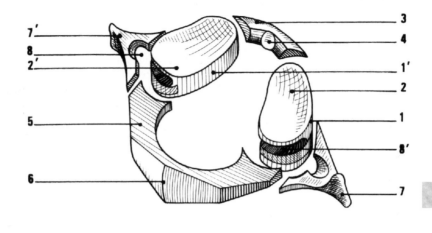

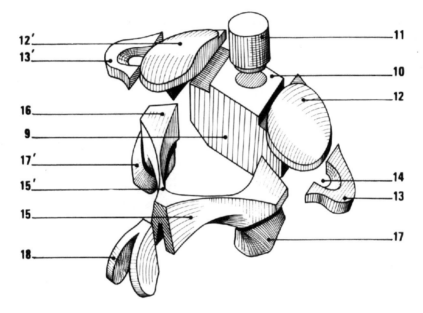

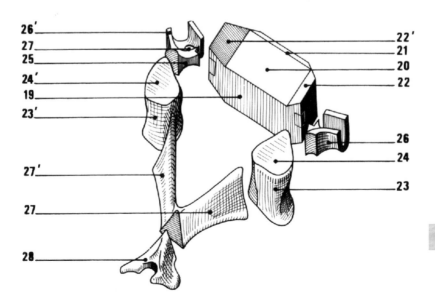

Atlantoaxialgelenke

Atlas und Axis sind durch drei Gelenke beweglich miteinander verbunden. Die Gelenke bilden eine funktionelle Einheit.

- Das zentrale Gelenk ist die Articulatio atlantoaxialis mediana. Drehungen erfolgen um den Dens axis (s. S. 170).
- In der paarigen Articulatio atlantoaxialis lateralis gelenkt die Facies articularis inferior des Atlas mit der Facies articularis superior des Axis.

Ansichten von ventrolateral (Abb. 5) und von lateral (Abb. 6) lassen Form und Orientierung der Facies articularis superior (5) des Axis erkennen. Die ovaläre Fläche ist in der Sagittalen konvex mit einer Krümmung xx'; in der Transversalen ist sie eben. Sie stellt einen Abschnitt einer Zylinderfläche (C) dar. Die Zylinderachse (Z) ist leicht nach außen-unten geneigt, so daß die Gelenkfläche nach oben-lateral schaut. Der (in den Abbildungen durchsichtig gezeichnete) Zylinder ummantelt die laterale Partie des Axis; der Querfortsatz ragt frei heraus. Der Dens axis, annähernd zylindrisch gestaltet, ist mehr oder minder nach dorsal geneigt. Ventral trägt er eine bikonvexe, schildförmige Gelenkfläche (1), die mit der Fovea dentis des vorderen Atlasbogens artikuliert. Die auf der Rückseite gelegene Artikulationsfläche ist in der sagittalen Ebene konkav und in der Transversalen konvex. Sie gelenkt mit dem Ligamentum transversum atlantis.

Ein Sagittalschnitt in Höhe der Massa lateralis des Atlas (Abb. 7) zeigt die Krümmungsverhältnisse der angesprochenen Gelenkflächen.

- Die Flächen des vorderen Zahngelenkes (Gelenkfläche des Dens, 1; Fovea dentis des Atlasbogens, 2) liegen auf einem Kreis mit dem Mittelpunkt Q. Der Punkt befindet sich hinter dem Axiszahn (mediansagittaler Schnitt durch das Gelenk).
- Die Facies articularis superior des Atlas (3) ist sagittal konkav, sie schaut direkt nach kranial. Mit ihr artikuliert der Condylus occipitalis.
- Die Facies articularis inferior des Atlas (4) ist in der Sagittalen konvex. Sie ist Ausschnitt eines Kreises mit dem Zentrum O. Der Radius dieses Kreises ist wesentlich kleiner als der des Kreises mit dem Zentrum Q.
- Die Facies articularis superior des Axis (5) ist sagittal konvex. Ihr Krümmungsradius entspricht etwa dem der unteren Atlasfläche (Kreiszentrum P). Die beiden Gelenkflächen (4 + 5) berühren sich wie zwei Räder. Der Stern markiert das Drehzentrum für die Flexion und Extension des Atlas auf dem Axis (s. S. 168).
- Die inferiore Axisgelenkfläche (6) schließlich schaut nach unten und nach ventral. Sie ist nur sehr gering gekrümmt. Der Punkt R des entsprechenden Kreises liegt weit vorn und unten. Die Gelenkfläche artikuliert mit der Facies articularis superior von C_3.

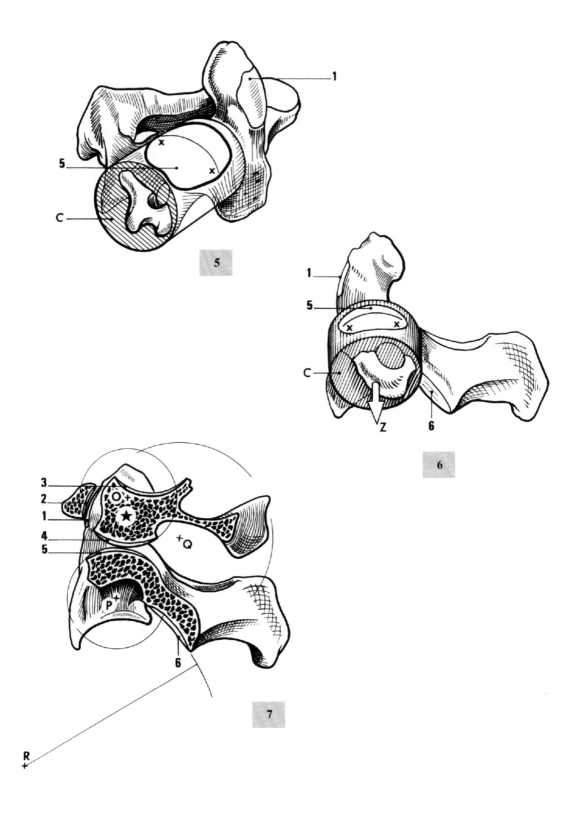

Flexion und Extension in den Atlantoaxialgelenken

Nehmen wir an, die Massae laterales des Atlas würden bei der Flexion auf dem Axis nur abrollen und nicht gleichzeitig gleiten (Abb. 8). Der Kontaktpunkt zwischen den beiden konvexen Flächen wurde nach ventral verlagert. Eine Linie, ausgehend von P durch den jeweiligen Kontaktpunkt, würde von PA nach PA' wandern. Der Gelenkspalt zwischen Fovea dentis und ventraler Densfläche würde kranial klaffen.

Umgekehrt würde es bei der Extension (Abb. 9) zu einer Verlagerung des Kontaktpunktes nach hinten kommen. Die Linie PB würde in die Position PB' wandern und der Gelenkspalt zwischen Atlasbogen und Dens kaudal klaffen.

Röntgenstudien allerdings zeigen, daß es nicht zu einem Klaffen des Gelenkspaltes kommt (Abb. 10). Das Ligamentum transversum atlantis (T) hält den stetigen Kontakt zwischen Dens und Fovea dentis aufrecht. Das Zentrum, um das Flexion und Extension des Atlas gegenüber dem Axis er-

folgen, ist weder der Punkt P noch der Punkt Q (vorige Seite). Es ist vielmehr ein Punkt (markiert mit dem Stern), der mehr oder weniger (bei Seitansicht) im Zentrum des Axiszahnes gelegen ist. Bei der Flexion oder Extension rollt und gleitet die Facies articularis inferior des Atlas auf der superioren Axisfläche. Es ist eine Bewegung, die gleich ist mit der der Femurkondylen auf dem Tibiaplateau.

Wesentlich ist, daß das Ligamentum transversum atlantis keine starre Struktur darstellt. In der Rinne an der Rückseite des Dens gelegen, wird es bei der Flexion leicht nach unten, bei der Extension leicht nach oben durchgebogen. Der Dens axis artikuliert nur ventral mit einem knöchernen und unnachgiebigen Element; die gelenkige Verbindung Dens/Ligament ist flexibel. In gleicher Weise trifft dies für das proximale Radioulnargelenk zu, das ebenfalls ein Zapfengelenk ist (s. Band I).

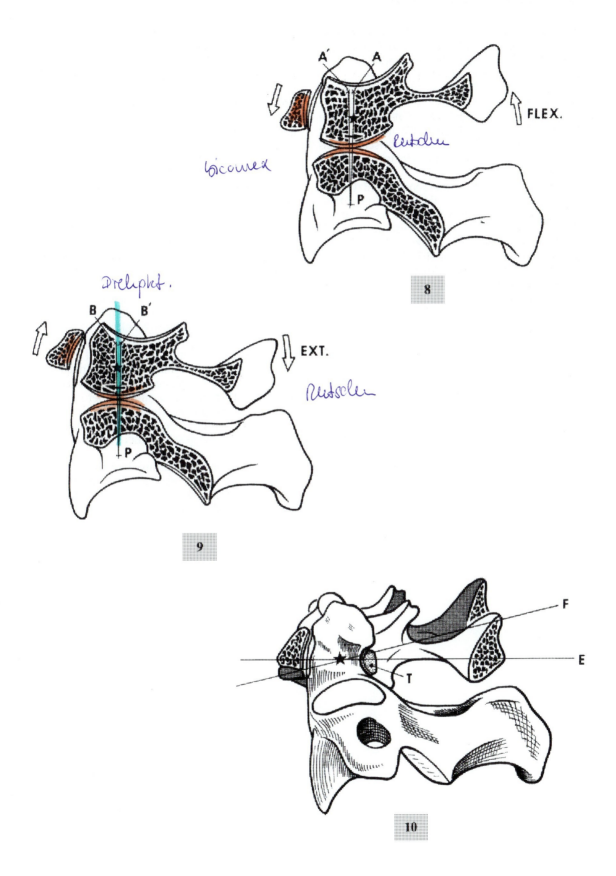

Drehung im unteren Kopfgelenk

Die Aufsicht auf die Articulatio atlantoaxialis mediana (Abb. 11; Abb. 12, vergrößerter Ausschnitt) läßt den Bau des Gelenks erkennen und den Rotationsvorgang ableiten.

Zwei zylindrische Flächen artikulieren in Form eines Zapfengelenkes.

- Der massive Dens axis (1) trägt eine vordere (4) und eine hintere Gelenkfläche (11). Er ist im Querschnitt nicht exakt zylindrisch, so daß als weitere Bewegung die Flexion-Extension möglich wird.
- Der den Axiszahn umfassende Hohlzylinder setzt sich ventral aus dem vorderen Atlasbogen (2) und seitlich aus den Massae laterales des ersten Halswirbels zusammen. Zwischen zwei medialen Höckern (7 + 7') der Massae laterales spannt sich das Ligamentum transversum atlantis (6) aus. Als sehr kräftiges Band umgurtet es die Rückseite des Dens axis. Somit liegt der Dens axis in einem osteoligamentären Ring, an zwei Stellen gelenkig mit ihm verbunden.
- Ventral liegt ein Gelenk (5), dessen Binnenraum von einer Kapsel umschlossen ist. Die Kapsel bildet links (8) und rechts (9) je einen Rezessus. Die überknorpelten Artikulationsflächen liegen an der Ventralseite des Dens (4) und an der Rückseite des vorderen Atlasbogens (3).
- Der Gelenkspalt an der Rückseite des Dens wird von einem Fett-Bindegewebskörper begrenzt. Das Gewebe füllt den Raum zwischen Dens und osteoligamentärem Ring aus. Die Gelenkflächen sind von Faserknorpel bedeckt. Sie finden sich an der Rückseite des Dens (11) und auf der Vorderseite des Ligamentum transversum (12).

Bei einer Drehung nach links beispielsweise (Abb. 12) steht der Dens still, während der von vorderem Atlasbogen und Ligament gebildete Ring rotiert. Die Bewegung erfolgt um eine Achse, die der Achse des Dens entspricht (weißes Kreuz). Die Gelenkkapsel entspannt sich auf der linken Seite, auf der rechten Seite spannt sie sich an. Gleichzeitig kommt es zu einer Bewegung in den lateralen Atlantoaxialgelenken. Bei einer Drehung von links nach rechts (Abb. 13) bewegt sich die linke Massa lateralis des Atlas nach vorn und die rechte nach hinten. Umgekehrt sind die Bewegungen (Abb. 14) bei einer Drehung von rechts nach links.

Da die superioren Gelenkflächen des Axis in der Sagittalen konvex sind (Abb. 16), ist die Bewegung der Massae laterales keine exakt horizontale, sondern eine bogige. Dreht sich der Atlas um die vertikale Achse W, dann bewegen sich die Massae laterales von x nach x' und von y nach y'. Betrachtet man den Kreis mit dem Krümmungsradius der inferioren Atlasgelenkfläche (Abb. 15), so stellt man fest, daß sich dieser mit seinem Mittelpunkt O in der Nullstellung auf höchster Position befindet. Mit einer Bewegung nach vorn verlagert sich der Kreis nach vorn-unten. Er gleitet um die Distanz e (2–3 mm) auf der vorderen, abfallenden Gelenkfacette der lateralen Axisfläche nach unten (der Kreismittelpunkt sinkt um $\frac{e}{2}$). Das gleiche geschieht bei einer Bewegung nach hinten.

Bei der Rotation des Atlas auf dem Axis sinkt der Atlas um 2–3 mm; es handelt sich um eine schraubenartige Bewegung, wobei die „Windungen der Schraube" eng beieinander liegen.

Medulla oblongata würde auf Zug gebracht werden → deshalb
seitliches Abrutschen bei Rot. über die „Schultern des Ritters"

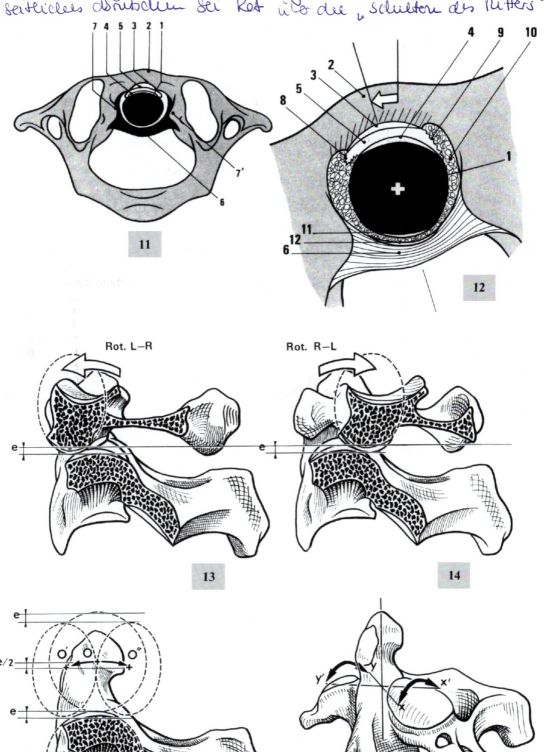

Die Gelenkflächen des oberen Kopfgelenkes

Die Articulatio atlantooccipitalis setzt sich aus zwei symmetrisch gebauten und mechanisch gekoppelten Gelenken zusammen. Die Artikulationsflächen finden sich an den Massae laterales des Atlas und an den Condyli occipitales.

Die Atlasgelenkflächen (Abb. 17, Aufsicht auf den Atlas von kranial) sind oval. Ihre Längsachsen laufen schräg, sie schneiden sich vorn-medial im Punkt N. Der Punkt N liegt in der Symmetrieebene vor dem Arcus anterior des Atlas. Nicht selten sind die Knorpelflächen in der Mitte eingeschnürt oder sogar unterteilt. Sie sind bikonkav; der Krümmungsradius in der Sagittalen entspricht etwa dem in transversaler Richtung. Die beiden Artikulationsflächen können als Teile einer Kugeloberfläche (Abb. 19) angesehen werden. Das Kugelzentrum O liegt kranial der Gelenkflächen und oberhalb des Punktes Q. Der Punkt Q ergibt sich als Schnittpunkt der Symmetrieebene mit einer Linie, die die Hinterkanten der Gelenkflächen verbinden. Er ist gleichzeitig der Krümmungsmittelpunkt der Gelenkflächen in der horizontalen Ebene. Der Punkt P ist der Krümmungsmittelpunkt der Gelenkflächen in der vertikalen Ebene. Die Kugel (Abb. 19, Kugel durchsichtig gezeichnet) paßt sich exakt den superioren Gelenkflächen des Atlas an.

Eine Ansicht des oberen Kopfgelenkes von dorsal (Abb. 18) zeigt, daß die an den Hinterhauptskondylen gelegenen Gelenkflächen als Teile einer Kugeloberfläche angesehen werden können. Das Kugelzentrum liegt innerhalb des Schädels über dem Hinterhauptsloch. Das obere Kopfgelenk kann demnach als Kugelgelenk beschrieben werden. Die sphärisch gekrümmten Artikulationsflächen (Abb. 19) verleihen dem Gelenk drei Freiheitsgrade.

- Axiale Rotation um die vertikale Achse QO;
- Flexion und Extension um eine durch den Punkt O ziehende, quere Achse;
- Seitneigung um die sagittale Achse PO.

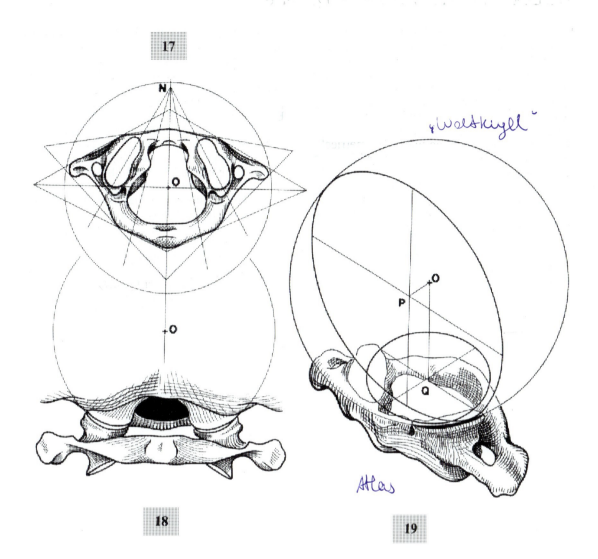

17

18

19

„Weltkugel"

Atlas

Rotation im oberen Kopfgelenk

Eine Rotation im oberen Kopfgelenk (Abb. 20) folgt sekundär auf eine Drehung im unteren Kopfgelenk um eine vertikale Achse, die durch das Zentrum des Axiszahnes verläuft. Durch diese Drehung werden einige Bänder angespannt, so vor allem die Ligamenta alaria (L). Das einen frontalen Schnitt wiedergebende Schema zeigt das Hinterhaupt (A) und die Massa lateralis (B) des Atlas. Das Hinterhaupt dreht sich auf dem Atlas nach links. Bei der Drehung wird der rechte Hinterhauptskondylus nach vorn verlagert (Pfeil 1). Das rechte Ligamentum alare (L) wird angespannt und um den Axiszahn herumgewunden. Durch die Anspannung des Bandes wird der rechte Hinterhauptskondylus nach links gebracht (Pfeil 2).

Bei einer Drehung des Hinterhaupts nach links kommt es folglich zu einer Seitverschiebung nach links (2–3 mm) und zu einer Lateralflexion nach rechts.

Für eine kinematische Analyse ist es erlaubt, eine Drehung, die mit einer linearen Bewegung kombiniert auftritt, als eine einzige, ähnliche Drehung um eine andere Achse zu beschreiben. Eine Kranialansicht (Abb. 21) zeigt den Atlas (hellgrau) und den Axis (dunkelgrau). Die superioren Gelenkfacetten des Atlas sind quer, die der Hinterhauptskondylen schräg gestreift. Bei einer Drehung nach links (Winkel a) um das Zentrum O des Dens wird das Hinterhaupt um 2–3 mm nach links verlagert (Pfeil v). Es ist leicht nachvollziehbar, daß das reale Drehzentrum durch den Punkt P angegeben wird. Dieser liegt etwas rechts von der Mittellinie auf der Geraden, die die Hinterkanten der superioren Atlasflächen verbindet. Die Rotation im oberen Kopfgelenk wird um ein Drehzentrum erfolgen, das zwischen den beiden Extrempunkten (P für die Drehung nach links und spiegelbildlich um P' bei Drehung nach rechts) wandert. Von Bedeutung ist, daß die reale Achse für eine Drehung im oberen Kopfgelenk mit der anatomischen Achse des Hirnstammes zusammenfällt.

WEIL: die Augenebene horizontal im Raum eingestellt sein soll.

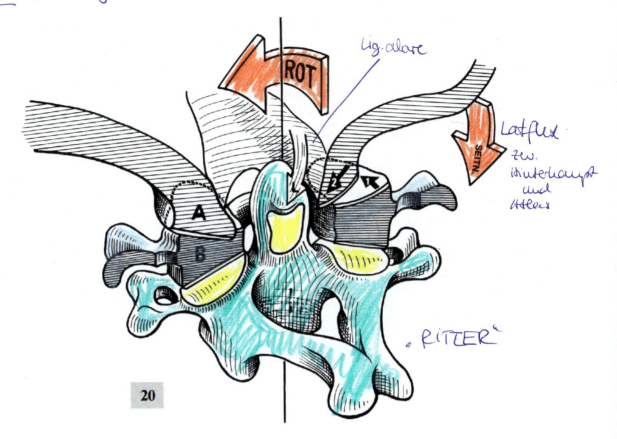

20

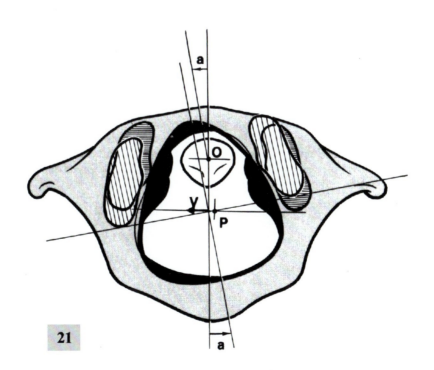

21

Seitneigung, Beugung und Streckung im oberen Kopfgelenk

Ein Frontalschnitt durch Hinterhaupt, Atlas und Axis (Abb. 22) zeigt, daß bei der Seitneigung im oberen Kopfgelenk keine Bewegung im unteren Kopfgelenk stattfindet. Registrierbar sind Bewegungen nur zwischen C_3 und dem Axis sowie zwischen Hinterhaupt und Atlas. Die Bewegung zwischen Okziput und Atlas besteht in einem Gleiten der Hinterhauptskondylen nach rechts bei einer Seitneigung nach links und umgekehrt nach links bei einer Neigung zur rechten Seite. Der Bewegungsausschlag ist nur klein. Die Abbildung zeigt eine Seitneigung nach links. Die Distanz zwischen linkem Kondylus und Axiszahn ist verkleinert. Die beiden Elemente berühren sich jedoch nicht, da sich die Kapseln des Atlantookzipitalgelenks und vor allem das rechte Ligamentum alare anspannen. Die Seitneigung zwischen Hinterhaupt und C_3 macht etwa 8° aus, wobei 5° zwischen Axis und C_3 und 3° zwischen Hinterhaupt und Atlas geneigt wird.

Bei der Flexion und Extension gleiten die Hinterhauptskondylen auf den superioren Atlasflächen. Wahrend der Flexion (Abb. 23) gleiten die Kondyli auf dem Atlas nach hinten. Gleichzeitig entfernt sich das Hinterhauptsbein vom hinteren Atlasbogen. Da bei der Flexion im oberen Kopfgelenk gleichzeitig eine Flexion im unteren Kopfgelenk stattfindet, vergrößert sich auch die Distanz zwischen den Bogen von Atlas und Axis. Die Flexion wird durch wachsende Anspannung von Gelenkkapseln und Bändern (Membrana atlantooccipitalis posterior, Membrana tectoria) gehemmt.

Bei einer Extension (Abb. 24) gleiten die Hinterhauptskondylen auf dem Atlas nach vorn. Die Hinterhauptsschuppe nähert sich dem hinteren Atlasbogen. Da auch im unteren Kopfgelenk extendiert wird, wandern die Bögen von Atlas und Axis aufeinander zu. Die Extension wird (im Extremfall) durch direkten Kontakt der drei Elemente limitiert. Bei einer sehr heftigen Dorsalextension kann der hintere Atlasbogen „in die Zange genommen werden" und frakturieren.

Die Amplitude für Flexion und Extension im oberen Kopfgelenk beträgt etwa je 15°.

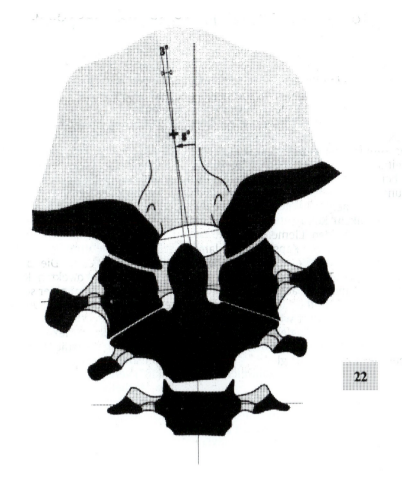

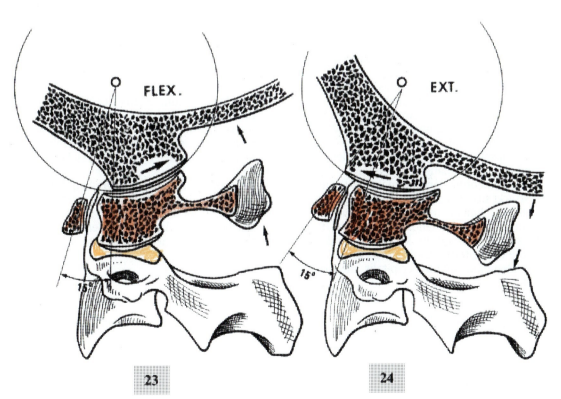

Bänder der oberen Halswirbelsäule

(Gleiche Bezifferungen für die Abb. 25 bis 33)
In den folgenden Abbildungen (Abb. 25 bis 33) sind als knöcherne Elemente von kranial nach kaudal dargestellt:
Pars basilaris des Os occipitale (a); Squama occipitalis (b); vorderer (e) und hinterer (f) Atlasbogen; Dens axis (g), auf dem Axiskörper (k) sitzend. An der Vorderseite des Dens axis liegt die anteriore Gelenkfläche (h), die mit der Fovea dentis (j) des vorderen Atlasbogens artikuliert. Die rückwärtige Densfläche (i) gelenkt mit dem Ligamentum transversum atlantis. Desweiteren sind dargestellt der Dornfortsatz des Axis (n) und die Schnittfläche (o) durch die linke Lamina. Unter dem Axis befindet sich C_3 mit seinem Körper (q) und seinem Dornfortsatz (s); markiert ist die Schnittfläche (r) durch die linke Lamina von C_3. Oberhalb des Foramen magnum blickt man in die hintere Schädelgrube: man erkennt desweiteren einen Teil des rechten Condylus occipitalis. Schließlich sieht man die rechte Hälfte des hinteren Atlasbogens sowie die rechten Bogenhälften von C_2 und C_3.
Die Bänder dieser Region sind zahlreich und kräftig.

- Das Ligamentum cruciforme atlantis besteht zum einen aus dem Ligamentum transversum (3); es ist in der Abbildung durchtrennt dargestellt. Es artikuliert mit der hinteren Gelenkfacette (i) des Axiszahnes. Zum anderen sind longitudinale Züge vorhanden. Sie ziehen vom Oberrand des Ligamentum transversum an das Basiokzipitale (4) und vom Unterrand des Bandes an die Hinterseite des Axiskörpers (5).
- Das Ligamentum apicis dentis (1) zieht als kurzes, dickes Band von der Spitze des Axiszahnes an das Basiokzipitale.
- Die Membrana tectoria (7) bedeckt von dorsal das Ligamentum cruciforme. Sie erstreckt sich vom Basiokzipitale bis zum Axiskörper. Sie bildet die ligamentäre Begrenzung des Wirbelkanals nach ventral.
- Die Kapseln des Atlantookzipitalgelenkes (9) sind lokal durch Bandzüge verstärkt.
- Das Ligamentum longitudinale posterius (12) erstreckt sich vom Basiokzipitale bis in den Sakralkanal hinein. Im Kopfgelenkbereich verschmilzt es mit kurzen Fasern, von der Dorsalfläche des Axiskörpers kommend, und bildet so die verbreiterte Membrana tectoria (7 + 12).
- Die Membrana atlantooccipitalis anterior (16) liegt vor dem Ligamentum apicis dentis. Sie besteht aus oberflächlichen (13) und tieferen Fasern (14) und erstreckt sich vom vorderen Atlasbogen zur Basalfläche des Hinterhauptsbeines.
- Nach kaudal wird die Membrana atlantooccipitalis anterior durch einen Bandzug (16) fortgesetzt, der vom vorderen Atlasbogen an den Axiskörper heranzieht. Auf diese Weise wird der von Fettgewebe ausgefüllte Raum, der das vordere Densgelenk mit Kapsel (17) enthält, abgeschlossen. Nach dorsal wird der Raum vom Dens axis und vom Ligamentum apicis dentis begrenzt.
- Das Ligamentum longitudinale anterius (18) liegt ventral den genannten Bändern auf. Es überbrückt, von der Basalfläche des Hinterhauptsbeines kommend, den vorderen Atlasbogen. Eine erste Insertion findet es an der Vorderseite des Axiskörpers (18'). Von dort zieht es bis zum Sakrum. Es ist mit der Vorderfläche der Wirbelkörper sehr innig (18'''), mit der der Zwischenwirbelscheiben nur locker (18'') verbunden.

Die Wirbelbögen sind durch folgende Bänder miteinander verknüpft:

- Die Membrana atlantooccipitalis posterior (19) zieht vom Unterrand des Foramen magnum zum Arcus posterior des Atlas. Sie ist sozusagen das Ligamentum flavum zwischen Hinterhaupt und C_1. Die Membran wird von der Arteria vertebralis und vom Nervus suboccipitalis durchbohrt.
- Das Ligamentum interspinale (21) verbindet den hinteren Atlasbogen mit dem Arcus des Axis: das Ligamentum supraspinale (22) verknüpft alle Halswirbel einschließlich C_1 und C_2.
- Das Ligamentum nuchae (23) erstreckt sich über die Dornen hinaus median zwischen die Nackenmuskulatur, die so deutlich in eine rechte und linke Gruppe unterteilt wird. Kranial ist es an der Hinterhauptsschuppe befestigt.
- Die Kapsel des Gelenks zwischen Axis und C_3 (24) liegt hinter dem Foramen intervertebrale, durch das der dritte zervikale Spinalnerv zieht.
- Der Bogen des Axis ist mit dem Bogen von C_3 durch ein Ligamentum flavum (29) verbunden.

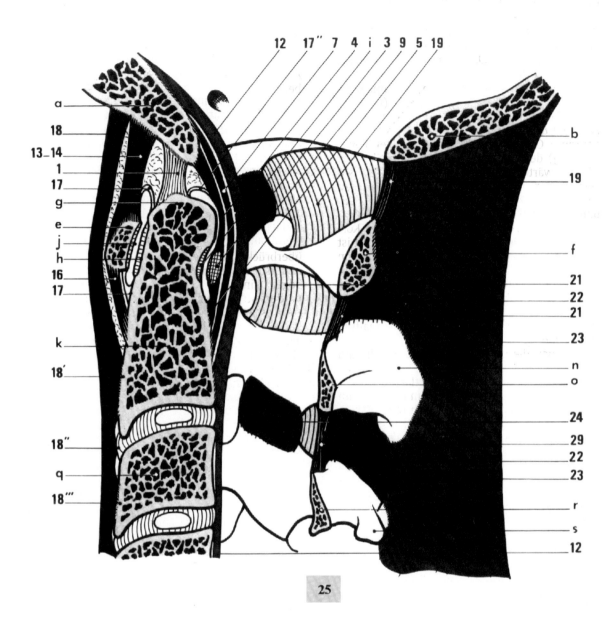

25

Bänder der Kopfgelenke

Die Anordnung der Ligamente ist an Frontalschnitten (Abb. 27 bis 29) erkennbar, die in Höhe der Wirbelbögen geführt sind. Nach Wegnahme der Wirbelbögen sind die Bänder von dorsal zu sehen. In Abb. 26 sind folgende Strukturen zu erkennen:

- Condyli occipitales (c),
- Massae laterales des Atlas (d),
- Laterale Atlantoaxialgelenke (l + m),
- Schnitt durch den Pediculus von C_2 (t).

Folgende Bänder sind dargestellt:

Tiefe Schicht (Abb. 27):

- Ligamentum apicis dentis (1),
- Ligamenta alaria (2),
- Ligamentum transversum atlantis (3), horizontal zwischen den beiden Massae laterales ausgespannt,

- Fasciculi longitudinales, die ober- (4) und unterhalb (5) des Ligamentum transversum durchtrennt und nach oben bzw. unten geklappt sind.

Mittlere Schicht (Abb. 28):

- in der Mitte befindet sich das Ligamentum cruciforme atlantis (6), gebildet vom Ligamentum transversum und von den Fasciculi longitudinales,
- seitlich sieht man die Kapsel des Atlantookzipitalgelenks (9), durch ein laterales Band (10) verstärkt,
- weiter kaudal befindet sich die Kapsel des lateralen Atlantoaxialgelenks (11).

Oberflächliche Schicht (Abb. 29):

- Membrana tectoria (7 + 8),
- Ligamentum longitudinale posterius (12).

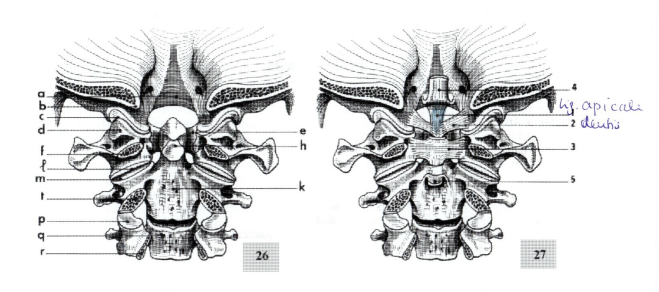

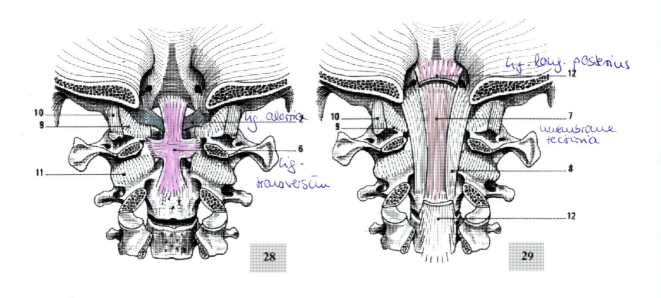

Figure 26: a, b, c, d, e, h, f, ℓ, m, t, k, p, q, r

Figure 27: 4, *lig. apicali dentis*, 2, 3, 5

Figure 28: 10, 9, 11, *lig. alaria*, 6, *lig. transversum*

Figure 29: *lig. long. posterius*, 12, 10, 9, 7, *membrane tectoria*, 8, 12

Bänder der Kopfgelenke (Fortsetzung)

Die linken Abbildungen (Abb. 30 und 32) zeigen die Skelettelemente, rechts sind die Bänder eingezeichnet. Die ventrale Ansicht (Abb. 30) gibt die bereits beschriebenen Strukturen wieder.

Ventrale Bänder (Abb. 31):

* Die Membrana atlantooccipitalis anterior setzt sich aus einer tiefen (13) und einer oberflächlichen Schicht (14) zusammen. Letztere bedeckt die Kapsel des Atlantookzipitalgelenks (9).
* Ein schräger Bandzug (15) verläuft ganz oberflächlich vom Basiokzipitale zum Querfortsatz des Atlas.
* Die Membrana atlantoaxialis mediana (16) setzt sich lateral in die Kapsel des Atlantoaxialgelenkes (11) fort.
* Vom Ligamentum longitudinale anterius (18) ist nur eine Hälfte dargestellt.
* Kapsel des Gelenks zwischen Axis und C$_3$ (23).

Eine Dorsalansicht (Abb. 32) der Skelettelemente läßt die Bögen von Atlas, Axis und C$_3$ erkennen. Sie umfassen knöchern den Wirbelkanal. Das Foramen magnum ist zwischen Hinterhauptschuppe und Arcus posterior des Atlas erkennbar.

Bänder sind derart dargestellt (Abb. 33), daß in der rechten Abbildungshälfte die die Vorderwand des Wirbelkanals auskleidenden Ligamente zu sehen sind (s. auch Abb. 29). Die linke Abbildungshälfte zeigt die dorsal gelegenen Bandsysteme:

* Die Membrana atlantooccipitalis posterior (19), von der sich eine laterale Partie (20) abgrenzen läßt, zieht vom Hinterhaupt an den Arcus posterior und an die Querfortsätze des Atlas.
* Membrana atlantoaxialis posterior (21).
* Ligamentum nuchae (22), verstärkt durch die Ligamenta interspinalia.
* Kapsel des Gelenkes zwischen Axis und C$_3$.

Zu sehen ist der Nervus suboccipitalis (26), der wie die Arteria vertebralis die Membrana atlantooccipitalis durchbricht. Der Ramus dorsalis (27) des zweiten zervikalen Spinalnervs wird als Nervus occipitalis major bezeichnet. Der dorsale Ast des dritten zervikalen Spinalnervs (28) ist in der Abbildung falsch eingezeichnet. Er verläuft ventral des Gelenks zwischen Axis und C$_3$ (24).

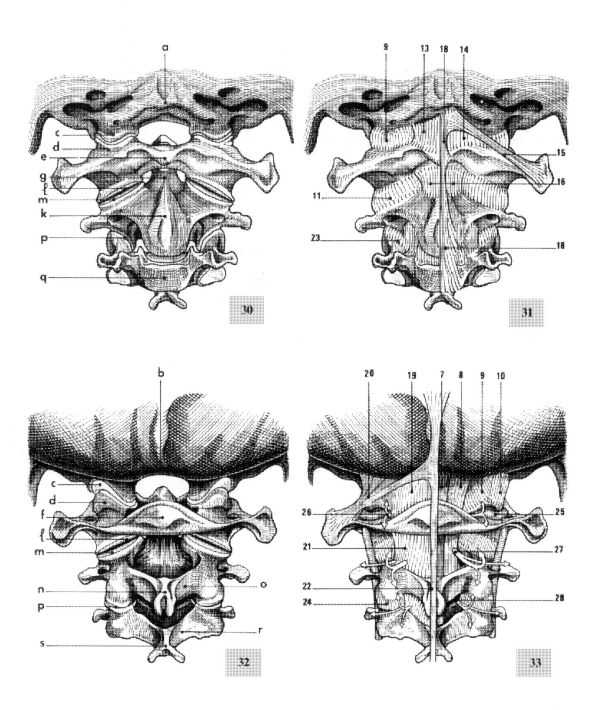

Bau des typischen Halswirbels

Die dorsolaterale Ansicht eines Halswirbels (Abb. 34) läßt seine Bauelemente (die in Abb. 36 voneinander isoliert dargestellt sind) erkennen:

- Die kraniale Endfläche (2) des Wirbelkörpers (1) erhebt sich seitlich in Form zweier Knochenkämme, Processus uncinati (3 + 3′) Diese umfassen entsprechende Einkerbungen an der kaudalen Endfläche des nächstoberen Wirbelkörpers. Die Vorderkante der kranialen Endfläche ist leicht abgeschrägt (4); die der kaudalen Endfläche bildet einen krempenartigen Vorsprung (5). Die kraniale Endfläche ist in der Transversalen leicht konkav, in der Sagittalen leicht konvex gekrümmt, so daß sie insgesamt Sattelflächencharakter hat. Sie ermöglicht Flexions- und Extensionsbewegungen. Seitbewegungen indes werden durch die Processus uncinati limitiert. Durch diese werden die Bewegungen in der sagittalen Ebene geführt.
- Die Pediculi (6 + 6′) entspringen im hinteren Bereich der Körperseitenfläche. Sie sind die Basis des Arcus vertebrae und des vorderen Querfortsatzabschnittes (7 + 7′). Die Querfortsätze des typischen Halswirbels haben spezifische Gestalt und Ausrichtung. Die rinnenförmigen Querfortsätze weisen nach vorn-seitlich, mit der sagittalen Ebene einen Winkel von 60° bildend. Gegenüber der Vertikalen sind sie um etwa 15° nach unten geneigt. An ihrem Ende laufen sie in zwei Knochenhök-

kern, Tuberculum anterius und Tuberculum posterius, aus. An den beiden Tubercula entspringen die Mm. scaleni. Das Foramen processus transversi (8 + 8′) liegt im zentralen Bereich des Querfortsatzes; es beherbergt die Arteria vertebralis. Der über das Foramen intervertebrale den Wirbelkanal verlassende Spinalnerv kreuzt die Arterie rechtwinklig, verläuft dann in der Querfortsatzrinne und verläßt ihn in Höhe der Tubercula.

- Durch das zentral gelegene Foramen Processus transversi wird der Eindruck erweckt, als ob der Querfortsatz zum einen am Körper, zum anderen am Gelenkfortsatz wurzelt.
- Die Gelenkfortsätze (9 + 9′) liegen dorsolateral des Wirbelkörpers, mit dem sie über die Pediculi (6 + 6′) verbunden sind. Sie tragen die Gelenkflächen, von denen nur die superioren (10 + 10′) zu erkennen sind.
- Der Wirbelbogen wird durch die beiden Laminae (11 + 11′) vervollständigt. Sie verschmelzen in der Mittellinie und bilden den gegabelten Dornfortsatz (12).
- Pediculi, Gelenkfortsätze, Laminae und Dornfortsatz bilden demnach den Wirbelbogen.
- Die Incisura vertebralis superior wird kaudal vom Pediculus, medial von Wirbelkörper und Processus spinosus, seitlich vom Gelenkfortsatz begrenzt.

Proc. uncinati

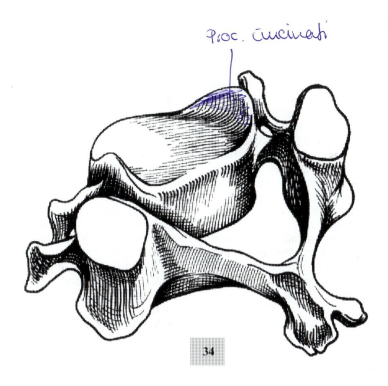

34

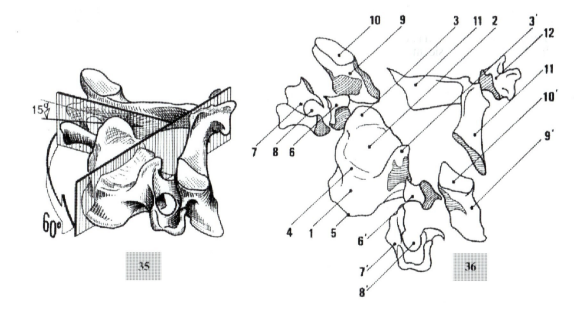

35

36

Bänder der unteren Halswirbelsäule

Einige der an der oberen Halswirbelsäule ausgebildeten Bänder setzen sich nach kaudal fort.

Ein perspektivisches Schema (Abb. 37) läßt die einzelnen intervertebralen Bandzüge erkennen. Der oberste Wirbel ist mediansagittal halbiert. Die kraniale Endfläche des Körpers (a) erhebt sich lateral zum Unkus (b). Die Schnittfläche der Zwischenwirbelscheibe zeigt den Annulus fibrosus (1) und den Nucleus pulposus (2).

Vorderes (3) und hinteres Längsband (4) ziehen ventral bzw. dorsal über die Wirbelkörper. Die Unkovertebralspalten werden von einer „Kapsel" umschlossen (5).

In den Wirbelbogengelenken artikulieren je zwei Gelenkflächen (d), von einer Kapsel (6, Kapsel intakt; 6', Kapsel aufgeschnitten) umschlossen. Zwischen den Laminae spannen sich die Ligamenta flava (7) aus, von denen eines durchtrennt ist (7').

Die Dornfortsätze (j) sind durch die Ligamenta interspinalia (8) miteinander verbunden. Diese setzen sich in das Ligamentum nuchae (9) fort, an dem die Mm. trapezius und splenii verankert sind.

Die Tubercula anteriora (e) und posteriora (f) der Querfortsätze sind durch Ligamenta intertransversaria (10) verknüpft. Zu sehen sind die Foramina processus transversi (g) und intervertebrale (i). Letzteres wird kranial durch den Pediculus (h), dorsolateral durch die Gelenkfortsätze und das Wirbelbogengelenk, vorn und medial durch Wirbelkörper, Zwischenwirbelscheibe (l) und Unkus (b) begrenzt.

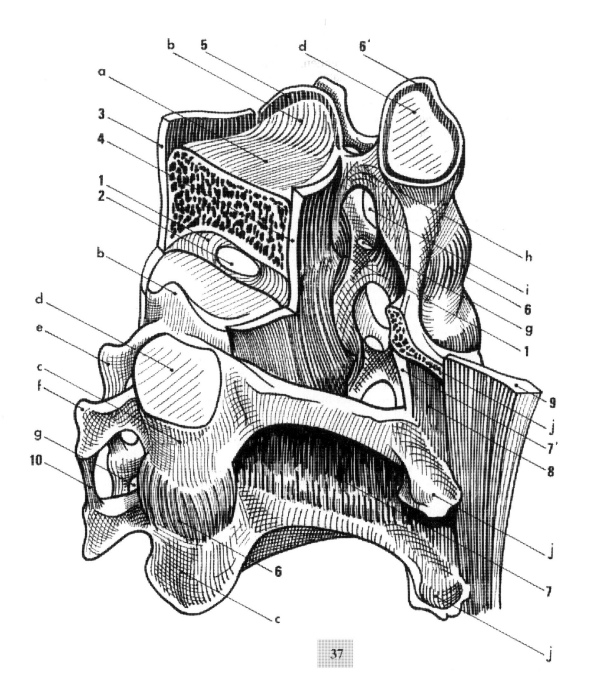

37

Flexion und Extension der unteren Halswirbelsäule

In der Neutralnullstellung befindet sich die die Wirbelkörper verbindende Zwischenwirbelscheibe (Abb. 38, Lateralansicht) in einem Gleichgewichtszustand, bei dem die Fasern des Annulus gleichmäßig angespannt sind. Gelenkig sind zwei benachbarte Wirbel (Abb. 39) über die Processus articulares verbunden. Die artikulierenden Flächen fallen schräg nach dorsal-kaudal ab. Im kaudalen Abschnitt der unteren Halswirbelsäule sind die Gelenkflächen in der Sagittalen leicht konvex, der Krümmungsmittelpunkt liegt weit ventral-kaudal (durch Kreuze markiert). Bedingt durch die lordotische Krümmung der HWS liegen die Krümmungsmittelpunkte etwas weiter auseinander als die entsprechenden Gelenkflächenebenen. Auf die Bedeutung dieser Achsendivergenz wird noch eingegangen werden (s. S. 192).

Während der Extension (Abb. 40) kippt und gleitet der obere Wirbelkörper nach dorsal. Die Wirbelkörper nähern sich dorsal einander, und der Nucleus pulposus wird ein wenig nach ventral verlagert. Die anterioren Fasern des Annulus spannen sich. Da die dorsal gerichtete Kippbewegung des Wirbelkörpers nicht um den Krümmungsmittelpunkt der Gelenkflächen der Wirbelbogengelenke erfolgt, klaffen diese ventral (Abb. 41). Der obere Gelenkfortsatz gleitet nicht nur nach dorsal-unten, sondern kippt gleichzeitig auch gegenüber der unteren Gelenkfläche nach dorsal. Der Gelenkspalt klafft, einen Winkel x' bildend. Dieser ist gleich groß der Extensionsamplitude x und dem Winkel x''. Der letztere Winkel ergibt sich durch Schneiden der beiden auf die Gelenkflächen gefällten Lote. Gehemmt wird die Extension durch das sich anspannende Ligamentum longitudinale anterius und durch den Kontakt des Processus articularis superior des unteren Wirbels mit dem Querfortsatz des oberen Wirbels. Vor allem die sich annähernden Dornfortsätze begrenzen die Extension.

Bei einer Flexion (Abb. 42) gleitet und kippt der obere Wirbelkörper nach ventral. Die Distanz zwischen den Körpern wird ventral verringert, der Nucleus pulposus wandert nach dorsal. Die dorsalen Faserbündel des Annulus spannen sich an. Das Kippen des oberen Wirbelkörpers wird durch die ventrale Abschrägung der kranialen Endfläche des unteren Körpers begünstigt. Der kammartige ventrale Vorsprung an der unteren Endfläche des oberen Körpers kann sich ungehindert nach vorn-unten bewegen. Die Flexion erfolgt wie die Extension nicht um das Krümmungszentrum der Gelenkflächen der Wirbelbogengelenke. Die inferiore Gelenkfacette des oberen Wirbels bewegt sich nach kranialventral, der Gelenkspalt klafft dorsal. Der Winkel y' entspricht der Extensionsamplitude y und dem Winkel y'', der von den beiden auf die Gelenkflächen gefällten Loten gebildet wird. Die Flexion wird nicht knöchern gehemmt, sondern durch Anspannung des hinteren Längsbandes, der Kapseln der Wirbelbogengelenke, des Ligamentum flavum, der Ligamenta interspinalia sowie des Ligamentum nuchae. Bei Autounfällen wird die Halswirbelsäule oftmals plötzlich hyperextendiert und dann flektiert. Es resultiert das Schleudertrauma mit Überdehnung oder Riß von Bandstrukturen. Es kann sogar zur anterioren Dislokation in den Wirbelbogengelenken kommen. Der inferiore Gelenkfortsatz des oberen Wirbels „verhakt" sich an der vorderen Kante des superioren Gelenkfortsatzes des unteren Wirbels. Eine solche Luxation ist schwierig zu reponieren und gefährdet Medulla oblongata oder zervikales Rückenmark.

Nicht selten kommt es zum plötzlichen Tod, zur Para- oder Quadriplegie.

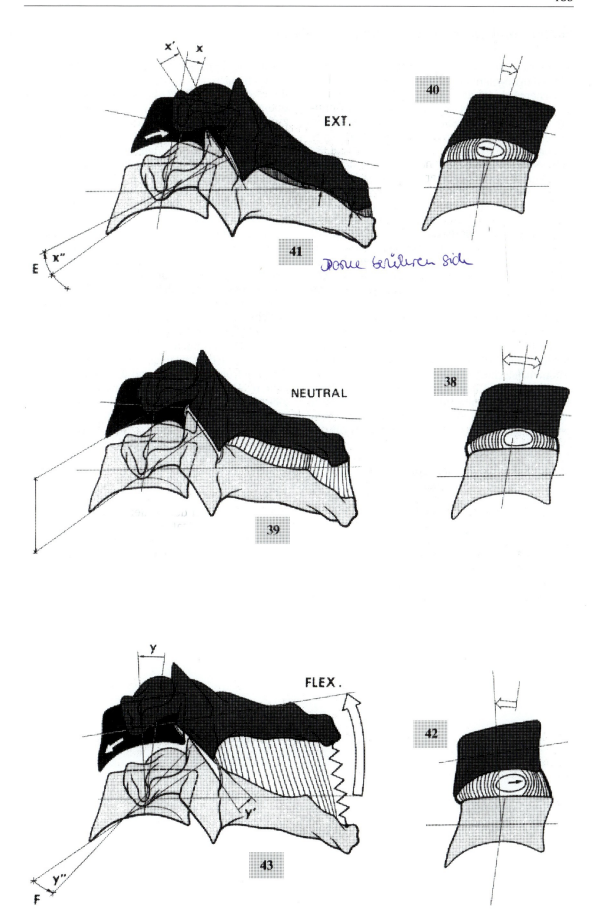

x' x

EXT.

40

E x"

41

Dorne berühren sich

NEUTRAL

38

39

y

FLEX.

42

y'

43

y"

F

Bewegungen in den Unkovertebralgelenken

Bisher sind Bewegungen ausschließlich in den Wirbelbogengelenken und auf dem Niveau der Zwischenwirbelsäule analysiert worden. Im Bereich der Halswirbelsäule finden jedoch zusätzliche Bewegungen in zwei weiteren kleinen Gelenken, in den Unkovertebralgelenken statt (Halbgelenke, LOSCHKA). Ein Frontalschnitt (Abb. 44) zeigt die beiden benachbarten Wirbelkörperendflächen und den dazwischen liegenden Discus intervertebralis. Die Zwischenwirbelscheibe erreicht nicht ganz die Seitenränder der Wirbelkörper. Die obere Körperendfläche erhebt sich auf beiden Seiten zu einem sagittal ausgerichteten, keilförmigen Knochengrad. Diese Processus unciformes (Uncus corporis vertebrae) besitzen auf ihrer schräg nach oben-medial weisenden Innenfläche einen Knorpelüberzug. Sie artikulieren mit einer halbmondförmigen Schrägkante an der Unterfläche des oberen Wirbelkörpers. Auch hier findet sich ein Knorpelüberzug. Diese kleinen Gelenke werden von einer Art Kapsel umhüllt, die medial mit der Zwischenwirbelscheibe in Verbindung steht. Wenn bei einer Flexion oder Extension der obere Wirbelkörper nach vorn oder hinten gleitet, dann kommt es auch zu einem Gleiten in den Unkovertebralgelenken. Die Processus uncinati führen

die Bewegungen des Wirbelkörpers in der sagittalen Ebene.

Bei einer Seitneigung (Abb. 45) klaffen die Gelenke, einen Winkel a′ und einen Winkel a″ bildend. Korreliert sind diese Winkel mit der Neigungsamplitude a und mit dem Winkel, den zwei Geraden nn′ und mm′ bilden, die durch die Querfortsätze verlaufen. Der Nucleus pulposus wird zu der der Neigung entgegengesetzten Seite verdrängt; die Kapsel des (in der Abbildung rechten) Unkovertebralgelenks spannt sich an.

Bei genauerer Analyse erweisen sich die Bewegungen in diesen Gelenken als sehr komplex. Es wird noch beschrieben werden, daß eine reine Seitneigung nicht vorkommt. Sie ist stets mit einer Rotations- und Extensionskomponente kombiniert. Bei einer solchen zusammengesetzten Bewegung in den Unkovertebralgelenken kommt es nicht nur zu einer Kippung nach kranial oder kaudal. Es ist gleichzeitig ein Gleiten nach hinten und ein Kippen nach vorn zu erkennen. Die beiden durchsichtig gezeichneten, sehr schematischen Wirbel (Abb. 46 A und B) sollen den komplexen Bewegungsmodus verdeutlichen. Die gleiche Darstellungsweise soll im folgenden helfen, die kombinierte Seitneigung-Rotationsbewegung zu analysieren.

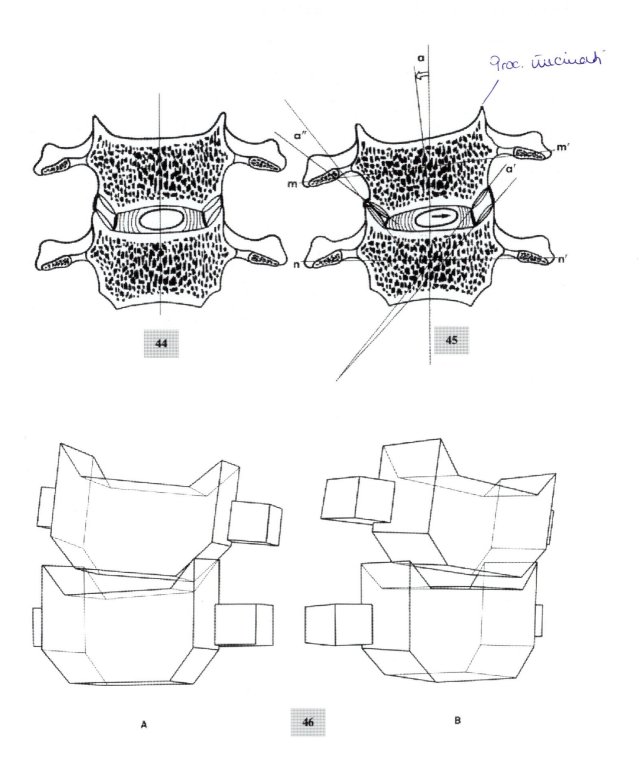

Proc. uncinati

44

45

A

46

B

Stellung der Gelenkflächen – Kompromißachse für Rotations-Seitneigungsbewegungen

Seitneigung und Rotation der Halswirbelsäule sind abhängig von der Stellung der Artikulationsflächen der Wirbelbogengelenke. Weder eine reine Drehung noch eine reine Seitneigung sind isoliert möglich. Betrachtet man einen mittleren Halswirbel, beispielsweise den fünften (Abb. 47), so erkennt man, daß die superioren Gelenkflächen plan sind und in der Ebene P liegen, die nach hinten-unten abfällt. Ein Gleiten des vierten Halswirbels kann nur auf zweierlei Weise erfolgen.

* Er gleitet auf beiden Flächen während der Flexion nach kranial, oder nach kaudal bei der Extension.
* Eine Fläche des vierten Halswirbels gleitet nach oben und vorn (linke Fläche, Pfeil a), die rechte Fläche wandert nach hinten-unten (Pfeil b). Dieses gegensinnige Gleiten in der Ebene P erfolgt als Rotation um die auf der Ebene P rechtwinklig stehende Achse A. Die Achse liegt in der mediansagittalen Ebene und schneidet die Linie, die die Zentren der Gelenkflächen von C_5 verbindet. Die Drehung von C_4 um die schräg nach unten-vorn verlaufende Achse A führt zu einer Seitneigung nach rechts und gleichzeitig zu einer Rotation nach rechts. Bedingt ist die kombinierte Seitneigung-Rotation durch den schrägen Verlauf der Achse A. Horizontalschnitte in Höhe der Wirbelbogengelenke (Abb. 48) zeigen, daß sowohl die superioren als auch die inferioren Gelenkfacetten nicht völlig eben sind. In Höhe von C_6–C_7 (Abb. 48 A) sind sie leicht konvex, in Höhe von C_3–C_4 (Abb. 48 B) leicht konkav. Diese Beobachtung widerspricht nicht den bisherigen Ausführungen, da die Ebene P (Abb. 47) durch eine Kugeloberfläche mit großem Radius ersetzt werden kann. Das Kugelzentrum liegt auf der Achse A; bezüglich C_6 und C_7 liegt das Zentrum unterhalb (Abb. 49 A), bezüglich C_3 und C_4 oberhalb des jeweiligen Wirbels (Abb. 49 B). Die Achse für die Seitneigung-Rotation bleibt die Achse A der Abb. 47.

Anhand einer seitlichen Röntgenaufnahme der Halswirbelsäule (Abb. 50) ist es leicht möglich, die Gelenkflächenstellung zu ermitteln.

* Die Ebenen a–f sind schräg zur Vertikalen orientiert.
* Die kranialen Gelenkflächen stehen steiler als die kaudalen.

Die Ebene f, in der der Gelenkspalt zwischen C_7 und Th_1 liegt, ist nur um 10° gegenüber der Horizontalen geneigt. Im Gegensatz dazu bildet der Gelenkspalt zwischen C_2 und C_3 einen Winkel von 40–45° mit der Horizontalen. Die Ebenen f und a bilden demnach einen Winkel von 30–35°. Die Ebenen schneiden sich nicht in einem Punkt, da die Steilheit von unten nach oben nicht gleichmäßig zunimmt. Während die drei unteren Ebenen (d, e, f) nahezu parallel sind, konvergieren die drei oberen Ebenen (a, b, c) in einem Punkt.

Die auf den Gelenkfacetten errichteten Mittelsenkrechten stellen in Projektion die in der sagittalen Ebene gelegenen Rotationsachsen A dar (vgl. Abb. 47). Auch diese Achsen (1–6) sind unterschiedlich steil orientiert, so daß sie einen Winkel von 30–35° einschließen. Hervorzuheben ist, daß die unterste Achse (6) fast vertikal verläuft. Um sie erfolgt eine nahezu reine Rotation. Die kraniale Achse (1) hingegen ist um 44–45° gegenüber der Vertikalen geneigt; um sie findet in annähernd gleicher Größe eine Seitneigung und eine Rotation statt (s. S. 196).

Als kleine Kreuze sind in der Darstellung (Abb. 50) die „centres moteurs" nach PENNING eingezeichnet. Sie geben die Lage der transversalen Flexions-Extensionsachse des jeweils oberen Wirbels an. Von kranial nach kaudal verlagert sich dieses Zentrum in den Wirbelkörpern zunehmend nach oben und vorn. Die Position der „centres moteurs" entspricht nicht exakt Zentren, die sich als Schnittpunkt zweier Mittelsenkrechten ergeben: Es sind dies die Mittelsenkrechten der inferioren Gelenkfacette und der unteren Wirbelkörperendfläche des nächstoberen Wirbels. Diese rein theoretisch bestimmten Bewegungszentren sind durch kleine Sterne markiert. Die „centres moteurs" werden am Röntgenbild bestimmt, wobei seitliche Aufnahmen in extremer Flexions- und Extensionsstellung notwendig sind.

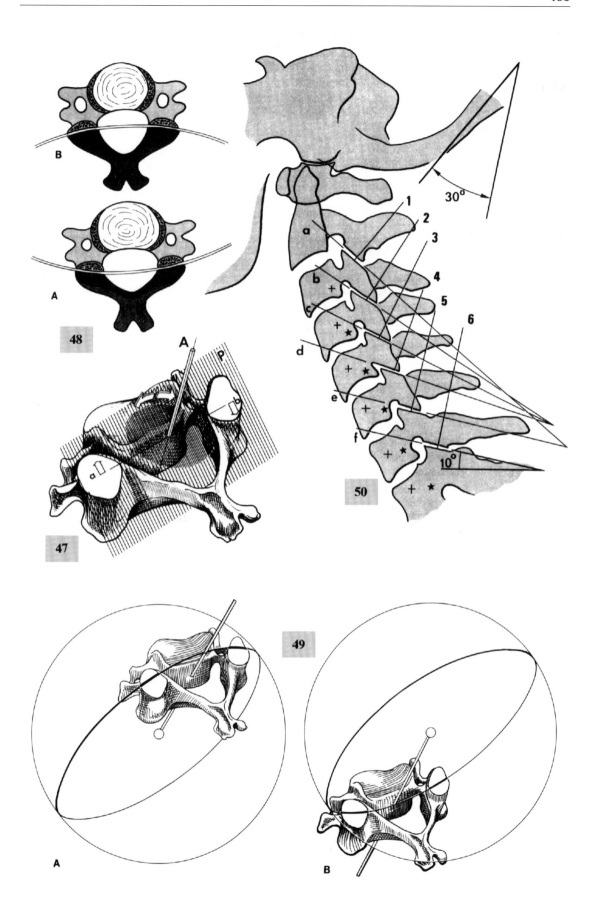

48

47

50

49

Kombinierte Rotations- und Seitbewegungen der unteren Halswirbelsäule

Es wurde beschrieben, daß eine Bewegung um die schräge Achse A stets eine Seitneigungs- und eine Rotationskomponente enthält. Betrachtet man die gesamte untere Halswirbelsäule von C_2 bis Th_1, so stellt man fest, daß zu diesen Bewegungsmomenten eine Streckkomponente hinzutritt (Abb. 51). Gehen wir davon aus, daß sich der erste thorakale Wirbel in Nullstellung befindet, dann setzt sich eine Bewegung zwischen C_7 und Th_1 aus einer Rotations- und einer Seitneigungskomponente von C_7 zusammen. Eine Bewegung zwischen C_6 und C_7 geht folglich bereits von einer Dreh-Seitneigungsstellung von C_7 aus, so daß nun neben einer Rotation und einer Lateralflexion auch eine Extension stattfindet.

Das Streckmoment wächst von kaudal nach kranial. Analysiert man die Bewegung der unteren Halswirbelsäule in Relation zu den drei Raumebenen anhand von anterior-posterioren und seitlichen Röntgenaufnahmen, dann ist folgendes festzustellen:

- Die Halswirbelsäule neigt sich in der frontalen Ebene (F) zur Seite.
- Es findet eine Extension in der sagittalen Ebene (S) statt.
- Eine Rotation erfolgt in der transversalen oder horizontalen Ebene (H).

Die Halswirbelsäule führt demnach, abgesehen von der reinen Flexion und Extension, stets eine stereotype, gemischte Seitneigung-Rotation-Extension aus. Die Extensionskomponente wird teilweise durch eine automatisch im unteren Halswirbelsäulenbereich stattfindende Flexion kompensiert. Die übrigen Bewegungskomponenten können, wie noch gezeigt werden wird, nur durch die obere Halswirbelsäule kompensiert werden.

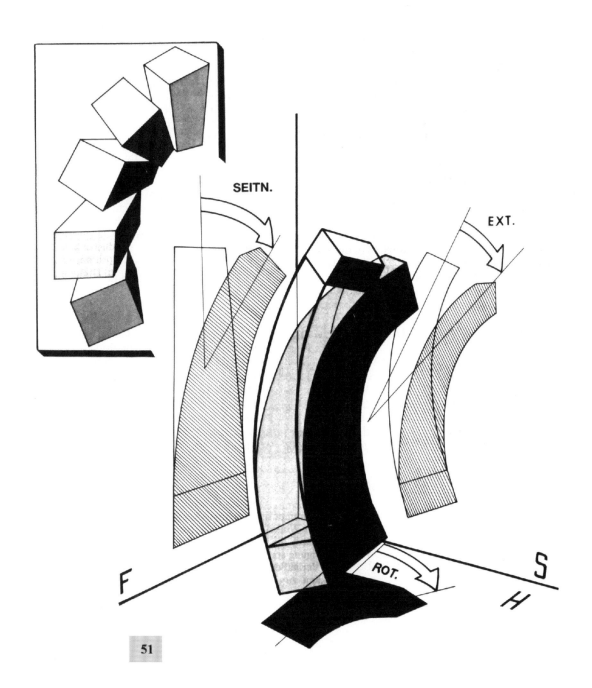

51

Geometrische Analyse der Bewegungskomponenten Seitneigung und Drehung

Um den den beiden Bewegungskomponenten zugrundeliegenden Mechanismus zu verstehen, genügt eine einfache geometrische Analyse.

Anhand eines dreidimensionalen Diagramms (Abb. 52) läßt sich die Rotation als Bewegung um die Achse UU' nachvollziehen. Wie die Kompromißachse für die Seitneigung und Rotation, weist auch diese einen schrägen Verlauf von vorn-unten nach hinten-oben auf. Die Achse liegt in der sagittalen Ebene, Referenzachsen sind die vertikale Achse ZZ' und die horizontale Achse YY'. Die Achse UU' läuft auf den Schnittpunkt der Achsen ZZ' (vertikal), YY' (sagittal) und XX' (transversal) zu. Dreht sich ein Element OK rechtwinklig um die Achse UU', beispielsweise nach rechts, dann nimmt es die Stellung OL ein. Projiziert in die horizontale Ebene, bewegt sich das Element O'M nach O'N; ähnlich ist die Projektion in die frontale Ebene; hier kommt es zur Verlagerung von O''K' nach O''L'. Es ist nun möglich, die Winkel K'O''L' und MO'N als Funktion des Drehwinkels KOL und des Winkels zwischen UU' und der Vertikalen zu bestimmen.

An einem vereinfachten Diagramm (Abb. 53) lassen sich diese Zusammenhänge verständlicher ableiten. Die Achse UU' bildet mit der Vertikalen V den Winkel a; OK bildet die Ausgangsposition, OL die Stellung nach einer Bewegung b um die Achse UU'. Der Winkel c gibt das Maß der reinen Drehung, der Winkel d das der Seitneigung an.

Ableitbar ist:

$tg\ c = \frac{MN}{OM} = \frac{KL}{OM}$; $tg\ b = \frac{KL}{OK}$ oder $KL = OK \times tg\ b$

$cos\ a = \frac{OM}{OK}$ oder $OM = OK \times cos\ a$

Es folgt: $\boxed{tg\ c = \frac{tg\ b}{cos\ a}}$

$sin\ a = \frac{KM}{OK}$ oder $KM = OK \times sin\ a$; $tg\ d = \frac{KL}{KM}$

Es folgt: $\boxed{tg\ d = \frac{tg\ b}{sin\ a}}$

Mit Hilfe dieser Ableitung können auch die Extrempositionen analysiert werden.

1. Verläuft die Achse UU' vertikal, dann ist der Winkel a gleich Null, cos a = 1 und sin a = 0; tg c = tg b, der Winkel c ist gleich dem Winkel b. Verläuft die Achse UU' genau vertikal, dann findet eine ausschließliche Drehung ohne jedwede Seitneigung statt.

2. Umgekehrt würde bei einem horizontalen Verlauf der Achse UU' (was nicht vorkommt) sin a = 1 und der Winkel d gleich dem Winkel b sein; es käme zu einer reinen Seitneigungsbewegung um die Achse UU'.

Bildet die Achse UU' mit der Vertikalen einen Winkel von 45°, dann läßt sich nachweisen, daß der Winkel c für die Rotation gleich groß dem Winkel d für die Lateralflexion ist.

Dreht sich ein Wirbel auf dem anderen (Abb. 52) um den Winkelbetrag KOL, dann verlagert sich auch die Achse V_1, die die Position des nächstoberen Wirbels angibt. Diese Achse verlagert sich nach V_2; sie verläßt die sagittale Ebene und steht schräg zu den drei Referenzachsen. Dadurch erklärt sich das Hinzukommen eines weiteren Bewegungsmomentes in Form einer Extension. Es ist möglich, diese Positionsveränderungen für jedes Wirbelelement der Halswirbelsäule zu berechnen. Allerdings wäre dies sehr umständlich und zeitraubend. Ein mechanisches Modell soll die Bewegungsabläufe in einer leicht zu verstehenden Form demonstrieren.

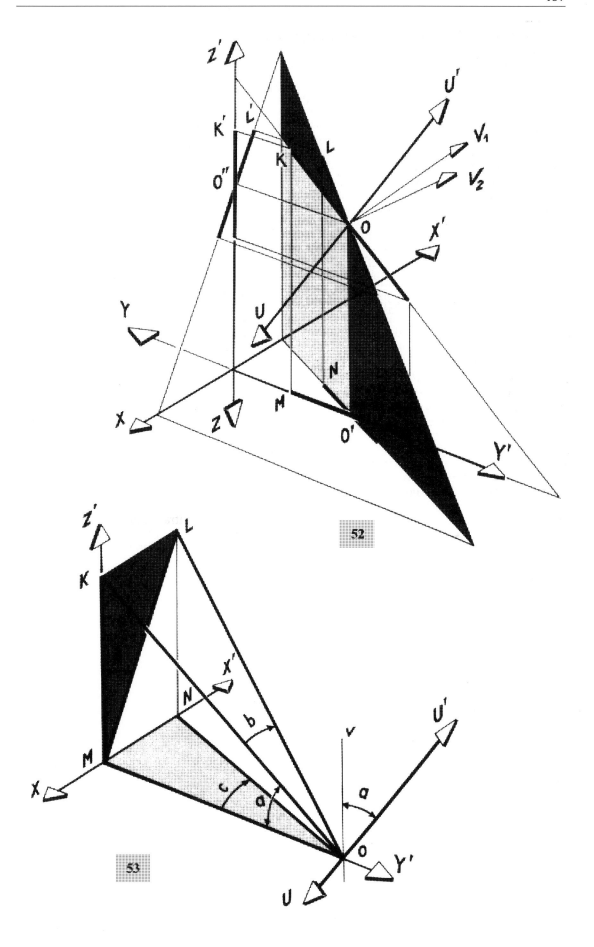

52

53

Mechanisches Modell der Halswirbelsäule

Unter Berücksichtigung der funktionellen Gliederung der Halswirbelsäule in einen oberen und unteren Abschnitt haben wir ein mechanisches Modell konstruiert, das die verschiedenen Bewegungskomponenten veranschaulicht (Abb. 54).

Für die untere Halswirbelsäule (C_3 bis Th_1) werden nur die Seitneigungs- und Drehbewegungen analysiert, die um schräge Achsen (s. nächste Seite) erfolgen. Die Wirbelkörper sind im Modell nicht durch Zwischenwirbelscheiben verbunden. Limitiert werden Lateralflexion und Rotation durch die Wirbelkörper. Auf Beugung und Streckung als einfache Bewegungsabläufe wird nicht eingegangen.

Die obere Halswirbelsäule ist unter Beachtung ihrer mechanischen Eigenschaften im Modell folgendermaßen konzipiert:

* Eine vertikale Achse, den Dens axis darstellend, erlaubt eine Drehung und gering auch eine Flexion oder Extension der ellipsenförmigen Platte, die den Atlas repräsentiert.
* Ein kleines, komplexes Element entspricht dem oberen Kopfgelenk. Eine vertikale Achse erhebt sich vom Zentrum der planen Atlasfläche. Zwei rechtwinklig zueinander orientierte und rechtwinklig zur vertikalen Achse verlaufende Achsenelemente entsprechen der Seitneigungs- und der Beuge-Streckachse des oberen Kopfgelenkes.

Insgesamt entspricht die obere Halswirbelsäule einem mit drei Achsen und drei Freiheitsgraden ausgestatteten Gelenkkomplex, der den zweiten Halswirbel mit dem Hinterhaupt verbindet. Das Hinterhaupt ist im Modell durch ein horizontal liegendes Brett dargestellt, das mit den drei Referenzebenen des Kopfes fest verbunden ist:

* Sagittale Ebene (gestreift)
* Frontale Ebene (hell)
* Transversale Ebene (dunkel, gestreift).

Das Modell läßt erkennen, wie sich die beiden Halswirbelsäulenabschnitte funktionell ergänzen. Die in der Abbildung dargestellte Seitneigung und Rotation der unteren Halswirbelsäule nach rechts wird im Bereich der oberen Halswirbelsäule zu einer reinen Lateralflexion umgeformt, indem unerwünschte Begleiterscheinungen eliminiert werden.

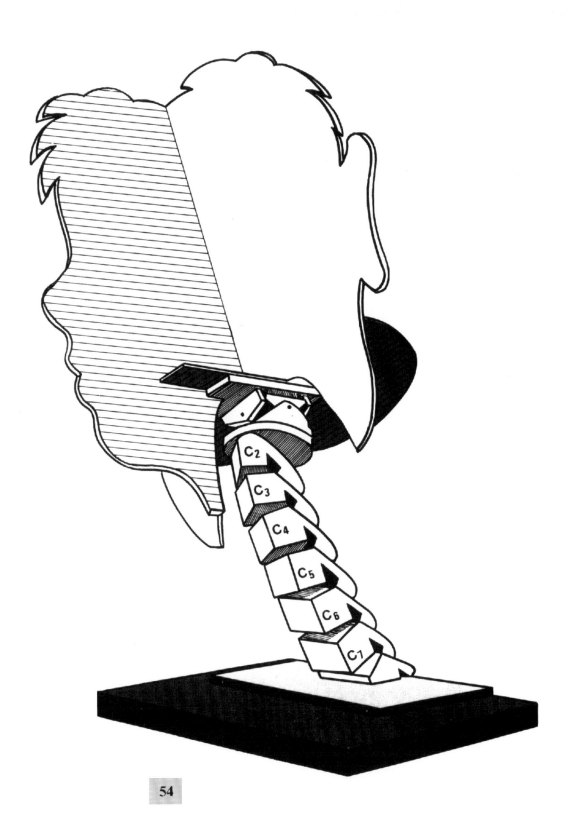

54

Lateralflexion und Rotation des mechanischen Modells

Die genauere Betrachtung der unteren Halswirbelsäule im Modell (Abb. 55) läßt erkennen, daß die Reihe der Wirbelbögen durch dachziegelartige, abgerundete Platten dargestellt sind. Die Platten sind schräg nach unten-hinten geneigt. Auf diese Weise wird die Konvergenz der Gelenkflächenebenen (vgl. Abb. 50) und die Lordose der Halswirbelsäule simuliert. Die schrägen Achsen werden durch jeweils eine Schraube dargestellt, die zwei aufeinanderliegende Platten miteinander verbindet. Ein oberer Wirbel kann sich gegenüber dem unteren nur um diese Achse bewegen (vgl. Abb. 50). Bewegt man nun die sechs Einzelteile des Modells gleichsinnig um diese Achsen, dann ergibt sich eine kombinierte Lateralflexion-Rotation von 50° (Abb. 56); die Größe des Bewegungsausschlags entspricht der der Halswirbelsäule. Die geringgradige Extensionskomponente kommt in der Darstellung kaum zum Ausdruck. Man erkennt am Modell nun auch die Gestaltung der superioren Fläche des Axis, funktionell das untere Kopfgelenk repräsentierend.

- Die Fläche ist entsprechend den superioren Axisflächen sagittal konvex und erlaubt Beugung und Streckung des Atlas (der nicht dargestellt ist).
- Das vertikal gestellte Achsenelement bildet den Dens axis, um den Rotationsbewegungen erfolgen.

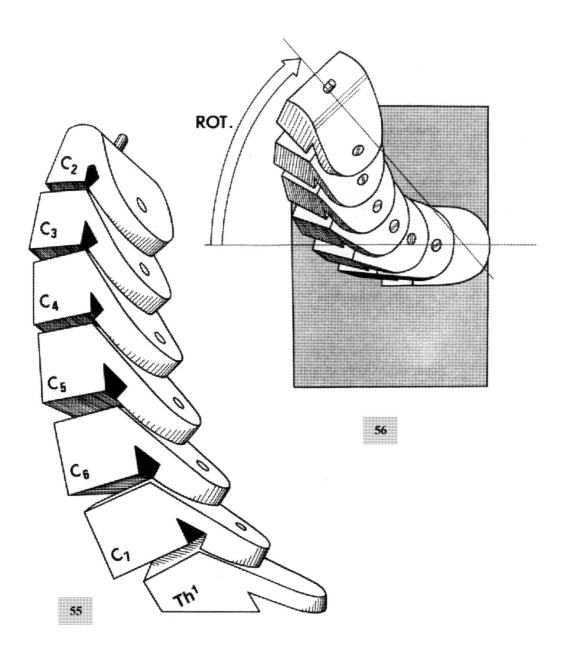

ROT.

C_2

C_3

C_4

C_5

C_6

C_7

Th^1

55

56

Vergleichende Betrachtung von Modell und Halswirbelsäule bei Seitneigung und Rotation

Die Betrachtung des Modelles von vorn zeigt (Abb. 57), daß eine Rotation gleichzeitig mit einer lateralen Flexion der unteren Halswirbelsäule von 25° stattfindet.

Wird eine streng anterior-posterior angefertigte Röntgenaufnahme bei gedrehtem Kopf analysiert (Abb. 58), dann beobachtet man eine Seitneigung von exakt 25° in Höhe des Axis. Aus diesen Sachverhalten kann geschlossen werden, daß (wie bereits von FICK und WEBER gegen Ende des letzten Jahrhunderts formuliert) jedwede Seitneigungsbewegung mit einer Rotation korreliert ist. PENNING und BRUGGER kommen zu der Aussage, daß die laterale Flexion der unteren Halswirbelsäule in der oberen Halswirbelsäule kompensiert wird; das Resultat ist eine reine Rotation. Umgekehrt werden Drehbewegungen der unteren Halswirbelsäule in der oberen Halswirbelsäule mit dem Ergebnis kompensiert, daß eine reine Seitneigung stattfindet (s. Abb. 54).

Kompensation in der oberen Halswirbelsäule

Das Modell der Halswirbelsäule (Abb. 59) in einer reinen Rotationsstellung läßt den mechanischen Aufbau der oberen Halswirbelsäule bis in Einzelheiten erkennen. Es sind die kompensierenden Elemente eingezeichnet, die eine reine Rotation ermöglichen.

Von kranial nach kaudal sind dargestellt:

- Eine horizontale Platte (A) als Schädelbasis.
- Zwei frontal an der Unterseite fixierte Träger (B) für die sagittale Achse (4), um die Seitneigungen im oberen Kopfgelenk stattfinden.
- Diese Achse (4) durchquert das intermediäre Element (C), das seinerseits von einer transversalen Achse (3), der Flexions-Extensionsachse des oberen Kopfgelenks, durchzogen wird.

- Getragen wird die Achse (3) von zwei seitlichen, vertikalen Wangen (D'), die sich von einer horizontalen Platte (D) erheben. Die Platte ist gegen eine zweite, unter ihr liegende Platte (E) um eine vertikale Achse (2) drehbar. Die vertikale Achse stellt die Rotationsachse des oberen Kopfgelenks dar (sie ist verdeckt durch C).
- Die Platte E als Äquivalent des Atlas ist ihrerseits durch eine vertikale Achse (1) mit dem Axis (F) verbunden. Diese Achse entspricht dem Dens axis; sie ist am Modell durch eine nur halb eingedrehte Schraube repräsentiert. Sie erlaubt neben Rotationsbewegungen auch Flexions- und Extensionsbewegungen auf der konvexen, superioren Axisfläche (F).

Fortsetzung Seite 204

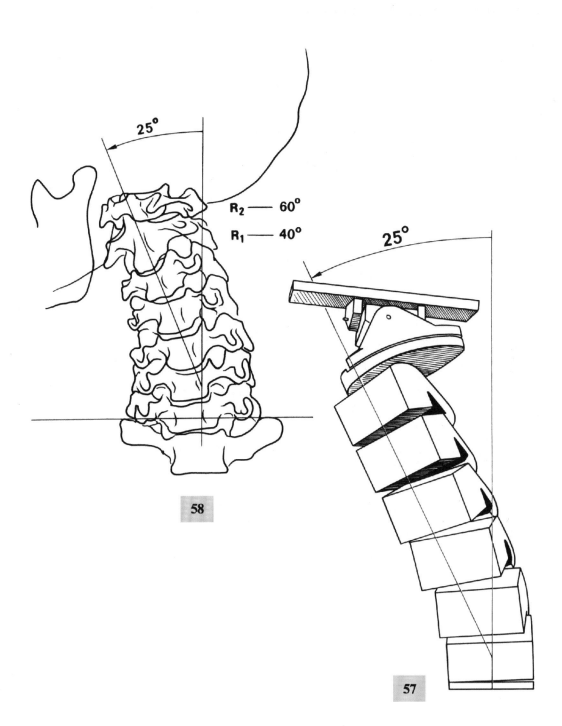

58

57

Kompensation in der oberen Halswirbelsäule (Fortsetzung)

Betrachtet man das mechanische Modell, so ist klar zu erkennen, daß sich der obere Halswirbelsäulenabschnitt aus drei funktionell gekoppelten Elementen zusammensetzt:

- Ein Element bildet der Axis F mit seinem Dens (Achse 1).
- Der Atlas E als zweites Element artikuliert mit dem Dens und der superioren Fläche des Axis.
- Das Hinterhaupt als drittes Element A „überdacht" einen Komplex mit drei rechtwinklig aufeinander stehenden Achsen. Diese entsprechen den Achsen des Atlantoaxialgelenks, der Rotationsachse (2), der Flexions-Extensionsachse (3) und der Achse für Lateralflexionen (4). Die letzten beiden Achsen entsprechen denen eines Kardangelenks.

Bei einer simultanen Rotation-Seitneigung der unteren Halswirbelsäule kann eine reine Rotation des Kopfes nur erreicht werden, wenn zusätzlich drei Bewegungskomponenten in der oberen Halswirbelsäule (als dreiachsigem Komplex mit drei Freiheitsgraden) erfolgen.

- Eine Drehung um die Achsen 1 und 2 nach rechts ist gleichsinnig mit der der unteren Halswirbelsäule. Sie findet hauptsächlich im Atlantoaxialgelenk (Winkel a), geringgradig auch im Atlantookzipitalgelenk (Winkel b) statt.
- Eine Streckung um die Achse 3 (Winkel c), die die mit der rechtsgerichteten Rotation um die Achse 1 gleichzeitig stattfindende Flexion kompensiert.
- Schließlich erfolgt um die Achse 4 eine geringe Lateralflexion zur entgegengesetzten Seite (Winkel d). Zum größten Teil wird die Seitneigung der unteren Halswirbelsäule bereits durch die Extension um die Achse 3 neutralisiert.

Ausgeführt werden diese Bewegungsmomente der oberen Halswirbelsäule von den kleinen, tiefen Nackenmuskeln (s. S. 224); deren wesentliche Aufgabe ist es, durch fein abgestimmte Kontraktion kompensatorische Bewegungen zu bewirken mit dem Ziel, daß eine gewünschte Bewegungsrichtung eingehalten wird. Bei einer reinen Rotation des Kopfes nach rechts (Abb. 59) wird die komplementäre Rotation der oberen Halswirbelsäule durch folgende Muskeln bewirkt: rechte Mm. obliquus capitis inferior und rectus capitis posterior major, linker M. obliquus capitis superior. Die genannten Muskeln sind sämtlich extensorisch wirksam, sie bewirken gleichzeitig die oben erwähnte Streckkomponente (Winkel c). Die Neigung zur kontralateralen (linken) Seite geht auf die Wirkung der linken Mm. obliquus capitis superior, rectus capitis lateralis und rectus capitis posterior minor zurück. Dem Flexionsmoment der letzten beiden Muskeln wirkt das extensorische Moment der übrigen entgegen.

Bei einer reinen Lateralflexion des Kopfes nach rechts (Abb. 54) drehen kompensatorisch folgende Muskeln nach links: linke Mm. obliquus capitis superior, recti capitis posteriores major et minor. Die Seitneigung der oberen Halswirbelsäule nach rechts besorgen die rechten Mm. recti und der M. obliquus capitis inferior. Die von diesen Muskeln ausgehende Extension, wie auch die der unteren Halswirbelsäule, wird durch flektorisch wirksame Muskeln neutralisiert: rechte Mm. recti capitis anterior und capitis lateralis.

Das mechanische Modell macht den anatomischen und funktionellen Zusammenhang zwischen oberer und unterer Halswirbelsäule deutlich.

- Die untere Halswirbelsäule führt eine aus Rotation, Seitneigung und Extension zusammengesetzte Bewegung aus. Muskeln, die diese Bewegung hervorrufen, haben einen schrägen, nach dorsal, lateral und kaudal gerichteten Verlauf. Es sind beispielsweise der M. splenius cervicis, der M. longissimus cervicis, die zervikalen Mm. intertransversarii, der M. iliocostalis, der M. levator scapulae und in gewisser Weise auch die Mm. scaleni.
- Die obere Halswirbelsäule als Gelenkkomplex mit drei Achsen und drei Freiheitsgraden führt Bewegungen durch die fein abgestimmte synergistisch-antagonistische Kontraktion der tiefen Nackenmuskeln aus. In den Kopfgelenken werden die von der unteren Halswirbelsäule übertragenen und nicht erwünschten Bewegungsmomente kompensiert, so daß letztlich nur reine Bewegungen resultieren.

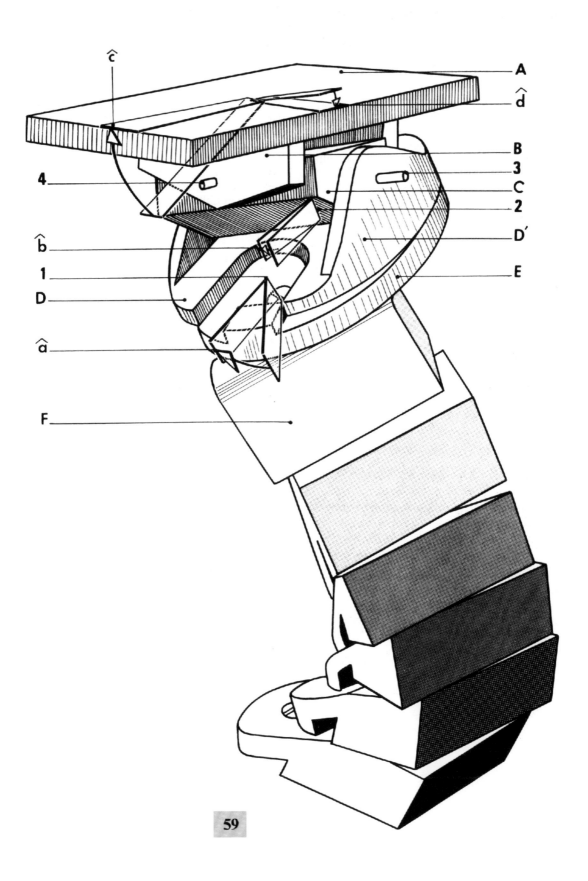

ĉ

A

d̂

B

3

C

2

4

D´

b̂

E

1

D

â

F

59

Bewegungsamplituden der Halswirbelsäule

Der Vergleich von seitlichen Röntgenaufnahmen in extremer Beuge- und Streckstellung (Abb. 60) macht folgendes deutlich:

- Die Beuge-Streckamplitude beträgt für die untere Halswirbelsäule (uC) 100–110°.
- Für die gesamte Halswirbelsäule ist das Beuge-Streckmaß (C) 130° (Okklusionsebene als Referenz).
- Durch Subtraktion ist die Beuge-Streckamplitude für die obere Halswirbelsäule (oC) zu ermitteln (20–30°).

Die Amplitude der Lateralflexion ist an anterior-posterioren Röntgenaufnahmen (Abb. 61) zu ermitteln. Sie beträgt etwa 45° zu jeder Seite. Eine durch die Querfortsätze des Atlas gezeichnete Gerade schneidet die Gerade, die die Spitzen der Warzenfortsätze verbindet. Der Winkel von etwa 8° gibt das Maß der Seitneigung der oberen Halswirbelsäule, genauer das des Kopfes gegenüber dem Atlas, an.

Das Ausmaß der Drehung ist schwieriger bestimmbar, vor allem das zwischen zwei benachbarten Wirbeln (Abb. 62). Die maximale Drehung des Kopfes beträgt etwa 80–90° zu jeder Seite. Hiervon entfallen 12° auf das obere und 12° auf das untere Kopfgelenk.

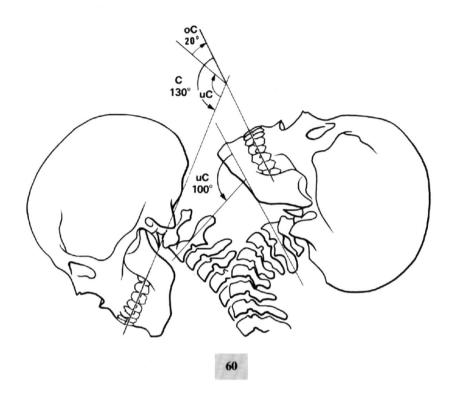

60

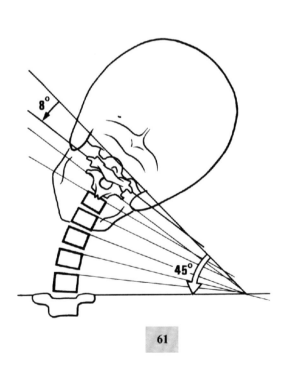

61

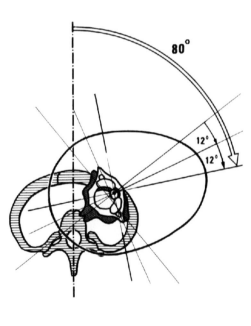

62

Äquilibrieren des Kopfes auf der Halswirbelsäule

Der Kopf befindet sich im Gleichgewicht (Abb. 63), wenn der Blick nach vorn gerichtet ist. Bei dieser Haltung des Kopfes liegt auch die Okklusionsebene (OE), die durch einen zwischen die Zahnreihen gebrachten Kartonstreifen manifestierbar ist, in einer horizontalen Ebene. Letztlich ist auch die aurikulonasale Ebene (AN), die durch den oberen Rand des Porus acusticus externus und die Spina nasalis anterior definiert ist, horizontal ausgerichtet.

Der Kopf als Ganzes kann als Hebel betrachtet werden.

- Der Auflagepunkt O liegt in Höhe der Hinterhauptskondylen.
- Am Lastarm G wirkt das Gewicht des Kopfs, der Schwerpunkt des Kopfs findet sich in Nähe der Sella turcica.
- Am Kraftarm wirkt die Kraft F der Nackenmuskulatur; diese verhindert, daß der Kopf unter seinem eigenen Gewicht nach vorn sinkt.

Durch den relativ weit nasal gelegenen Schwerpunkt erklärt sich die im Vergleich zur ventralen Beugemuskulatur des Halses wesentlich kräftigere Nackenmuskulatur. Die Extensoren müssen der Schwerkraft entgegenwirken, die Flexoren werden durch sie unterstützt. Die Nackenmuskeln zeigen einen Dauertonus, der verhindert, daß der Kopf nach vorn sinkt. Beim Schlafen in sitzender Position verringert sich der Muskeltonus; das Kinn sinkt auf das Manubrium sterni.

Die Halswirbelsäule ist nicht gerade, sondern weist eine nach dorsal gerichtete Konkavität auf. Die lordotische Krümmung der Halswirbelsäule ist charakterisierbar durch

- die Sehne (C), die die Hinterhauptskondylen mit der Hinterkante der oberen Endplatte von C_7 verbindet;
- die Scheitelhöhe (f), die als Lot von der dorsalen Unterflächenkante von C_4 auf die Sehne gefällt ist. Die Scheitelhöhe nimmt mit dem Grad der lordotischen Krümmung zu. Bei einer gestreckten Halswirbelsäule ist sie Null; sie kann auch einen negativen Wert haben, wenn bei der Flexion die Halswirbelsäule nach ventral konkav ist. Die Sehne ist fast immer kürzer als die Halswirbelsäule in ihrer Gesamtlänge. Nur wenn die Halswirbelsäule völlig gestreckt ist, haben Sehne und Halswirbelsäule die gleiche Länge. Mit Hilfe der beiden Linien kann ein Index für die Halswirbelsäule formuliert werden, der dem Index nach DELMAS (s. S. 12) ähnlich ist.

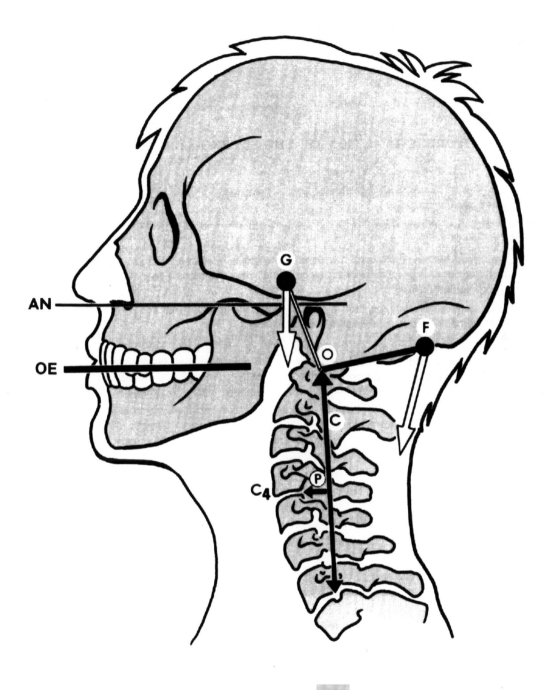

63

Morphologie und Funktion des M. sternocleidomastoideus

Der Muskel, für den die Bezeichnung M. sternocleidooccipitomastoideus treffender wäre, setzt sich aus vier Partien zusammen (Abb. 64).

- Ein tiefer Anteil (1) erstreckt sich vom medialen Drittel der Klavikula bis zum Processus mastoideus.
- Drei oberflächliche Anteile formen, wenn man sie voneinander separiert, ein N. Ansonsten stellen sie eine gemeinsame Muskelplatte dar, die nur in Höhe des medialen Klavikulaendes eine Lücke aufweist. In der Tiefe dieser Fossa supraclavicularis minor liegt der profunde Anteil (1) des Muskels. Ein Anteil (2) zieht von der Klavikula an das Hinterhaupt. Er bedeckt den tiefen Teil größtenteils und inseriert an der Linea nuchae superior. Ein weiterer Anteil (3) verläuft vom Manubrium sterni an die Linea nuchae superior unmittelbar hinter dem Warzenfortsatz. Der dritte Anteil (4) schließlich entspringt am Manubrium und inseriert am Warzenfortsatz. Er gliedert sich dem an der Linea nuchae superior ansetzenden Muskelteil an, findet selbst seinen Ansatz an der Außen- und Vorderseite des Mastoids.

Der M. sternocleidomastoideus bildet einen breiten Muskelzügel im anterolateralen Bereich des Halses. Er zieht schräg nach oben-lateral, die Sehne des Caput sternale (= Anteile 3 und 4) springt bei Seitwendung des Kopfes deutlich hervor. Der ganze Muskel ist unter der Haut tast- und eventuell auch sichtbar. Rechte und linke sternale Muskelsehne begrenzen seitlich die Fossa jugularis.

Eine einseitige Kontraktion (Abb. 65) bewirkt eine Drehung des Kopfes zur entgegengesetzten Seite, eine Seitneigung (ipsilateral) und eine Extension. Durch diese Bewegung wird der Blick nach oben und zur kontralateralen Seite gerichtet. Eine solche Kopfhaltung ist typisch für den sog. Schiefhals, der seine Ursache in einer einseitigen Verkürzung des Muskels haben kann. Die Wirkung einer simultanen, beidseitigen Kontraktion wird noch eingehender beschrieben werden. Sie hängt vom Verhalten der übrigen Muskeln der Halswirbelsäule ab.

- Ist die HWS beweglich, dann bewirkt eine beidseitige Kontraktion des Muskels eine Hyperlordose der HWS und eine Extension des Kopfes. Die Halswirbelsäule wird gegenüber der Brustwirbelsäule flektiert (s. Abb. 92).
- Ist die HWS fixiert und annähernd gestreckt (Wirkung der prävertebralen Muskeln), dann kommt es bei beidseitiger Kontraktion des Muskels zu einer Flexion der HWS und des Kopfes nach ventral (s. Abb. 97).

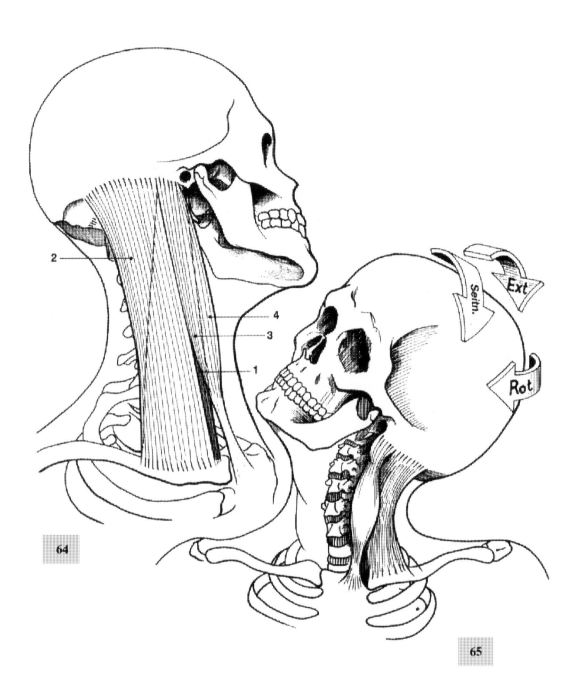

Prävertebrale Muskulatur: M. longus colli

Der M. longus colli als prävertebraler Muskel liegt unmittelbar der Halswirbelsäule auf (Abb. 66). Er erstreckt sich auf der Vorderseite der HWS vom Arcus anterior des Atlas bis zum dritten thorakalen Wirbelkörper. Drei Partien lassen sich an ihm unterscheiden.

- Ein schräger, absteigender Teil kommt vom Tuberculum anterius des Atlas und zieht mit drei oder vier Zacken an die Tubercula anteriora der Querfortsätze des dritten, vierten, fünften (und sechsten) Halswirbels.
- Ein schräger, aufsteigender Teil entspringt vom Körper des zweiten und dritten Brustwirbels, um mit drei oder vier Zacken an den Tubercula anteriora der Querfortsätze des vierten, fünften, sechsten (und siebten) Halswirbels zu inserieren.
- Ein longitudinal verlaufender Teil schließlich liegt paramedian, seitlich von den o.g. Muskelpartien begrenzt. Er verknüpft die Körper der ersten beiden Brustwirbel mit denen der letzten sechs Halswirbel. Der Muskel verspannt, rechts und links der Medianen gelegen, die Vorderfläche der HWS. Bei beidseitiger Kontraktion wird die Lordose der HWS aufgehoben, die Halswirbelsäule wird flektiert. Der Muskel ist für die Statik der HWS wichtig. Eine einseitige Kontraktion führt zur Flexion der HWS und zu einer ipsilateralen Seitneigung.

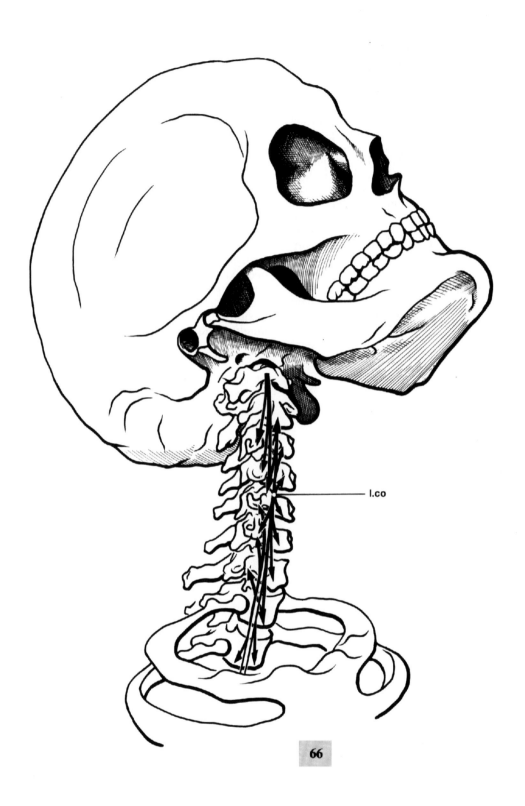

l.co

66

Prävertebrale Muskulatur: M. longus capitis, M. rectus capitis lateralis, M. rectus capitis anterior

Die drei Muskeln liegen im kranialen Bereich der Halswirbelsäule (Abb. 67).

Der M. longus capitis (l.ca) liegt am weitesten medial; rechter und linker Muskel haben über die Mittellinie Kontakt miteinander. Der Muskel erstreckt sich von der Pars basilaris des Os occipitale und vom vorderen Rand des Hinterhauptslochs nach kaudal. Er bedeckt den kranialen Teil des M. longus colli (l.co) und erreicht mit isolierten Zacken die Tubercula anteriora der Querfortsätze des dritten bis sechsten Halswirbels. Der Muskel wirkt auf die obere und den superioren Anteil der unteren Halswirbelsäule. Bei beidseitiger Kontraktion wird der Kopf ventralflektiert, der kraniale Halswirbelsäulenabschnitt streckt sich. Eine einseitige Kontraktion bewirkt eine Beugung und ipsilaterale Lateralflexion des Kopfs. Der M. rectus capitis anterior (r.c.a.) liegt seitlich hinter dem M. longus capitis. Er nimmt seinen Ursprung an der Massa lateralis atlantis und an der Wurzel des Querfortsatzes und setzt an der Pars basilaris des Os occipitale an. Er hat einen schrägen Verlauf von unten-lateral nach oben-medial.

Die gleichzeitige Kontraktion des rechten und linken Muskels bewirkt eine Flexion des Kopfs im oberen Kopfgelenk. Bei einseitiger Kontraktion wird der Kopf flektiert und zur ipsilateralen Seite gleichzeitig gedreht und geneigt. Auch diese zusammengesetzte Bewegung findet im oberen Kopfgelenk statt.

Der M. rectus capitis lateralis (r.c.l.) entspringt als erster M. intertransversarius vom Tuberculum anterius des Atlasquerfortsatzes und inseriert an einer rauhen Fläche dorsal des Foramen jugulare. Er liegt seitlich des M. rectus capitis anterior und bedeckt die Articulatio atlantooccipitalis von vorn. Eine beidseitige Kontraktion bewirkt eine Flexion, die einseitige Kontraktion eine Lateralflexion des Kopfes. Beide Bewegungen erfolgen im oberen Kopfgelenk.

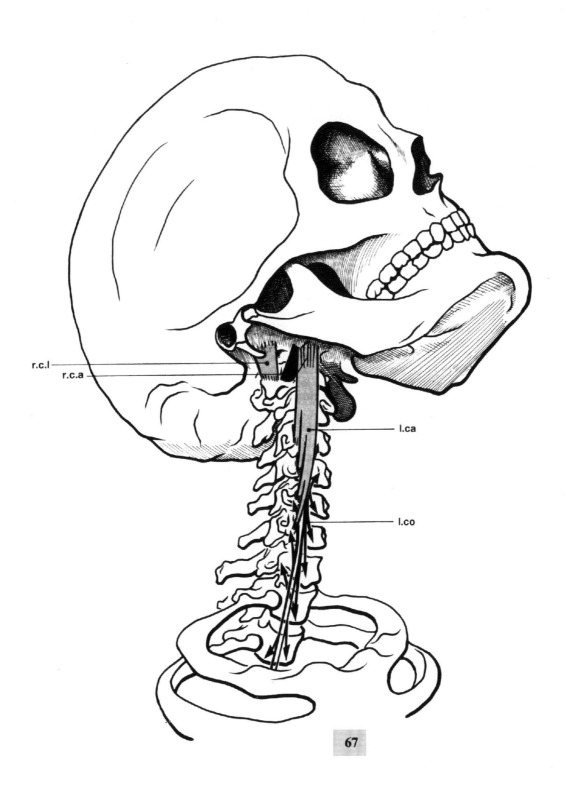

r.c.l

r.c.a

l.ca

l.co

67

Prävertebrale Muskulatur: Mm. scaleni

Die drei Mm. scaleni entspringen anterolateral an der Halswirbelsäule und sind gestaffelt angeordnet (Abb. 68). Sie verbinden die zervikalen Querfortsätze mit der ersten und zweiten Rippe. Der M. scalenus anterior (s.a) hat eine dreieckige Form, wobei die Spitze nach kaudal gerichtet ist. Er entspringt mit vier Zacken von den Tubercula anteriora der Querfortsätze des dritten bis sechsten Halswirbels. Die Muskelfaserbündel konvergieren und setzen mittels einer gemeinsamen Sehne am Tuberculum m. scaleni anterioris an der Außenfläche der ersten Rippe an. Der Muskel hat einen schrägen, nach kaudal, ventral und lateral ausgerichteten Verlauf.

Der M. scalenus medius (s.m) liegt unmittelbar hinter dem M. scalenus anterior. Er entspringt mit sechs Zacken an den letzten sechs Halswirbeln. Am zweiten bis sechsten Wirbel sind es die Tubercula anteriora und die Außenkante der Querfortsatzrinne, die den Ursprung bilden; am siebten ist es der gesamte Querfortsatz. Der dorsoventral abgeplattete, dreieckige Muskel zieht schräg nach kaudal, lateral und leicht nach ventral, um an der ersten Rippe dorsolateral vom Sulcus arteriae subclaviae zu inserieren.

Der M. scalenus posterior (s.p) ist der hinterste der drei Muskeln. Mit drei Zacken entspringt er an den Tubercula posteriora der Querfortsätze der Wirbel C_4–C_6. Der abgeplattete Muskelbauch liegt dorsolateral des M. scalenus medius, mit dem er teilweise verschmolzen sein kann. Seine flache Sehne inseriert an Ober- und Außenfläche der zweiten Rippe.

Zwischen den Mm. scalenus anterior und medius treten der Plexus brachialis und die Arteria subclavia hindurch (Skalenuslücke).

Durch beidseitige Kontraktion der Mm. scaleni wird die Halswirbelsäule, wenn sie nicht durch den M. longus colli fixiert wird, gegenüber der Brustwirbelsäule flektiert und hyperlordosiert. Wird die HWS durch den M. longus colli fixiert, dann bewirkt die beidseitige Kontraktion der Mm. scaleni nur eine Flexion der HWS in Relation zur Brustwirbelsäule (s. Abb. 93). Aus einer einseitigen Kontraktion der Muskeln resultiert eine Seitneigung und eine Rotation der HWS zur kontrahierten Seite hin.

Die Mm. scaleni unterstützen effektvoll die Inspiration, wenn die HWS festgestellt ist und die ersten beiden Rippen angehoben werden.

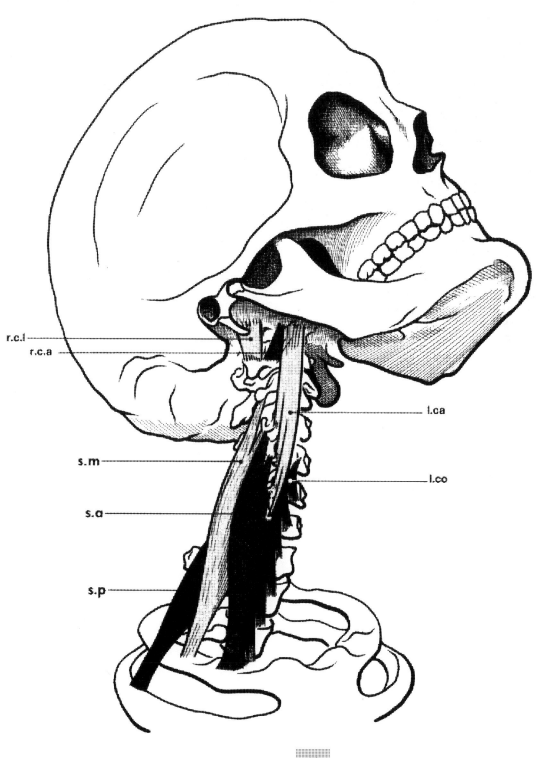

r.c.l

r.c.a

l.ca

s.m

l.co

s.a

s.p

68

Prävertebrale Muskulatur in ihrer Gesamtheit

Eine schematische Darstellung (Abb. 69, nach TE-STUT) gibt einen Überblick über die gesamte prä-vertebrale Muskulatur.

* M. longus colli mit seinen medialen, longitudi-nal verlaufenden Faserbündeln (l.co.m), sowie den schrägen auf- (l.co.i) und absteigenden Fa-serbündeln (l.co.s).
* M. longus capitis (l.ca)
* M. rectus capitis anterior (r.c.a)
* M. rectus capitis lateralis (r.c.l)
* Die Mm. intertransversarii anteriores (i.t.a) et posteriores (i.t.p).

Die Mm. intertransversarii bewirken eine Late-ralflexion der HWS zur gleichen Seite (Abb. 70). Unterstützt werden sie durch einseitige Kontrak-tion der Mm. scaleni.

* Der M. scalenus anterior (s.a) ist nur auf der rechten Halsseite dargestellt. Links ist er bis auf seine Ansatzsehne entfernt, so daß der M. scalenus medius (s.m) sichtbar ist.
* Der M. scalenus posterior (s.p) überragt lateral den M. scalenus medius nur mit seinem kau-dalen Abschnitt, der an der zweiten Rippe fi-xiert ist.

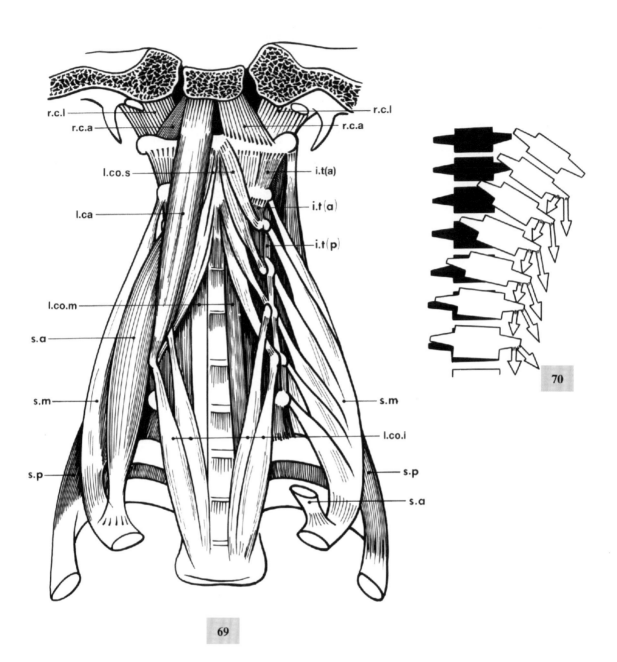

69

70

Ventralflexion von Kopf und Hals

Die anterioren Muskeln rufen durch ihre Kontraktion eine ventrale Beugung des Kopfes gegenüber der Halswirbelsäule und der Halswirbelsäule gegenüber der Brustwirbelsäule hervor. Im Bereich der oberen Halswirbelsäule (Abb. 71) beugen die Mm. longus capitis (l.ca) und rectus capitis anterior im oberen Kopfgelenk. Die Mm. longi colli ($l.co_1$ + $l.co_2$) et capitis flektieren in den nachfolgenden Gelenken. Der M. longus colli richtet die Halswirbelsäule auf und versteift sie (Abb. 72). Mit einem größeren Hebelarm wirkend, sind die von der HWS entfernt liegenden supra- und infrahyalen Muskeln (Abb. 73) gegebenenfalls kraftvolle Beuger des Kopfes und der HWS.

- Der M. mylohyoideus (m.h) und der vordere Bauch des M. digastricus (nicht dargestellt) ziehen vom Unterkiefer an das Os hyoideum.
- Mm. infrahyoidei: Mm. thyrohyoideus, sternohyoideus (st.h), sternothyroideus (nicht dargestellt), omohyoideus (o.h). Bei Kontraktion dieser Muskeln sinkt der Unterkiefer herab. Wird dieser jedoch durch Kaumuskeln (M. masseter, M; M. temporalis, T) fest an den Oberkiefer gedrückt, dann haben die supra- und infrahyalen Muskeln eine flektierende Wirkung auf Kopf und Halswirbelsäule. Zugleich reduzieren sie die Lordose der HWS. Die Muskeln haben wesentliche Bedeutung für die Statik der Halswirbelsäule.

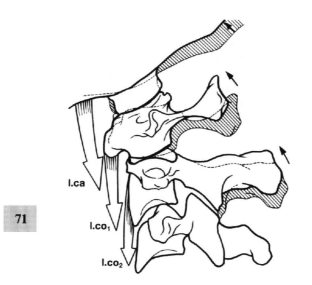

71

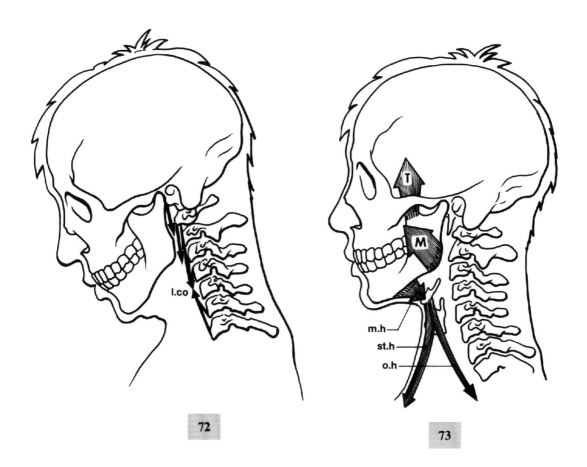

72

73

Muskulatur des Nackens

Der Funktionsanalyse soll eine topographisch-anatomische Betrachtung der Nackenmuskeln vorangestellt werden (Abb. 74). In einer dorsolateralen Ansicht sind die oberflächlichen, rechtsseitigen Nackenmuskeln teilreseziert, so daß die Schichtung der Muskeln deutlich wird. Die Muskeln der Nackenregion bilden vier übereinander liegende Schichten. Diese sind von innen nach außen:

- Tiefe Muskelschicht, unmittelbar den Skelettelementen und Gelenken aufliegend. Sie besteht aus den kurzen Nackenmuskeln, die Hinterhaupt, Atlas und Axis miteinander verknüpfen.
- M. rectus capitis posterior major (1)
- M. rectus capitis posterior minor (2)
- M. obliquus capitis inferior (3) und M. obliquus capitis superior (4).

Ebenfalls zur tiefen Schicht gehörig sind die Mm. multifidus (5) und interspinales cervicis (6).

- Schicht der Mm. semispinales, aus zwei (in der Darstellung teilweise resezierten) Muskeln bestehend.
- M. semispinalis capitis (7)
- M. semispinalis cervicis (8)

In dieser Schicht liegen weiter lateral der M. longissimus cervicis und der M. iliocostalis cervicis (11).

- Schicht der Spleniusmuskeln, aus folgenden (z. T. resezierten) Muskeln bestehend.
- M. splenius capitis (9)
- M. splenius cervicis (10), von dem eine am Querfortsatz des dritten Halswirbels ansetzende Zacke dargestellt ist (10'). Die beiden übrigen Zacken, zum Tuberculum posterius des Atlas und zum Querfortsatz des Axis ziehend, sind reseziert.

- M. levator scapulae (12)

Die genannten Muskeln liegen der tiefen Schicht bindenartig auf. Sie haben u. a. eine bedeutsame rotatorische Wirkung.

- Oberflächliche Schicht, aus folgenden Muskeln bestehend:
- M. trapezius (15), in der Darstellung nahezu vollständig reseziert.
- M. sternocleidomastoideus, dessen Hinterrand an die Nackenregion angrenzt. Er ist zum Teil reseziert, so daß seine oberflächlichen (14) und profunden Partien (14') erkennbar sind. In der Tiefe der seitlichen Halsregion erkennt man Ursprungszacken der Mm. scaleni medius und posterior (13). Mit Ausnahme der tiefen Schicht hat die Mehrzahl der Nackenmuskeln einen schrägen Verlauf von kaudal, medial und dorsal nach kranial und lateral. Ihre Kontraktion führt gleichzeitig zu einer Extension, Rotation und ipsilateralen Seitneigung. Es sind exakt die Bewegungskomponenten, die die untere Halswirbelsäule um schräge Achsen ausführt (s. S. 194). Die oberflächliche Schicht hingegen setzt sich aus Muskeln zusammen, die die mittlere Schicht kreuzen. Sie ziehen von kranial, medial und dorsal nach kaudal, lateral und ventral. Die Muskeln wirken nicht unmittelbar auf die untere Halswirbelsäule, sondern auf den Kopf und die obere Halswirbelsäule. Sie extendieren sämtlich und flektieren, wie die Muskeln der tieferen Schichten, zur kontrahierten Seite. Eine Rotation jedoch bewirken sie nach der entgegengesetzten Seite. Es sind demnach Muskeln, die mit denen der tiefen Schicht sowohl synergistisch als auch antagonistisch arbeiten.

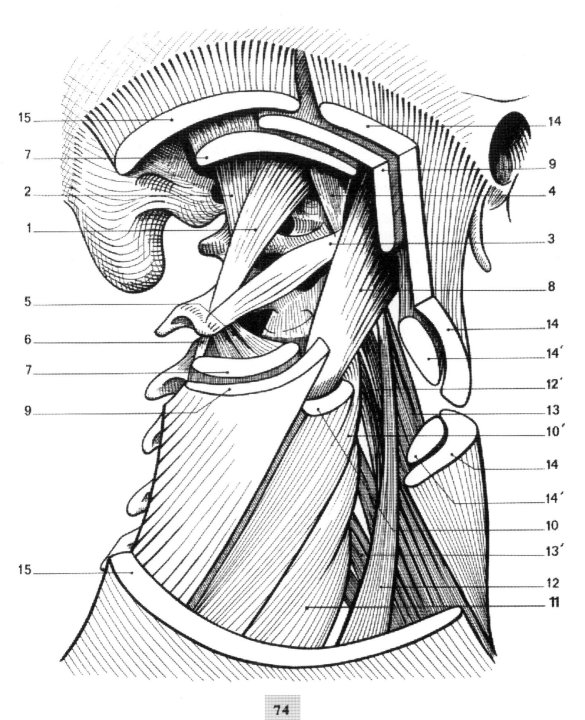

15

7

2

1

5

6

7

9

15

14

9

4

3

8

14

14´

12´

13

10´

14

14´

10

13´

12

11

74

Kurze Nackenmuskeln

Der Funktion der kurzen Nackenmuskeln wird oft nicht der gleiche Stellenwert eingeräumt, wie dies für die Nackenmuskulatur der unteren HWS der Fall ist. Für eine erwünschte Stellung des Kopfs sind jedoch die präzis abgestuften Bewegungen, die durch die kurzen Nackenmuskeln hervorgerufen werden, von großer Bedeutung. Durch feine „Gegenbewegungen" werden unerwünschte, in der unteren Halswirbelsäule stattfindende Bewegungen kompensiert.

Anordnung und räumlicher Verlauf lassen auf die Funktion der Muskeln schließen. Die Muskeln sind in einer dorsalen (Abb. 75), lateralen (Abb. 76) und einer schrägen, dorsolateralen Ansicht (Abb. 77) dargestellt.

- Der M. rectus capitis posterior major (1) erstreckt sich als dreieckiger Muskel vom Dornfortsatz des Axis zur Linea nuchae inferior des Hinterhauptes. Er hat einen schrägen, nach oben und leicht nach außen-hinten gerichteten Verlauf.
- Der M. rectus capitis posterior minor (2) ist ebenfalls dreieckig und abgeplattet, aber kürzer und tiefer gelegen als der vorige Muskel. Er stößt an die Mittellinie und zieht vom Tuberculum posterius des Atlas an das innere Drittel der Linea nuchae inferior. Er ist schräg nach oben und lateral und akzentuierter als der M. rectus capitis posterior major nach dorsal orientiert. Bedingt ist dies durch die im Vergleich zum Dorn des Axis tiefere Lage des hinteren Atlasbogens.
- Der M. obliquus capitis inferior (3) liegt als kräftiger, spindelförmiger Muskel unterhalb und seitlich des M. rectus major. Er entspringt am Dorn des Axis und setzt an Unten- und Außenfläche des Atlasquerfortsatzes an. Er hat einen schrägen, nach oben, lateral und ventral ausgerichteten Verlauf, so daß er – räumlich betrachtet – die vorgenannten Muskeln überkreuzt.
- Der M. obliquus capitis superior (4) ist kurz, abgeplattet und annähernd dreieckig. Er liegt dorsal der Articulatio atlantooccipitalis. Vom Querfortsatz des Atlas zieht er schräg nach oben und dorsal an das äußere Drittel der Linea nuchae inferior. Der Muskel liegt exakt in einer sagittalen Ebene; er hat die gleiche Ausrichtung wie der M. rectus minor, zum M. obliquus inferior ist er fast rechtwinklig orientiert.
- Die Mm. interspinales (5) finden sich unterhalb des Axis rechts und links der Medianen zwischen den Tubercula der Dornfortsätze. Die Mm. recti major et minor sind als Äquivalente von interspinalen Muskeln anzusehen.

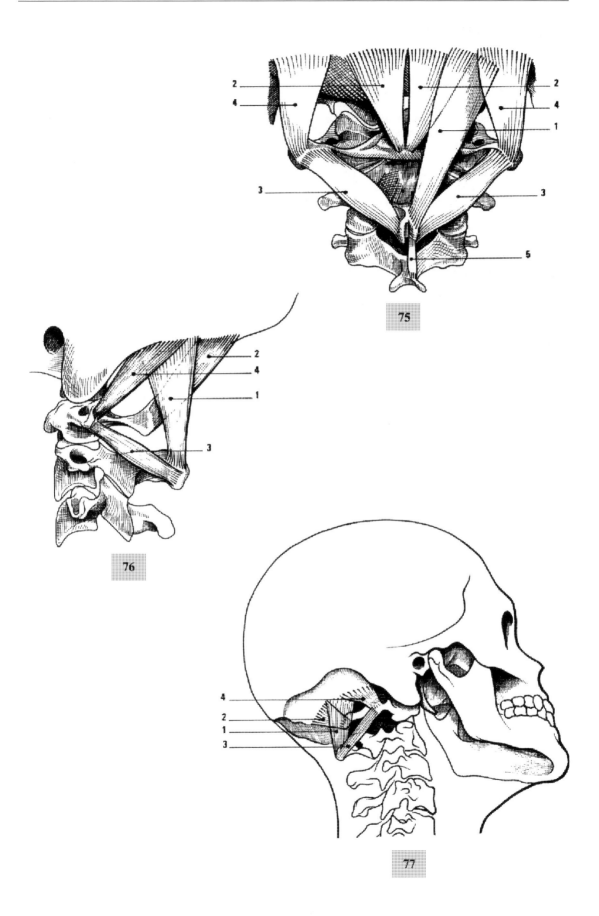

Funktion der kurzen Nackenmuskeln: Seitneigung und Extension

Der M. obliquus capitis inferior ist für die Statik und Dynamik des unteren Kopfgelenks bedeutsam. Eine Seitansicht (Abb. 78) zeigt, daß eine beidseitige Kontraktion des Muskels den Atlas nach hinten zieht und ihn gegenüber dem Axis extendiert. Das Maß der Extension ist an seitlichen Röntgenaufnahmen bestimmbar in Form des Winkels a (Massa lateralis) oder a' (Arcus posterior atlantis). Die kraniale Aufsicht (Abb. 79) läßt erkennen, wie sich unter der Aktion der beiden Muskeln der Atlas nach dorsal (r) verschiebt. Das Ligamentum transversum atlantis spannt sich an und sichert passiv den Halt des Axiszahns; es verhindert die Luxation des Dens nach hinten. Die beiden Mm. obliqui capitis inferiores haben entscheidende Bedeutung für Bewegungsabläufe in der Articulatio atlantoaxialis mediana. Eine simultane, einseitige Kontraktion der vier kurzen Nackenmuskeln (Abb. 80) führt zur Seitneigung des Kopfes (Pfeil i) nach der kontrahierten Seite. Die Bewegung findet im oberen Kopfgelenk statt. Gemessen werden kann die Seitnei-

gung auch als Winkel i', der von einer durch die Querfortsätze des Atlas gezogenen Horizontalen und der Bimastoidlinie gebildet wird. Die Seitneigung wird vor allem durch den M. obliquus capitis superior (4) bewirkt. Der kontrahierte (rechte) Muskel dehnt den kontralateralen um die Strecke e. Der Atlasquerfortsatz wird durch Kontraktion des M. obliquus capitis inferior (3) zum Punctum fixum für den M. obliquus superior. Der M. rectus major (1) hat nur geringe Seitneigungswirkung; der M. rectus minor (2) hat praktisch keinen Einfluß auf die Lateralflexion, da er paramedian fast in einer sagittalen Ebene liegt.

Eine beidseitige, simultane Kontraktion der kurzen Nackenmuskeln (Abb. 81) bewirkt eine Extension des Kopfes gegenüber der Halswirbelsäule. Die Extension im oberen Kopfgelenk erfolgt durch Kontraktion der Mm. rectus minor (2) und obliquus superior (4), im unteren Kopfgelenk durch die Mm. rectus major (1) und die obliquus inferior (3) (Abb. 78).

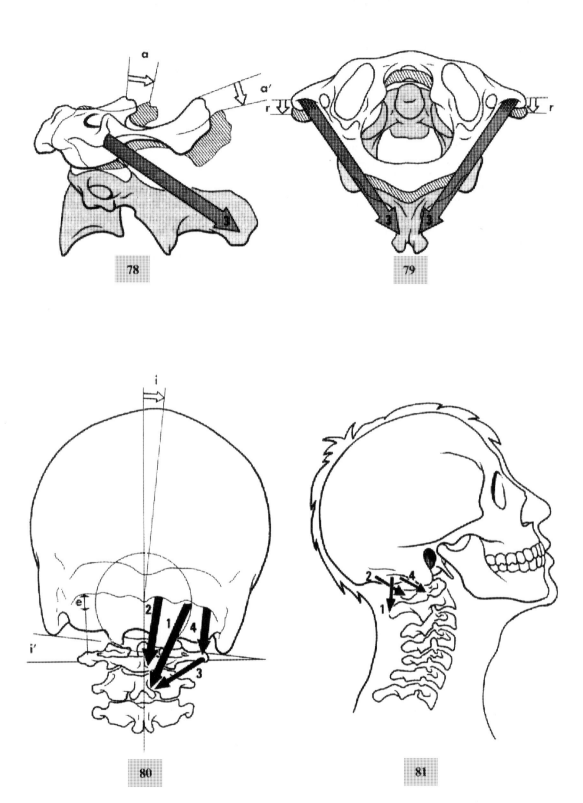

Drehwirkung der kurzen Nackenmuskeln

Die kurzen Nackenmuskeln haben sämtlich ein Rotationsmoment, sie drehen den Kopf.

Betrachten wir zuerst das obere Kopfgelenk (Abb. 82). Die Aufsicht von kaudal macht deutlich, daß der M. obliquus superior (4) den Kopf um etwa 10° zur entgegengesetzten Seite dreht. In der Darstellung ist es der linke Muskel, der den Kopf nach rechts dreht. Bei dieser Bewegung werden die rechten Mm. obliquus superior (4') und rectus minor (2) gedehnt. Sie sind es, die den Kopf wieder in die Ausgangsstellung zurückdrehen werden.

Betrachten wir nun das untere Kopfgelenk (Abb. 83). In der kaudalen Aufsicht sind Axis (hell) und Atlas (grau) übereinander projiziert. Die Kontraktion der Mm. rectus major (1) und obliquus inferior (3) bewirkt eine Drehung des Kopfs von 12° zur ipsilateralen Seite. In der Darstellung dreht der rechte M. rectus major (1) den Kopf nach rechts, wobei die Bewegung in beiden Kopfgelenken erfolgt. Der linke Muskel wird um die Länge a gedehnt, er wird den Kopf in die Ausgangsstellung zurückdrehen. Der sich kontrahierende rechte M. obliquus inferior (3) dreht Atlas und Kopf im unteren Kopfgelenk nach rechts. In einer perspektivischen Darstellung (Abb. 84) sieht man, wie der rechte M. obliquus inferior (3), der diagonal zwischen Axisdorn und Atlasquerfortsatz verspannt ist, den Atlas nach rechts dreht. Der linke Muskel wird um die Länge b (Abb. 83) gedehnt, er wird Atlas und Kopf zurückdrehen.

Nach dieser eingehenderen Funktionsanalyse wird die Aufgabe der kurzen Nackenmuskeln, unerwünschte Rotations- und Seitneigungsbewegungen der unteren HWS zu kompensieren (s. S. 204), deutlicher erkennbar.

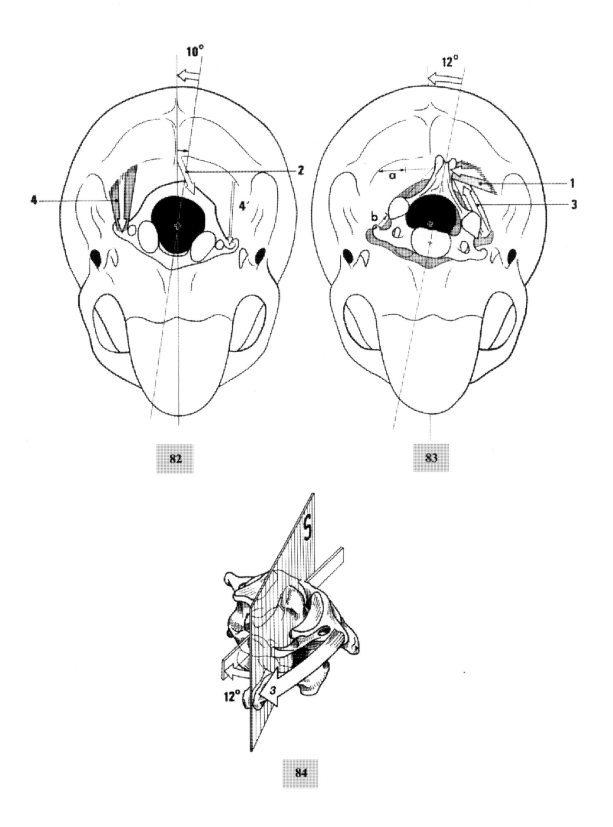

Tiefe und oberflächliche Schicht der Nackenmuskulatur

Die tiefe Nackenmuskulatur wird im Bereich der oberen HWS durch die beschriebenen, kurzen Muskeln repräsentiert. An der unteren Halswirbelsäule ist es der zervikale Teil des M. transversospinalis. Er bildet, unmittelbar den Skelettelementen aufliegend, einen Muskelstrang rechts und links der Dornfortsatzreihe. Die einzelnen metameren Muskeln des transversospinalen Systems, das sich vom Axis bis zum Sakrum erstreckt, liegen dachziegelartig aufeinander. Bezüglich Anordnung und Verlauf der Muskelbündel existieren unterschiedliche Auffassungen (Abb. 85).

- Nach der Beschreibung von TROLARD ziehen Muskelbündel von vier oberen Halswirbeln mit Ursprung an den Dornfortsätzen und den Laminae herunter an den nächstfolgenden, fünften Wirbel, um dort am Querfortsatz zu inserieren. Die Abbildung zeigt schematisch (T) Muskelbündel, die zum Querfortsatz des sechsten Halswirbels konvergieren. Sie überdecken unvollständige Bündelsysteme, die an die Querfortsätze des fünften bis dritten Halswirbels heranziehen.

- Nach WINCKLER (W) entspringen Muskelbündel von der Lamina und vom Dornfortsatz eines Wirbels, um dann mit vier Zacken an den Querfortsätzen der vier folgenden Wirbel anzusetzen. Im Schema ist das erste, kraniale Muskelsystem eingezeichnet, das am Axis entspringt und die nachfolgenden teilweise überdeckt.

Prinzipiell schildern beide Beschreibungen den gleichen Sachverhalt: Die Muskelbündel ziehen von kranial schräg nach kaudal, lateral und leicht nach ventral. Die Kontraktion des M. transversospinalis bedingt, wenn sie beidseitig und simultan erfolgt, eine Extension der Halswirbelsäule und eine Hyperlordose. Das Muskelsystem wirkt als Teil des M. erector spinae.

Eine einseitige Kontraktion führt zu einer Extension sowie zu einer Lateralflexion zur gleichen Seite. Gleichzeitig wird die HWS nach der entgegengesetzten Seite rotiert. Diese drehende Wirkung auf die HWS ist vergleichbar der des M. sternocleidomastoideus (SCM) auf den Kopf. Der M. transversospinalis wirkt folglich synergistisch mit dem M. sternocleidomastoideus. Der M. transversospinalis allerdings dreht die Halswirbelsäule unmittelbar, indem er segmental mit den Skelettelementen verknüpft ist. Der M. sternocleidomastoideus, dessen Fasern die gleiche Verlaufsrichtung wie die des M. transversospinalis haben, wirkt unmittelbar über zwei Hebelarme auf die gesamte Halswirbelsäule.

Die oberflächliche Schicht der Nackenmuskulatur (Abb. 86) wird vom M. trapezius (Tr.) gebildet. Seine Muskelfaserbündel entspringen am medialen Drittel der Linea nuchae superior, an den Dornfortsätzen der Hals- und Brustwirbel (bis Th 10), sowie am Ligamentum nuchae. Die kraniale Pars descendens zieht schräg nach kaudal, lateral und ventral, um am äußeren Drittel der Klavikula, am Acromion und an der Spina scapulae anzusetzen. Die untere, seitliche Halskontur wird vom freien Rand der Pars descendens des M. trapezius entscheidend geprägt. Der M. trapezius hat große Bedeutung als Muskel des Schultergürtels (s. Band I). Bildet der Schultergürtel für ihn das Punctum fixum, dann wirkt er auf Halswirbelsäule und Kopf.

- Beidseitige Kontraktion des M. trapezius führt zur Extension von Halswirbelsäule und Kopf mit Betonung der lordotischen Krümmung. Kontrahieren sich antagonistisch die ventral gelegenen, prävertebralen Muskeln, dann hat der M. trapezius die Wirkung eines Spannseiles, das die HWS stabilisiert.

- Einseitige Kontraktion des M. trapezius (Abb. 87, dorsale Ansicht, linker Muskel kontrahiert) führt zur Extension von HWS und Kopf mit Hyperlordose. Gleichzeitig wird zur kontrahierten Seite lateralflektiert und zur entgegengesetzten Seite rotiert. Der Trapezius wirkt synergistisch mit dem ipsilateralen M. sternocleidomastoideus.

Im kraniolateralen Bereich des Nackens (Abb. 86) liegt der superiore Teil des M. sternocleidomastoideus, der hier die Oberflächenkontur des Nackens bestimmt.

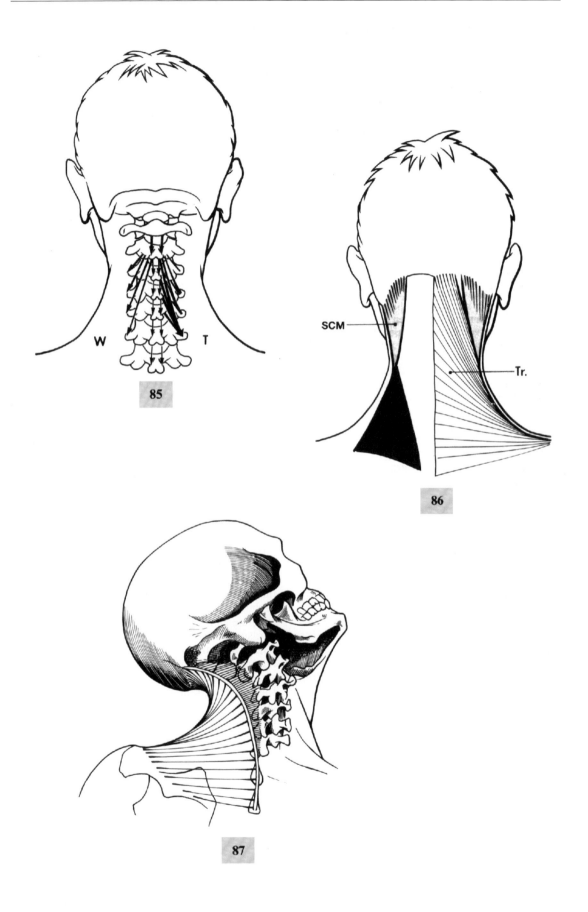

85

SCM

Tr.

86

87

Mittlere Schichten der Nackenmuskulatur

Unter dem M. trapezius findet sich die dritte Muskelschicht (Abb. 88), die von den Mm. splenii und levator scapulae gebildet wird.

Der M. splenius reicht bis in die Rückenregion herab. Er entspringt an den Dornen der letzten sechs Halswirbel, am Ligamentum nuchae, an den Dornen der ersten vier Brustwirbel und an den Ligamenta interspinalia. Seine Muskelfasern laufen schräg nach oben, lateral und ventral.

- Ein zum Hinterhaupt ziehender Teil bildet den M. splenius capitis (9). Er inseriert unterhalb des M. sternocleidomastoideus an der lateralen Hälfte der Linea nuchae superior und am Warzenfortsatz. Der Muskel überdeckt die Mm. semispinales unvollständig. Innerhalb eines median und subokzipital gelegenen dreieckigen Feldes liegen rechter und linker M. semispinalis capitis frei.
- Ein zweiter Teil bildet den M. splenius cervicis (10), der in der linken Abbildungshälfte im Verband mit dem M. splenius capitis dargestellt ist. Auf der rechten Seite ist er isoliert und ein wenig angehoben dargestellt. Man erkennt seine Ansatzzacken an den Querfortsätzen von Atlas, Axis und C_3 sowie seine Verdrillung.

Die beidseitige Kontraktion der Mm. splenii capitis et cervicis bewirkt die Extension von HWS und Kopf mit Hyperlordosierung. Bei einer einseitigen Kontraktion resultiert eine Extension, eine Seitneigung und Drehung zur kontrahierten Seite.

Der M. levator scapulae (12) liegt lateral des M. splenius cervicis und besitzt mit diesem den gleichen Ursprung an den Querfortsätzen der ersten vier Halswirbel. Er liegt dem M. splenius ein Stück weit auf, um sich dann von ihm zu separieren und schräg nach unten-lateral an die Skapula heranzuziehen. Hat der Muskel sein Punctum fixum an der Halswirbelsäule, dann hebt er die Skapula (s. Band I). Ist hingegen das Schulterblatt fixiert, so wirkt der Muskel auf die HWS. Eine gleichzeitige Kontraktion von rechtem und linkem Muskel extendiert und hyperlordosiert die Halswirbelsäule. Arbeitet er mit Antagonisten zusammen, dann wirkt er wie ein lateraler Seilzug, der die HWS stabilisiert.

Wie beim M. splenius cervicis bewirkt die einseitige Kontraktion eine Extension sowie eine Lateralflexion und Rotation zur kontrahierten Seite.

Die zweite Muskelschicht, die unmittelbar der ersten, tiefen Schicht aufliegt (Abb. 89), setzt sich aus den Mm. semispinales, dem M. longissimus cervicis und dem M. iliocostalis cervicis zusammen.

Der M. semispinalis capitis (7) bildet, unmittelbar neben der Medianen gelegen, einen bandförmigen Muskelzug, der eine Zwischensehne be-

sitzt. Der Muskel entspringt an den Querfortsätzen der ersten sechs Brustwirbel, an den Querfortsatzbasen von C_3–C_7 und vom Dornfortsatz von C_7 und Th_1. Der dicke, runde Muskelbauch überdeckt den M. longissimus capitis vollständig. Das Ligamentum nuchae trennt rechten und linken Muskel voneinander. An die konvexe Außenfläche des Muskels schmiegen sich die Mm. splenii. Der M. semispinalis capitis setzt an der Hinterhauptsschuppe zwischen den Lineae nuchae superior und inferior an.

Bei beidseitiger Kontraktion des Muskels werden Kopf und Halswirbelsäule extendiert, die HWS wird auch hyperlordosiert. Einseitige Kontraktion bewirkt eine Extension des Kopfes und eine leichte ipsilaterale Seitneigung.

Der M. longissimus capitis (8) entspringt als langer, dünner Muskel von den Querfortsätzen der letzten vier Halswirbel und dem des ersten Brustwirbels. Er setzt an der Spitze des Warzenfortsatzes an. Sein Muskelbauch ist in sich gedreht, da die kaudal entspringenden Muskelbündel medial, die kranialen Muskelbündel des zervikalen Abschnitts weiter lateral am Mastoid ansetzen.

Kontrahiert sich der Muskel beidseitig, dann wird der Kopf extendiert. Gemeinsam mit seinen ventral gelegenen Antagonisten bildet er eine seitliche, den Kopf stabilisierende Verspannung. Die einseitige Kontraktion führt zur Extension und Lateralflexion, wobei die Seitneigungskomponente deutlicher wird als beim M. semispinalis capitis.

Der M. longissimus cervicis (11) liegt als langer, schmaler Muskel seitlich des M. longissimus capitis. Er entspringt an den Querfortsätzen der ersten fünf Brustwirbel und inseriert an den Processus transversi der letzten fünf Halswirbel. Die medialen Muskelbündel sind die kürzesten, sie verbinden C_7 mit Th_1; die lateralen Bündel sind lang, sie ziehen von C_3 bis Th_5.

Beidseitige Kontraktion des Muskels bewirkt eine Streckung der unteren Halswirbelsäule. Bei Kontraktion der Antagonisten wirkt der Muskel als Zugverspannung.

Die einseitige Kontraktion führt zu einer Extension und zu einer Lateralflexion nach der kontrahierten Seite.

Die Pars cervicalis des M. iliolumbalis (11') entspringt an den Rippenwinkeln der dritten bis siebten Rippe und inseriert mit dem M. longissimus cervicis an den Tubercula posteriora der letzten fünf zervikalen Querfortsätze. Die Wirkung des M. iliocostalis cervicis ist identisch mit der des M. longissimus cervicis. Darüber hinaus stabilisiert der Muskelzug die untere Halswirbelsäule; gegebenenfalls kann er die ersten sechs Rippen heben (s. S. 140).

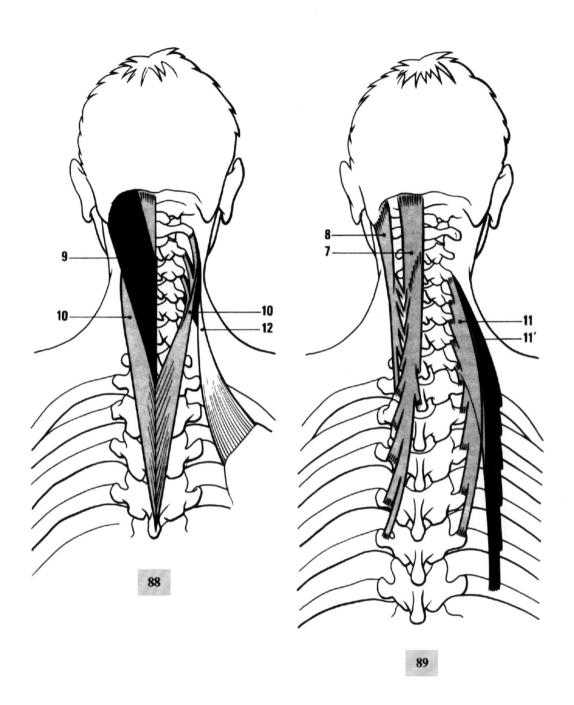

Streckung der Halswirbelsäule durch die Nackenmuskulatur

Sämtliche Nackenmuskeln sind Extensoren der HWS und des Kopfs. Man kann jedoch aufgrund der unterschiedlichen Lage dieser Muskeln drei Gruppen unterscheiden. Die erste Gruppe (Abb. 90) setzt sich aus Muskeln zusammen, die von den Querfortsätzen der HWS schräg nach dorsal-kaudal in die Rückenregion ziehen:

- M. splenius cervicis (10),
- Mm. longissimus und iliocostalis cervicis (11),
- M. levator scapulae (12).

Diese Muskeln sind Extensoren der Halswirbelsäule, sie akzentuieren deren lordotische Krümmung. Einseitig bewirken sie eine Lateralflexion und eine Rotation nach der kontrahierten Seite. Die Muskeln führen die für die untere Halswirbelsäule typische, zusammengesetzte Bewegung aus (s. S. 204).

Die Muskeln der zweiten Gruppe (Abb. 91) ziehen von kranial schräg nach kaudal-ventral:

- M. transversospinalis, zervikaler Anteil (5),
- Muskeln, die das Hinterhaupt mit der unteren HWS verknüpfen: M. semispinalis capitis (7), M. longissimus capitis (8). Der ebenfalls zu dieser Gruppe gehörige M. splenius capitis ist nicht eingezeichnet.
- Die ebenfalls in diese Gruppe fallenden Nackenmuskeln sind im Schema nicht berücksichtigt (s. S. 224–228).

Alle Muskeln der zweiten Gruppe strecken die Halswirbelsäule und akzentuieren die Lordose. Sie extendieren den Kopf gegenüber der HWS, da sie teilweise unmittelbar am Hinterhaupt inserieren.

Die Muskeln der dritten Gruppe passieren die Halswirbelsäule, sie verbinden unmittelbar Hinterhaupt und Mastoid mit den Elementen des Schultergürtels:

- M. trapezius (15, Abb. 91),
- M. sternocleidomastoideus (Abb. 92), der die Halswirbelsäule diagonal überquert. Seine beidseitige Kontraktion hat folgende Wirkungen: er extendiert den Kopf gegenüber der HWS (1); die HWS wird gegenüber der Brustwirbelsäule gestreckt (2); die HWS wird in sich gestreckt und hyperlordosiert (3). Die Statik der Halswirbelsäule in der sagittalen Ebene (Abb. 93) wird durch ständige, wechselseitige Abhängigkeit folgender Muskelmomente gewährleistet:

- Zum einen ist es das Streckmoment der Nackenmuskulatur: M. splenius (S), Mm. longissimus und iliocostalis cervicis (l.c), M. trapezius (T). Alle diese Muskeln bilden kürzere oder längere Verspannungszüge auf der konvexen Seite der Halswirbelsäule.

- Zum anderen sind es die beugenden, ventral und ventrolateral gelegenen Muskeln: M. longus colli (L.c), der beugt und die Halslordose reduziert. Die Mm. scaleni (Sc) beugen die HWS gegenüber der Brustwirbelsäule. Sie haben die Tendenz, die Lordose der HWS zu verstärken, da ihnen der M. longus colli und die supra- und infrahyalen Muskeln nicht entgegenwirken (s. Abb. 73).

Die gleichzeitige Kontraktion aller Muskelgruppen führt zu einer Fixierung der HWS in Mittelstellung (grau, Abb. 93). Die Muskeln wirken als Verspannungszüge in der sagittalen und in schrägen Ebenen. Sie haben Bedeutung für das Äquilibrium des Kopfs; wesentlich ist ihr Einsatz, wenn Lasten auf dem Kopf getragen werden.

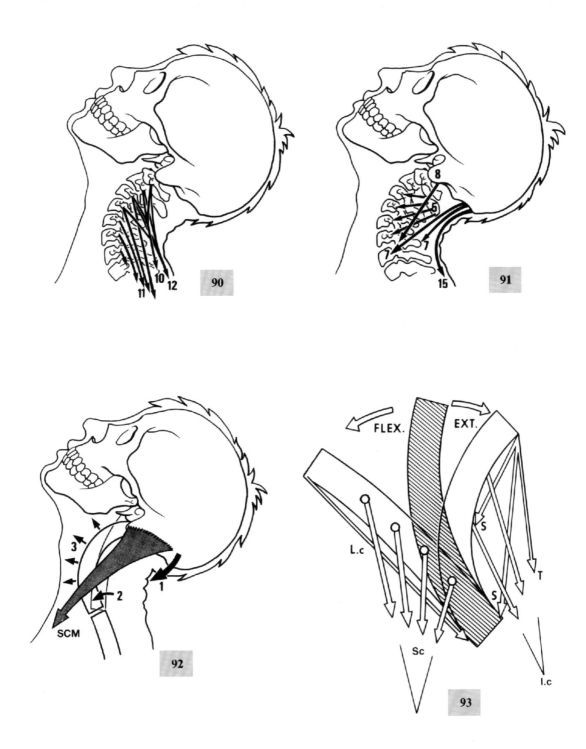

Prävertebrale Muskeln und M. sternocleidomastoideus – Synergistisches und antagonistisches Zusammenwirken

Wie bereits erwähnt (Abb. 92), kann der M. sternocleidomastoideus allein den Kopf nicht ausbalancieren und die Statik der HWS nicht aufrechterhalten. Es bedarf der zusätzlichen Hilfe von synergistisch-antagonistisch wirkenden Muskeln, die vor allem die Lordose der HWS reduzieren (Abb. 94).

- In erster Linie ist dies der M. longus colli (L. c), der unmittelbar ventral den Wirbelkörpern aufliegt.
- Des weiteren sind es die subokzipital gelegenen Muskeln, die den Kopf gegenüber der HWS flektieren (Abb. 95): M. longus capitis, M. rectus capitis anterior, M. rectus capitis lateralis.
- Schließlich wirken die in einiger Entfernung ventral der Halswirbelsäule gelegenen infra- und suprahyalen Muskeln. Sie verringern die Halslordose, wenn der Unterkiefer durch Kaumuskeln fest gegen den Oberkiefer gedrückt wird.

Wenn die Halswirbelsäule fixiert, ihre lordotische Krümmung nahezu aufgehoben ist (Abb. 96) und eine Extension des Kopfes durch die anterioren, subokzipitalen sowie die supra- und infrahyalen Muskeln verhindert wird, dann führt die simultane Kontraktion der beiden Mm. sternocleidomastoidei (Abb. 97) zu einer Flexion der Halswirbelsäule gegenüber der Brustwirbelsäule. Es besteht demnach ein synergistisch-antagonistisches Verhältnis zwischen dem M. sternocleidomastoideus einerseits und den prävertebralen sowie ventralen Muskeln andererseits.

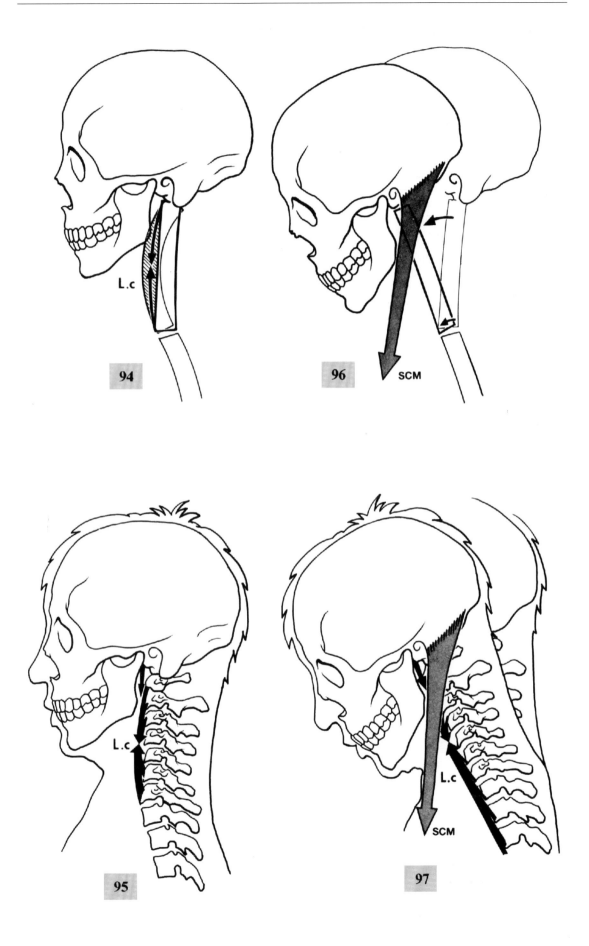

94

L.c

95

L.c

96

SCM

97

L.c

SCM

Bewegungsamplituden der Halswirbelsäule

Beugung, Streckung und Seitneigung der Halswirbelsäule sind an seitlichen und anterior- posterioren Röntgenaufnahmen exakt meßbar. Die genaue Bestimmung eines Rotationsausschlags ist schwieriger. Auch mit Hilfe bestimmter Referenzebenen läßt sich die Extensions-Flexionsamplitude bestimmen (Abb. 98). Die Okklusionsebene beispielsweise liegt bei der Neutralstellung des Kopfs genau horizontal. Das Maß der Extension wird durch den nach oben hin offenen Winkel angegeben, der von der Okklusionsebene und der Horizontalen gebildet wird. Der nach unten hin offene Winkel gibt das Maß der Flexion an.

Die Lateralflexion (Abb. 100) drückt sich in dem Winkel aus, den Schlüsselbeinlinie und Augenlinie miteinander bilden.

Eine sehr präzise Messung von Flexion-Extension und Seitneigung ist mit einem Goniometer möglich, das in entsprechender Ebene am Kopf zu befestigen ist.

Die Rotation von Kopf und Hals (Abb. 99) wird beim sitzenden Probanden gemessen. Der Schultergürtel muß fixiert sein, als Referenz dient die Schulterlinie. Die Rotation wird gemessen als Winkel (R) zwischen dieser Referenzlinie und der die äußeren Ohren verbindenden Geraden.

Auch der Winkel (ROT) zwischen der Sagittalebene des Kopfs und der des Körpers gibt das Rotationsmaß an. Sehr genau kann eine Drehung mit dem Goniometer gemessen werden. Der Proband liegt rücklings auf einer horizontalen, harten Unterlage, das Meßinstrument wird auf der Stirn fixiert.

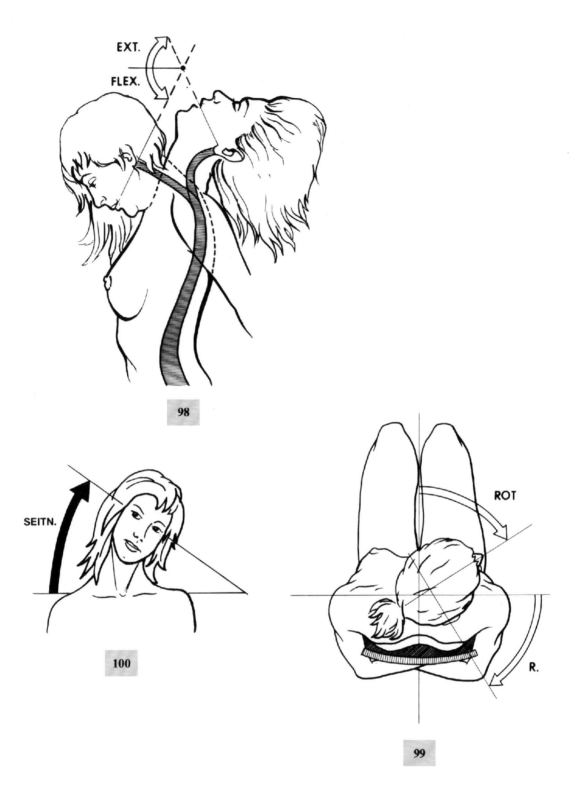

EXT.

FLEX.

98

SEITN.

100

ROT

R.

99

Topographie von Rückenmark und Halswirbelsäule

Neurocranium und Wirbelkanal beherbergen das Zentralnervensystem. Der zervikale Wirbelkanal umgibt zum einen partiell die Medulla oblongata, die über das Foramen magnum aus dem Schädelinneren hinausragt. Zum anderen ist es das zervikale Rückenmark, dem die Wurzeln der die Plexus cervicalis und brachialis bildenden Spinalnerven „entspringen". Medulla oblongata und zervikales Rückenmark haben eine enge topographische Beziehung zu den gut beweglichen Elementen der Halswirbelsäule. Insbesondere gilt dies für den Bereich der oberen HWS, die eine spezifische mechanische Übergangszone darstellt (Abb. 101). Beim Austritt aus dem Foramen magnum wird die in das Halsmark (M) übergehende Medulla oblongata dorsolateral von den beiden Hinterhauptskondylen flankiert. Diese bilden die zwei Auflagepunkte des Kopfs auf der Halswirbelsäule. Von den Condyli occipitales bis zum dritten Halswirbel ändert sich die Situation, indem Atlas und Axis das Gewicht des Kopfs, das primär auf zwei Stützen lastet (C und C), auf insgesamt drei Säulen überträgt:

- Hauptsäule, bestehend aus den ventral des Marks gelegenen Wirbelkörpern (CV),
- rechte und linke Nebensäule der Wirbelbogengelenke, lateral des Marks gelegen (A + A').

Die Verteilung von Kräften erfolgt in Höhe des Axis, der als „Kraftverteiler" zwischen Kopf und Atlas einerseits und unterer Halswirbelsäule andererseits angesehen werden kann.

Die über einen Condylus occipitalis einwirkende Kraft (Abb. 102, C) wird in Form zweier Teilkräfte übertragen.

- Die Größere der beiden wird über das Corpus des Axis auf die Reihe der Wirbelkörper (CV) weitergeleitet.
- Die Zweite erfährt eine Übertragung auf die Wirbelbogengelenke, und zwar über den Pediculus des Axis zum inferioren Gelenkfortsatz, der kaudal des Axisbogens gelegen ist.

Die obere Halswirbelsäule stellt einerseits den beweglichsten, andererseits einen mechanisch sehr differenziert belasteten Punkt dar. Dies verlangt eine sehr sichere ligamentäre Verknüpfung von hoch belastbaren, knöchernen Elementen, von denen der Dens axis eine zentrale Stellung einnimmt. Eine Fraktur des Zahnes an seiner Basis wird zu einem instabilen Atlas führen, der auf dem Axis nach dorsal oder nach ventral luxieren kann. Die anteriore Luxation des Atlas wird zu einer Kompression der Medulla oblongata und zum sofortigen Tod führen.

Eine weitere, sehr wesentlich stabilisierende Struktur ist das Ligamentum transversum atlantis. Ein Riß des Bandes läßt den Atlas nach vorn luxieren; der Dens axis komprimiert und verletzt die Medulla schwer. Auch in einem solchen Fall tritt meist der sofortige Tod ein. Allerdings ist die Ruptur des Bandes sehr selten, während die Fraktur des Dens häufiger zu beobachten ist.

Im Bereich der unteren HWS liegt in Höhe von C_5–C_6 ein mechanisch störanfälliger Punkt. Hier beobachtet man konzentriert anteriore Luxationen von C_5 und C_6, wobei sich oftmals die inferioren Gelenkfortsätze von C_5 vor den superioren von C_6 verhaken (Abb. 103). In einer solchen Situation wird das Rückenmark zwischen dem Arcus von C_5 und der oberen, dorsalen Kante des Körpers von C_6 abgeschert. In Abhängigkeit von der Höhe der Kompression stellt sich eine Para- oder auch Tetraplegie ein.

Die beschriebenen Verletzungen, die eine beträchtliche Instabilität der HWS zur Folge haben, können in ihrer Tragweite noch schwerwiegender sein, wenn Verletzte unsachgemäß geborgen werden. Es ist vor allem daran zu denken, daß jede Flexionsbewegung von HWS oder Kopf zu einer vermehrten Kompression von Medulla und Rückenmark führt. Bei der Bergung eines Verletzten muß einer der Helfer ausschließlich dafür Sorge tragen, daß der Kopf leicht in Achsenrichtung der Wirbelsäule gezogen und darüber hinaus ein wenig extendiert wird. Auf diese Weise wird eine Dislokation von frakturierten Knochenelementen im Bereich der oberen oder unteren Halswirbelsäule vermieden.

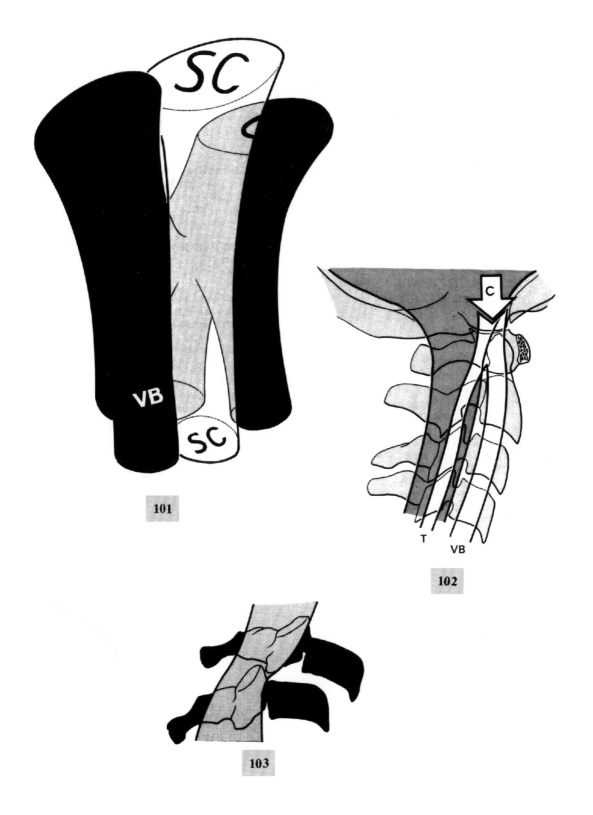

101

102

103

Topographie von Halswirbelsäule, Spinalnerven und spinalen Wurzeln

Dem zervikalen Rückenmark „entspringen" serial dorsale und ventrale Spinalnervenwurzeln, die, zum Spinalnerv vereinigt, über das Foramen intervertebrale den Wirbelkanal verlassen. Wurzeln wie Spinalnerven können in pathologische Prozesse miteinbezogen werden (Abb. 104). Bandscheibenvorfälle sind im Bereich der HWS relativ selten. Ein Vorfall nach postero-lateral (Pfeil 1) wird durch die Processus uncinati abgeblockt werden. Wenn es zu einem Vorfall kommt, dann richtet sich dieser vorzugsweise nach medial (Pfeil 2), wo er meistenfalls zu einer Kompression des Rückenmarks führt.

Mechanische Irritation und Kompression im Bereich der HWS haben ihre absolut häufigste Ursache in der Arthrose der Unkovertebralgelenke (Pfeil 3).

Eine Seitansicht (Abb. 105) zeigt die engen Beziehungen zwischen den durch die Foramina intervertebralia ziehenden Spinalnerven einerseits und den dorsal gelegenen Wirbelbogengelenken sowie den ventral gelegenen Unkovertebralgelenken andererseits. Im Verlauf einer die HWS befallenden arthrotischen Degeneration (in der Abbildung unten) sieht man nicht nur konsolenartige Osteophyten an der Vorderkante der Körperendflächen. Darüber hinaus sind – vor allem auf Schrägaufnahmen – Knochenwucherungen zu erkennen, die von den Unkovertebralgelenken ausgehen und das Foramen intervertebrale verengen. Auch von den dorsal gelegenen Wirbelbogengelenken können sich knöcherne Auswüchse bilden. Der Spinalnerv oder seine Wurzeln werden von vorderen und hinteren Osteophyten komprimiert, es kommt zur Symptomatik der Spondylosis uncovertebralis.

243

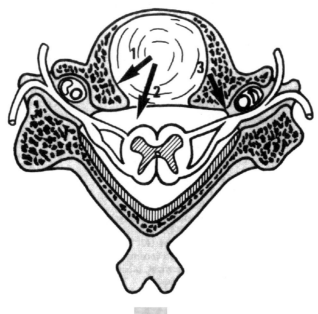

104

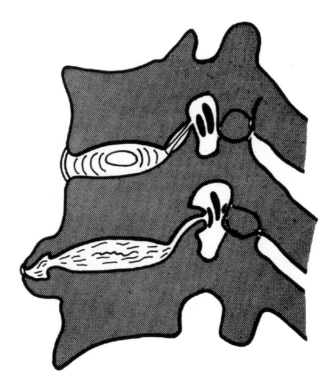

105

Register